GUANGDONG MEDICAL DOCTOR ASSOCIATION
GDMDA
广东省医师协会

365位医师的365天

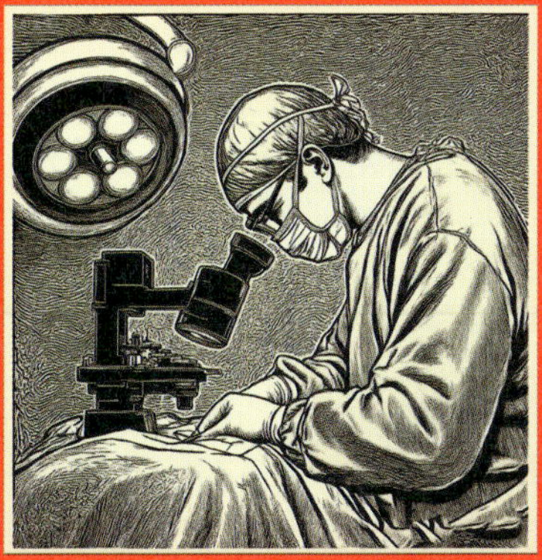

吴一龙 主编

SPM 南方传媒 | 广东科技出版社
全国优秀出版社
·广州·

图书在版编目（CIP）数据

365 位医师的 365 天 / 吴一龙主编. -- 广州 : 广东科技出版社，2025. 7. -- ISBN 978-7-5359-8512-5

Ⅰ. R-53

中国国家版本馆 CIP 数据核字第 20255G0E97 号

365位医师的365天

365 Wei Yishi de 365 Tian

出 版 人：严奉强
项目统筹：颜展敏
责任编辑：高　玲　涂子滢
封面设计：彭　力
装帧设计：友间文化
责任校对：于强强
责任印制：彭海波　林记松
出版发行：广东科技出版社
（广州市环市东路水荫路11号　邮政编码：510075）
销售热线：020-37607413
https://www.gdstp.com.cn
E-mail：gdkjbw@nfcb.com.cn
经　　销：广东新华发行集团股份有限公司
印　　刷：广州一龙印刷有限公司
（广州市增城区新塘镇荔新九路43号千亿产业园）
规　　格：787 mm×1 092 mm　1/16　印张15.25　字数300千
版　　次：2025年7月第1版
2025年7月第1次印刷
定　　价：99.00元

编委会

序

“病家求医，寄以生死。”医师职责的神圣性对医师的道德素养、医疗技术有着至高的要求。

“365位医师的365天”系列是我任广东省医师协会第五届理事会会长伊始，所策划的一项对医师崇高职业精神矢志不移的深情告白。而今，该系列首册书籍《365位医师的365天》付梓，书中汇集了50位医德高尚、医术精湛的广东医师其求学经历、奋斗历程、医学成就、高超技术、人生体悟。他们或为邻家大叔，或正青春年华，或为慈祥大姐，或初为人母；或许，他们正为孩子的入学烦恼，或许，他们也为双亲欠安而心焦；但，无论何时何地，面对患者，他们都会尽一切可能，倾尽所学、争分夺秒，挥汗洒泪，为一次次的疾病康复而高兴，为一次次的疾病反复而烦恼，为一次次的死亡而流泪。这是千百年来医学沉淀而形成的潜意识，这是千千万万患者期盼眼神赋予的无言责任。既入医门深似海，一生苦学在逆流。正是这一切的一切，让医者有了独特真挚的情怀、精益求真的敬业精神！本书记录的所有人物，他们用自己的事迹和心得，对医者仁心做出了最好的诠释；他们犹如一颗颗璀璨的明珠，闪耀着广东医师的光芒，映照出新时代广东医师群体最真实、最动人的精神图谱。

广东省医师协会作为“广东医师之家”，有责任为广大医师营造一个充满关爱、理解和温暖的家；有责任向全社会传递行业真实声音和积极正能量。希望通过此书，广大医师能更加坚定职业理想信念，激发职业使命感和荣誉感；希望通过此书，全社会能更加了解医师的工作与生活，感受医师的艰辛与坚守，理解医学的局限与突破。

期待这些实录如繁星点点，照亮医者前行路，仁心温暖人世间。

吴一龙

2025年7月8日 于广州

目录
contents

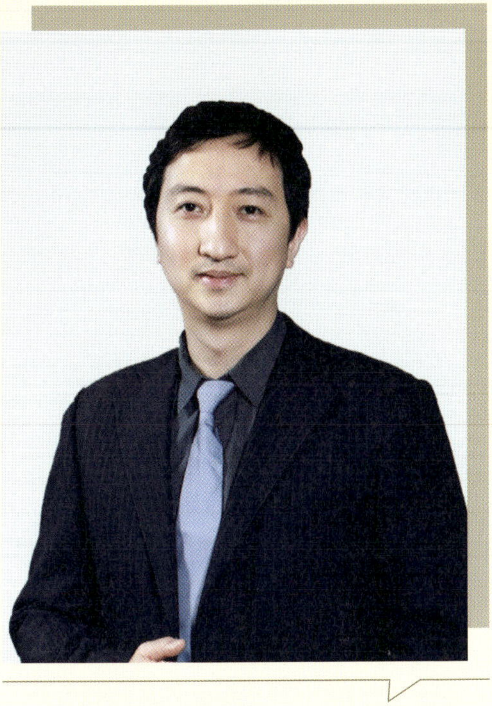

钟文昭：多争取一分一秒就能多帮助一个患者

广东省人民医院肺外科主任医师
广东省肺癌研究所所长
广东省人民医院肿瘤医院副院长

时间，以分秒为尺度。空间，以大小来丈量。在时间的洪流中，我们都是匆匆过客，但对于广东省人民医院的钟文昭来说，时间却有着不可估量的价值。他以分秒为单位，精打细算，在分秒之间，通过微米之观巧手研作，为每一位肺癌患者争取更多的生命时间。

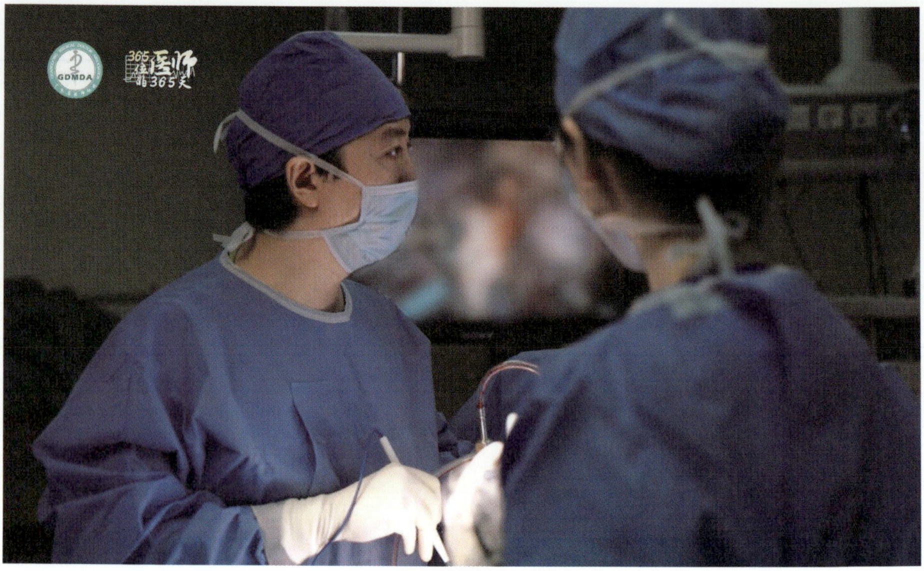

与死神分秒必争：在微光世界里守护生命

在人们沉睡之际，钟文昭却在灯光下，专注地筹备着第二天的纯单孔腔镜下微创手术。这场手术是为一个本来要大面积切除肺部组织的患者，进行肺结节精准切除。在他看来，每一个瞬间，每一个细节，都牵系着患者的生命安全和手术效果。

第二天的手术十分成功，手术后患者的病理结果显示肿瘤完全消失，保留了双肺所有肺功能，3天后安全出院。之后随访的4年里，患者仍然健康，未见复发。钟文昭教授每年主刀超过800台手术，用无数个24小时的付出和投入，换来了患者的希望和新生。他的时间表总是被排得满满当当，每天的手术安排非常紧张，过了饭点，他才匆匆吃午饭，午饭期间，他不断接电话和回复语音信息，像是抓紧一切可能分解每一分每一秒。短暂的午饭休息结束，钟文昭又投入医学的世界：会诊、会议、手术……不停歇地转动。晚上11点，钟文昭终于抽出时间查房。尽管工作繁重，但他始终坚持在每一个环节亲力亲为，哪怕黑夜已至。

创新肺部流域分析法：为精准手术导航

肺癌是我国最常见的肿瘤之一，对于可手术切除的肺癌而言，如何实现对肺癌的精准切除且尽可能保护正常肺组织一直是胸肺外科领域的重点和难点。钟文昭教授团队通过对该领域的长期攻关和临床实践，创新推出了肺癌流域地形图技术。

肺部流域分析法在模拟地形图上的突破，像打开了黑暗房间的所有灯光，让医生可以为患者进行个性化三维肺部解剖变异重建，并通过创新性人工智能算法，精准模拟出肺结节所在靶动静脉的流域范围，使术前规划和术中导航毫无“障碍”。这项突破让医生可以做更深入、更隐蔽的切除手术，同时最大限度保留了患者的肺功能，这不仅能够保住患者生命，更是让生命的时钟重回正轨。

从临床到国际舞台：让世界听到中国声音

钟文昭教授深知，临床与科研密不可分。他始终致力于两方面的工作：一方面，研究具有切实临床意义、可转化且能推广至基层的新技术和转化医学；另一方面，发掘具有可观潜力和前景的前瞻性药物临床试验与前沿科学。这些研究对提升患者围术期体验，推动肺癌慢性病化，切实提高患者的治愈率和生存期有着重要意义。科研灵感来源于临床，验证于临床，服务于临床，迭代于临床，科研与临床形成良性闭环，两位一体。

2023年6月，国际肺癌联盟（IASLC）完成了新一轮的主席与理事会改选。广东省人民医院、广东省肺癌研究所钟文昭教授当选国际肺癌联盟理事。“入选IASLC理事会为我们融入国际舞台提供了良好契机。这意味着我们能在制定全球性诊疗和防控策略、开展国际多中心临床试验、进行前沿性研究等方面发出更多的声音，进一步和国际接轨，实现优势互补、共同发展。”钟文昭表示，希望能为进一步推动肺癌精准治疗和有效防控发出更多的广东声音，也为新技术、新理念的探索贡献更多力量。

常人的时间似白驹过隙，钟文昭却以秒为筹，为那个微观时空照进一束生命之光。多争取一分一秒，就能多帮助一个患者。

请问肺部流域分析法在技术上有什么突破？

“流域地形图2.0，根据个性化肺部解剖变异规律，使用人工智能算法模拟出肺血管流域的真实边界。流域地形图原理：使用肺动静脉流域分水岭界限数字模拟出真实边界，阻断肺支线动脉——流域血液干涸；阻断肺支线静脉——静脉高压导致流域血液瘀滞，外周循环ICG（吲哚菁绿）进入流域缓慢，外周静脉注射荧光ICG后会出现30 s至1 min流域界限的清晰显影。它能够指导医生的术前规划和进行术中实时导航，缩短手术时间和降低手术出血等意外风险。

该方法对于临床实践瓶颈的突破主要体现在以下4个方面：一是沙盘式术中实时规划，有利于更深入理解和掌握肺段分界的解剖变异规律，个性化定制肺部流域地形图，战略沙盘式指导医生的术前术中规划，提前规避解剖盲区，保证切缘的同时缩短手术时间和降低手术出血等意外风险；二是快速康复，最大限度保留患者的肺功能，利于术后快速康复，减少患者住院时间，提高紧缺医疗资源效能；三是打破CT定位禁区，为处于常规CT引导下穿刺定位“禁区”的肺结节的微创切除，提供了实现的可能；四是易于推广，加速基层同质化，由于该方法学习曲线短，易于向基层推广，是先进技术下基层的有效实验术式，能加快分级诊疗和区域诊疗同质化医疗进程。”

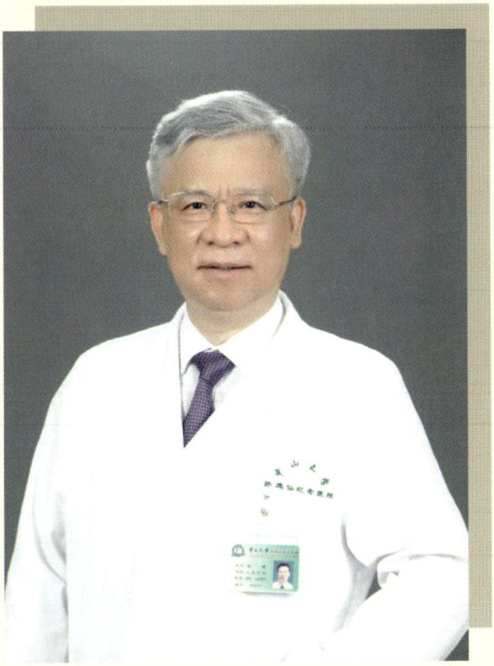

黄　健：敢于创新　坚守初心　解决患者真正的困难

中山大学孙逸仙纪念医院泌尿外科主任
中华医学会泌尿外科学分会主任委员
中国医师协会医学机器人医师分会副会长
首届国家杰出医师
首届国之名医、广州名医、中大名医

40年如一日，黄健以柳叶刀为利剑，在中国泌尿微创医学的疆域中开疆拓土；以创新为明灯，照亮了无数患者的生命之路。作为腹腔镜技术的领航者，黄健不仅在泌尿系肿瘤治疗领域取得了突破性成就，作为科室主任，他更是以微创手术为引擎，驱动团队勇攀技术高峰，将中山大学孙逸仙纪念医院泌尿外科推向全国顶尖。他的每一步探索，不仅是对医学技术的革新，更是对患者生命的深情守护。

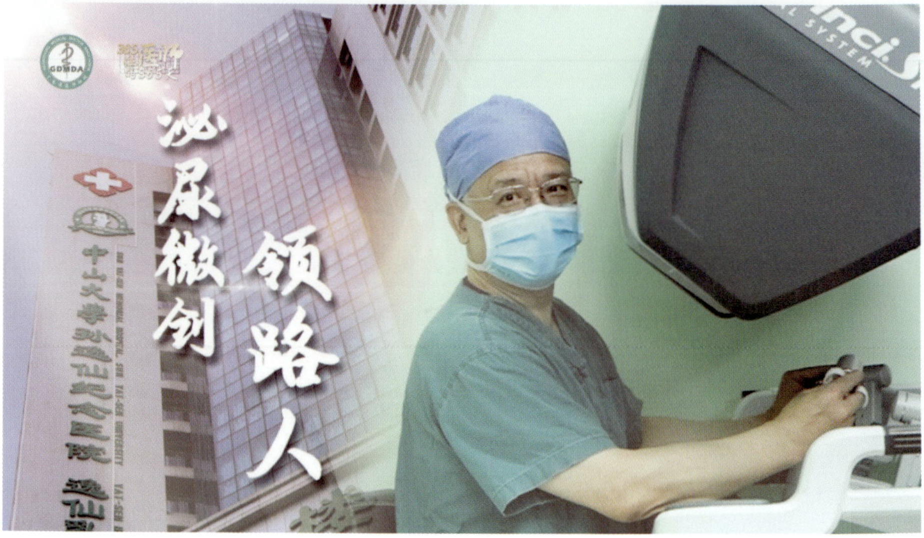

泌尿微创的革新者：腹腔镜技术的突破

黄健，作为国内腹腔镜治疗泌尿系肿瘤的开路者，早在1995年便率先引入了腹腔镜技术，并将其应用于泌尿外科手术中。他不满足于现状，不断挑战自我，对腹腔镜手术方法进行了创新和改进，特别是在腹腔镜根治性膀胱切除-原位回肠新膀胱术这一高难度手术上，黄健团队在确保手术疗效的前提下，创新性地提出了精准切除、功能保存及重建的方法，这些技术的运用极大地促进了控尿功能的快速恢复，并且显著提高了男性患者的性功能保留率。此外，对于儿童和女性患者，这些创新性的手术方法同样使他们得以保留生育功能。

创新之路从来都是荆棘密布，在推行新术式的过程中，黄健团队也遭遇了很多的阻力，但他们用实际效果证明其有效性，取得了患者的信任。待到新术式成熟时通过培训班进行技术推广，扎扎实实稳扎稳打，惠及更多患者。“我们不断更新技术来完善术式，比如用机器人来操作，患者受到的创伤越来越小，效果越来越好。”这一术式现已使得2万余名膀胱癌患者受益，不仅缩短了手术时间，而且显著提高了患者的生活质量，成为国内膀胱癌的标准术式。

科室管理的领航者：中山泌尿外科的崛起

20世纪90年代，黄健博士毕业后就职于中山大学孙逸仙纪念医院，成为一名泌尿外科医生。工作能力出色的他担任泌尿外科主任后，便以微创手术作为学科发展的核心方向，通过不断的技术革新和科研创新，推动了科室的快速发展与进步。黄健非常注重人才培养，他根据每位医生的个人特质和兴趣爱好，为他们量身定制专业的成长与发展路线。同时，他还加强亚专科建设，开设专病门诊。在他的带领下，中山大学孙逸仙纪念医院的泌尿外科实现了从默默无闻到全国知名的转变。在2024年发布的中国医院专科声誉排行榜中，该科室排名全国第四、华南第一。黄健以其卓越的管理能力带领科室创造一个又一个佳绩，他对医学事业的热爱与无私奉献的精神，激励着整个科室在守卫人民生命健康的道路上不断前行。

年轻医生的引领者：善的发心与创新

作为年轻医生成长道路上的引路人，黄健深知传承医学精神与培育新生力量的重要性。他常语重心长地告诫年轻医生，从医的根本在于一颗纯粹的善心，以帮助患者为己任，这是每一位医者的初心与使命。在日常工作中，年轻医生必须勤奋刻苦，不怕吃苦受累，要将奉献精神融入每一次诊疗、每一次与患者的交流中。尤为重要的是，医学发展迅猛，知识和技术不断更新迭代。黄健指出，年轻医生绝不能满足于学校所学，故步自封。只有持续学习新知识、新技术、新理论和新方法，不断更新自己的临床经验，才能紧跟时代步伐，实现个人成长与职业发展，更好地为患者服务，在医学领域发光发热。

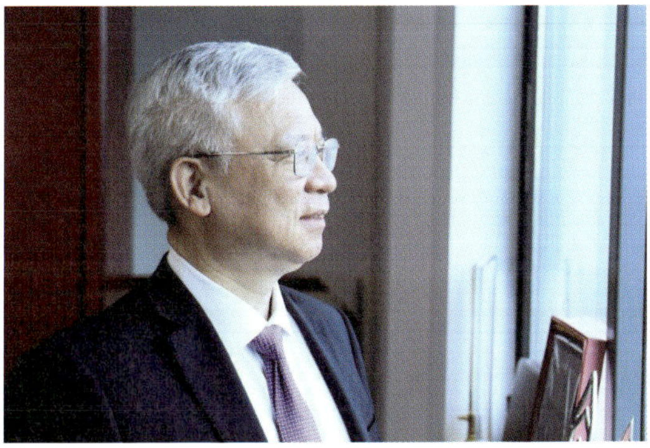

从青丝到白发，在医路上行走的40余年间，黄健敢于面对新的挑战，不断追求技术上的突破与创新，持续攀登医学技术高峰。“朝着这个方向，永远走在时代的前沿。”无论往昔，还是现在，黄健始终带领团队坚守人民至上、生命至上的原则，在这条道路上，笃定前行，为人民的健康和福祉不懈努力。在未来，黄健将继续带领团队深耕微创手术，发展消融技术，为更多患者带来健康的福音。

您从医这么多年每天都很忙碌，在普通人看来如此辛苦的医生生活，您觉得坚持的最大动力或者说职业满足感是什么？

“我觉得我们每天这样高强度地工作，确实挺累的。但每当看到患者经过治疗后效果显著，他们向我们表达感谢时，我们内心就充满了动力。对我们来说，尽最大努力帮助患者，是职责所在，也是满足感的来源。再疲惫，只要全心全意投入，把患者的病治好，帮他们渡过难关，一切就都值得。

从另一个角度看，学科的持续发展、个人技术的不断精进，还有学生们的茁壮成长，都是源源不断的正向激励。这让我即便身体疲惫，也干劲十足，感觉自己虽然年纪渐长，但在医学这条道路上，始终保持着蓬勃的朝气与活力。这种持续的良性刺激，推着我不断向前，继续努力。”

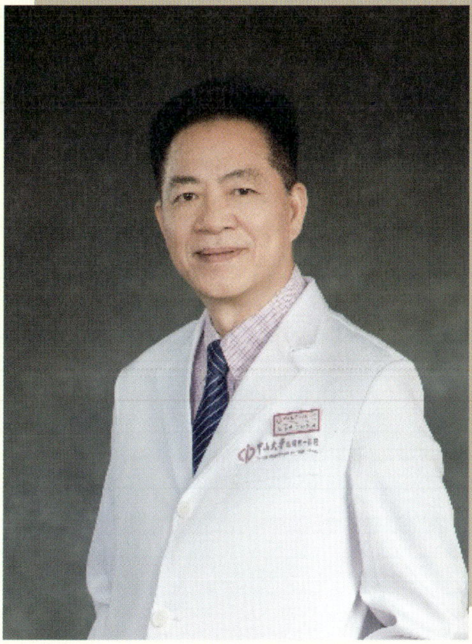

陈凌武：勇担重任　泌尿金刀

中山大学附属第一医院泌尿外科二级教授
中国医师协会医学机器人医师分会常务委员
广东省医师协会泌尿外科医师分会第五届主任委员

陈凌武，一位在泌尿外科领域独树一帜的大家，他手执机器人辅助手术之“金刀”，以无畏之勇挑战高难，以精湛之术根治前列腺肿瘤，保留性功能及排尿功能。每一次精准切割，保留肾脏，都是对生命的尊重；每一次细致缝合，都是对希望的守护。在医术精进与人文关怀的交织中，他以智慧为笔，以责任为墨，书写医者仁心，绘就生命新画卷。

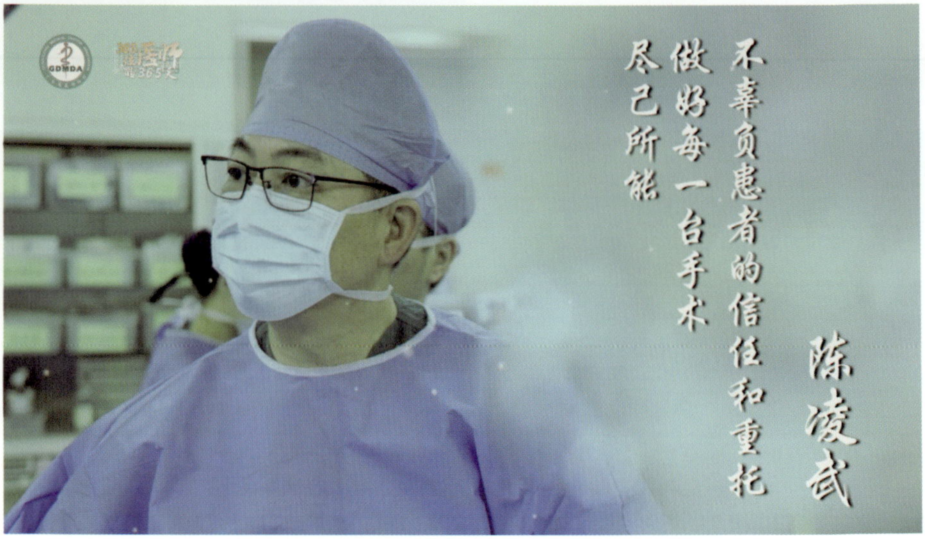

驾驭机器人辅助手术，让患者出血更少

机器人辅助手术，顾名思义，是通过手术机器人来完成手术的一种方式。在医疗科技日新月异的今天，机器人辅助手术正逐渐从科幻走向现实，成为医学领域的一股革新力量。这是一种将高科技与医疗高度结合的技术，它使手术过程变得更加精准、安全，为患者带来了前所未有的治疗效果。机器人辅助手术的核心在于其高精度的机械臂和先进的手术工具，这些机械臂能够模拟甚至超越人类手部的灵活性和精确度，可以在微创甚至无创的情况下完成复杂的手术操作。而先进的手术工具，如高清摄像头、激光切割器等，则进一步提升了手术的精准度和安全性。

在泌尿外科领域，机器人辅助手术凭借更小的创伤、更短的恢复时间，展现出显著优于传统手术的治疗效果。这是因为泌尿系统的器官往往位于盆腔深部，手术操作难度大、风险高，而传统的开放手术不仅创伤大、恢复慢，而且容易损伤周围的血管和神经，给患者带来极大的痛苦。机器人辅助手术则能够很好地解决这些问题。

“机器人辅助系统最大的特点是可以放大10倍视野，而且机器人的视野不受限，我们可以调整摄像头到任何位置，清晰地看到手术部位。这使得手术的成功率大大提高。同时，机器人的机械臂可以旋转360°，切除、缝合等精细操作非常灵活，优于人手，能够让患者出血更少、缝合更精准、住院时间更短。”陈凌武表示，“机器人辅助手术可以避免传统手术中存在的人为不稳定的因素。比如手抖，在开放手术中，医生的手难免会有抖动，但机器人却可以做到非常精准。”

在陈凌武教授的手中，机器人辅助系统成为一把无坚不摧的“金刀”。在手术机器人的辅助下，陈凌武的刀尖可以更从容地触及棘手的病灶，在前列腺癌根治手术中既能彻底切除肿瘤，又能保留性功能和控尿功能，在治好疾病的同时，提高患者的生活质量。他利用这项技术成功完成了众多高难度的泌尿外科手术，让许多原本面临切除肾脏或膀胱风险的患者得以保住宝贵的器官。在驾驭机器人辅助手术的道路上，陈凌武始终保持着对医疗科技的敬畏和热爱。陈凌武表示：“手术机器人只是一个工具，它并不能完全取代医生。医生需要通过操作机器人来完成手术，因此必须熟练掌握机器人的操作技巧。同时，医生还需要具备丰富的医学知识和临床经验，以便在手术过程中做出正确的判断和决策。”他知道科技的力量是无穷的，但更需要医生的智慧和责任心来驾驭。只有这样，才能让科技真正服务于患者，为他们带来更好的治疗效果和生活质量。

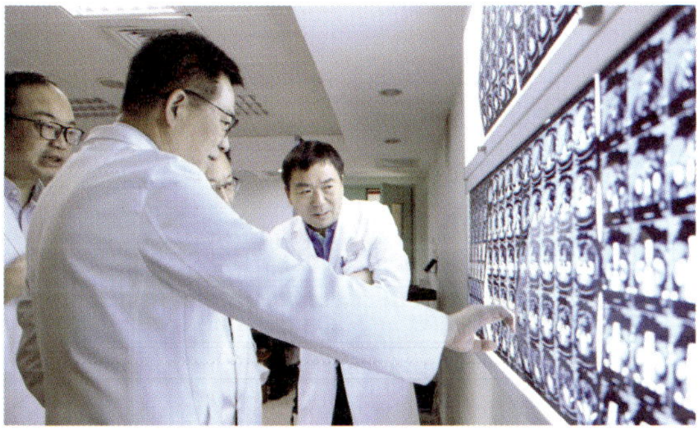

为保留患者肾脏，勇战高难度手术

泌尿系统肿瘤，尤其是肾脏肿瘤，是泌尿外科常见的疾病之一。传统的治疗方法往往是进行肾脏切除手术，但这对患者来说无疑是巨大的打击。肾脏是人体重要的排泄器官，一旦切除，将对患者的生理功能和生活

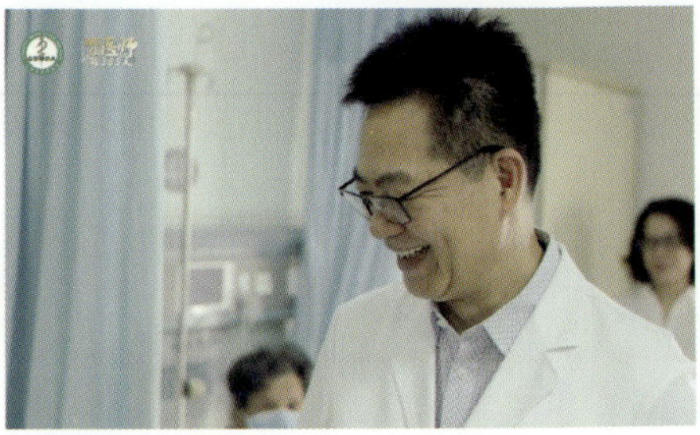

质量产生严重影响。因此，如何在保证治疗效果的前提下，尽可能保留患者的肾脏，成为泌尿外科医生面临的一大挑战。陈凌武教授深知这一挑战的重要性。对于每一位患者来说，保留肾脏都是他们最强烈的愿望之一，保留肾脏不仅意味着更好的生活质量，更是对他们生命尊严的尊重。

曾经有一位患者找陈凌武就诊，他的肾脏长了一个11 cm的良性肿瘤，而且长在肾血管汇集的位置，保肾的难度相当大。在其他医院，医生都建议他进行肾脏切除手术。但是患者依然希望保留肾脏，于是找到了陈凌武教授。陈凌武教授仔细研究了患者的病情和身体状况，医患双方站在同一战线上共同努力，成功保留了肾脏。事后陈凌武欣慰地说道："患者也知道手术风险，但是他愿意信任和理解我们，我们就一起面对这个难题。最后，我们决定用机器人辅助腹腔镜的办法来切除肿瘤保留肾脏。手术很成功，最终把肾脏保留了下来。"

在陈凌武看来，保留患者肾脏的高难度手术不仅是一项技术挑战，更是人文关怀的体现。他了然于心，每一位患者都渴望拥有健康的生活和有尊严的人生。因此，他始终将患者的需求和利益放在首位，用自己的智慧和勇气为他们创造更加美好的未来。不少本已心灰意冷的患者，在陈凌武的帮助下，成功保留了肾脏、膀胱。患者得到救治后眼中亮起的光，也是支撑他走下去的明灯。

在医术上，陈凌武认为医生要不断锻炼专业能力，钻研医术，精益求精。在与患者的相处上，则要有更多的人文关怀，真正为患者着想、付出，给予更多关爱。"德才兼备，才能够做一个真正合格的好医生。"陈凌武一直对自己如是要求。

您在喀什的义诊行动无疑是对医疗职业距离的一次大胆延伸。作为医生，还能在哪些方面做出努力，以进一步拓宽医路呢？

“这确实是一个值得深思的问题。当前，优质的医疗资源大多集中在大城市，而偏远地区如新疆、西藏以及广东省内的许多边缘地带，医疗资源仍然匮乏。我认为可以从以下几个方面入手：首先，我们应该积极推广最新的医疗理念和知识。这可以通过实地走访、互联网会议等方式实现。例如，我们每周四都会进行全科病例讨论，我们会将偏远地区的疑难病例上传到我们的平台，让他们实时参与讨论，实现远程会诊。其次，我们应该进行有针对性的帮扶。在了解到偏远地区医院缺乏某些方面的培训或训练后，我们可以与他们建立联合帮扶关系。中山大学与喀什医院就进行了多年的联合帮扶，每年都会有我们的专家前往喀什进行培训和讲课。通过几年的努力，喀什医院的医疗水平有了显著提升。最后，我们还可以将偏远地区的医生带到我们这里进行进修。我们提供免费的进修机会，让他们在我们的医院学习先进的医疗技术和理念。这样，他们在学成回去后，就能够成为一支‘带不走的医疗队’，为当地的医疗事业做出更大的贡献。”

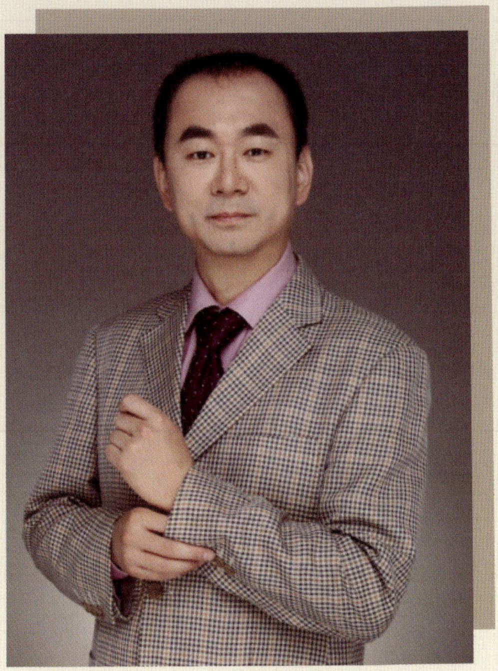

赵善超：以仁心和创新守护男性健康

南方医科大学第五附属医院副院长
国家科技创新领军人才
国务院政府特殊津贴专家
中华医学会男科学分会第六、第七届青年委员会副主任委员
广东省医学会男科学分会候任主任委员
《中国男科学杂志》副主编

在泌尿外科领域深耕20余载的赵善超，专长于前列腺疾病、男性不育、性功能障碍、肾上腺疾病，以及泌尿生殖系统畸形、感染、肿瘤、结石等疾病的诊治及研究，他用20余载的坚守与创新，在这片领域书写了属于自己的篇章。他以仁心和精湛的医术，为无数男性患者带来了健康的希望，成为他们生命中的守护者。

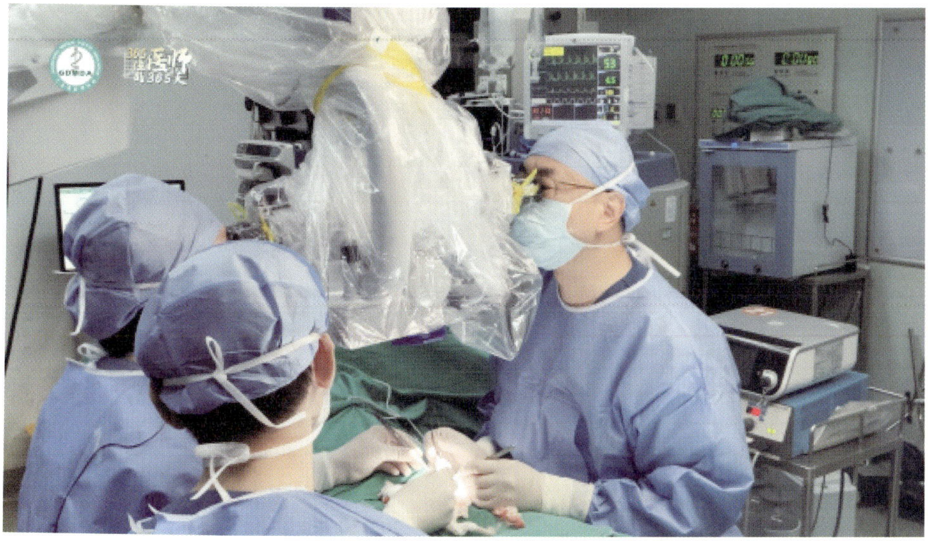

挑战精细极限，助力生育梦想

从医多年，赵善超教授见过无数男性患者在病痛中挣扎，尤其是那些因生育问题而陷入绝望的患者。他们作为家庭的顶梁柱，却在生育的道路上遇到了重重阻碍。赵善超教授深知，这些患者所面临的不仅是身体上的痛苦，更是心灵上的煎熬。因此，他带领团队，通过药物治疗、外科手术等多种方法，帮助这些患者实现生育的梦想。其中，显微镜下输精管附睾管吻合手术，就是针对附睾梗阻导致的无精子症患者常用的治疗方法。这项手术的难度大，技术要求很高。由于男性的附睾管非常细，手术需要在直径只有150 μm的细微管道上进行操作，还要将它切开、缝合，每一个步骤都如同在刀尖上舞蹈，因此，要求主刀医生具备极高的手术操作精度。赵善超教授凭借精湛的医术和无比的耐心，带领团队为患者排忧解难，给他们带来生育的希望。

然而，赵善超教授的使命并未止步于手术室。他深知，普及男科知识，提高公众对男科疾病的认知，是守护男性健康的关键一步。因此，他积极投身于义诊服务和公众媒体宣传，向大众普及男科知识，增强男性健康意识。

扎根前列腺癌诊治，探索新方向

前列腺癌是泌尿男性生殖系统最常见的恶性肿瘤之一，其发病率正以逐年上升的趋势威胁着男性健康。在中国，前列腺癌的发病率虽低于欧美国家，但近年来增长迅速，令人担忧。据*JNCC*（《癌症科学进展》）数据显示，2015年至2022年，我国前列腺癌患者数几乎翻倍，从7.20万例增至13.42万例。面对这一严峻形势，赵善超教授将前列腺癌作为自己的诊治和研究方向。

赵善超教授指出：“对于早期前列腺癌患者，通过手术、放射治疗（简称“放疗”）等方法可取得比较好的治疗效果。但遗憾的是，我国多数患者确诊时已处于中晚期，部分患者甚至已发生远处转移，导致预后明显变差，这也对医生提出了更高的要求。”针对中国人前列腺癌的特点，如进展期和转移性患者比例较高、易发展为临床难治的去势抵抗性前列腺癌等，赵善超带领团队围绕前列腺癌的发病和进展机制、早期诊断、精准治疗、预后评估、术后康复等环节开展了系列研究。其中，他作为第一完成人的项目“中国人前列腺癌进展机制研究及精准预测和治疗体系的建立与应

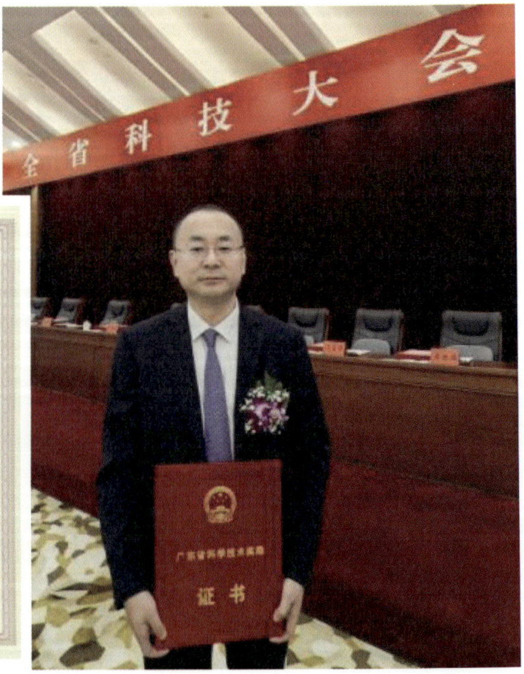

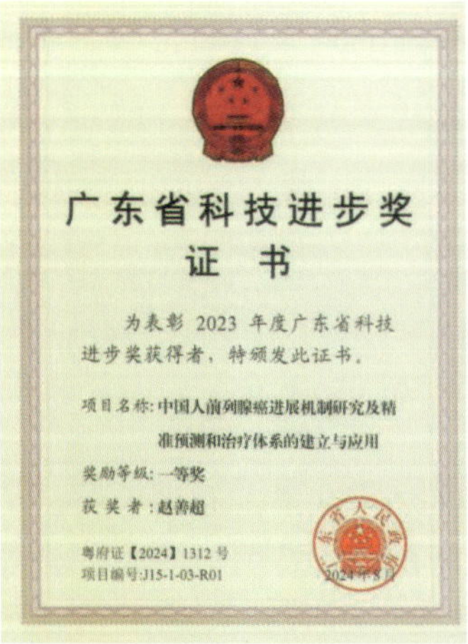
广东省科技进步奖
证书

为表彰 2023 年度广东省科技进步奖获得者，特颁发此证书。

项目名称：中国人前列腺癌进展机制研究及精准预测和治疗体系的建立与应用

奖励等级：一等奖

获 奖 者：赵善超

粤府证【2024】1312 号
项目编号：J15-1-03-R01

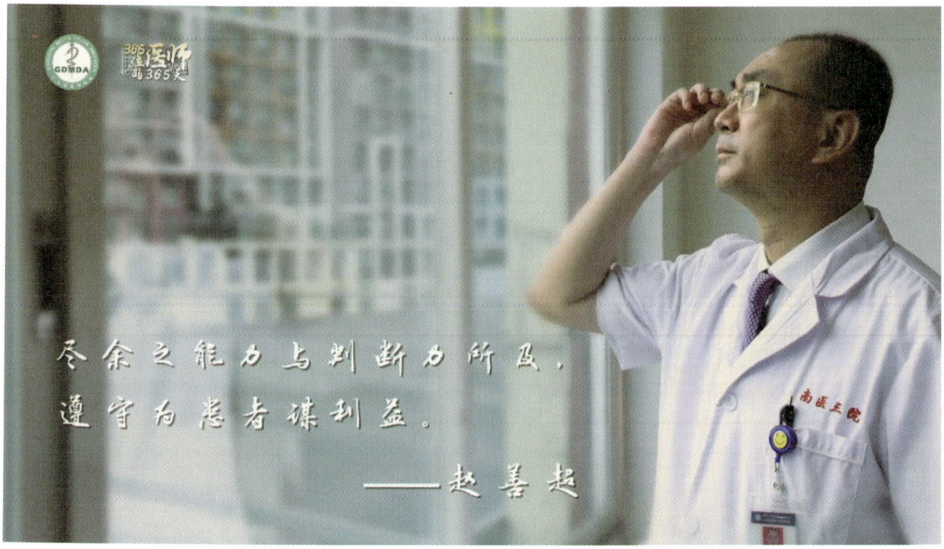
GDMDA
365 医师 365天
尽余之能力与判断力所及，
遵守为患者谋利益。
——赵善超
南医三院

用”，为疾病的诊治提供了新的思路和方法，使患者获益更多，也因此获评广东省科学技术奖科技进步奖一等奖。

赵善超介绍：“我们团队围绕前列腺癌的诊断、治疗开展了一系列的研究工作。在诊断方面，通过研究中国人前列腺癌发病机制，我们发现了一些新的关键分子，依托这些关键分子开发出更多的指标，建立了适合中国人群的前列腺癌进展预测体系，能够更早发现疾病进展风险和影响因素，为临床诊断决策提供更多的帮助。在治疗方面，针对去势抵抗性前列腺癌这一临床难点，我们开展前列腺癌的新型药物研发工作，为患者提供更为精准的治疗方案。此外，我们还对现有的治疗体系进行了整合优化，旨在为患者提供更为合理和有效的治疗方案及策略。”

以患者为本，铸信任之基

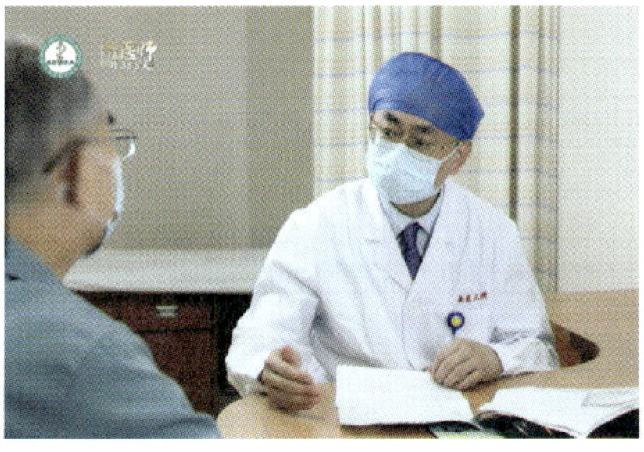

赵善超教授以精湛的医术和亲切的诊疗态度在患者之间口口相传，经常有外省患者不远千里赶来寻医问药。他深知，要获得患者的支持和信赖，不仅

需要不断提升临床经验和诊疗水平，更要站在患者及其家属的角度去考虑问题，始终以解决患者问题的心态去工作，才能真正守护患者的健康。

尽管临床、科研、教学、管理等工作繁重，但是赵善超坚信努力是唯一途径，必须付出更多的心血和时间。他潜心钻研医术，以患者满意为追求；他勇攀医学高峰，用科研创新成果为患者带来希望；他耕耘三尺讲台，甘为人梯育英才。为了推动医学事业的发展，为了让更多患者受益，赵善超教授始终充满动力，带领团队勇毅前行。

为什么去势抵抗性前列腺癌是目前前列腺癌治疗中最棘手的问题?

“不少进展期或晚期的前列腺癌患者会使用阻断雄激素或抑制雄激素合成的药物进行治疗。在药物治疗初期，通常能取得比较好的治疗效果，但经过一段时间后，肿瘤细胞会产生耐药性并增殖复发，这个状态称为去势抵抗性前列腺癌。患者进入这一阶段后，药物治疗效果大不如前。针对这一问题，我们团队一直探索如何延缓患者从内分泌治疗进展至去势抵抗性前列腺癌的时间。同时，我们已经筛选出多个去势抵抗性前列腺癌的潜在治疗靶点，并针对这些靶点开展新型药物研发工作，希望为这部分患者提供新的治疗手段，改善预后，延长生存时间，并提高生活质量。”

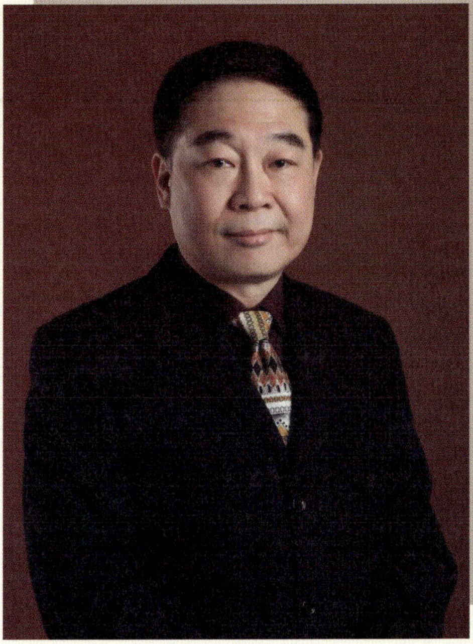

郭朱明：
甲状腺外科的“武林高手”

中山大学肿瘤防治中心头颈科主任

甲状腺癌资深首席专家

广东省医师协会甲状腺专业医师分会顾问

在中山大学肿瘤防治中心的手术室里，有一位被患者和同行誉为甲状腺外科“武林高手”的医者——郭朱明教授。在这片神圣的手术殿堂中，他化身手术台上的武林高手，一招一式之间，让甲状腺癌患者于细微创伤处重获新生，于安全治疗下见证奇迹。他以妙手回春之术，化险为夷，让绝望之心重燃希望之火；他以仁心仁术扶危济困，让病患之躯重现生机。在这无影灯下的“战场”上，他以医术为武，以爱心为魂，书写着医者仁心的传奇篇章。

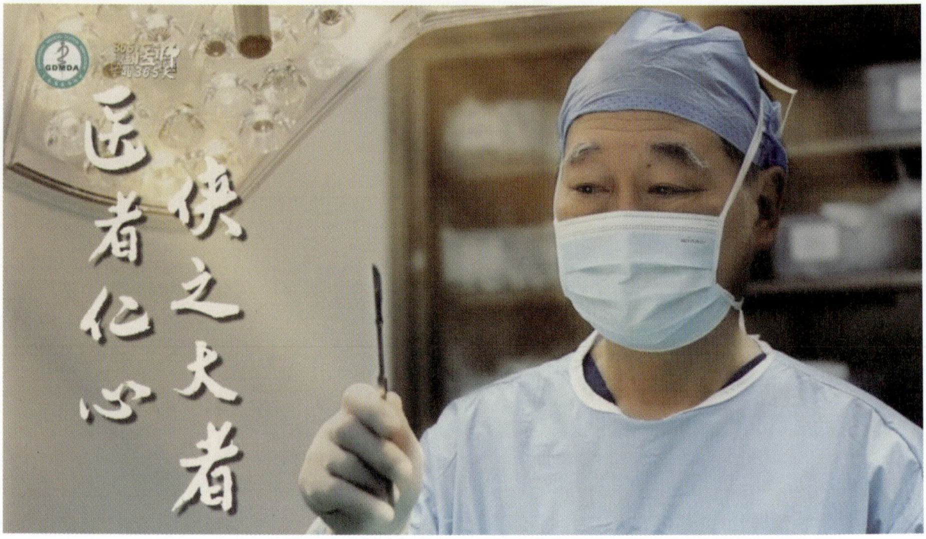

甲状腺外科的“武林高手”

在手术台上，外科医生化身为武林高手，一招一式间突破自我。他们面对着复杂的病情，如同面对强敌，用他们的绝技一次次将患者从病痛中解救出来。在这群高手之中，郭朱明教授凭借精湛的技艺和不断创新的精神，在甲状腺外科领域独树一帜。他不仅做到了创口小、损伤小，更实现了手术过程中无血化、不见血，成为业界公认的佼佼者。

郭朱明的“武器库”里，不仅有传统的手术器械，更有高频电刀、超声刀等先进的医疗设备。这些“好兵器”是他不断突破自我、追求卓越的见证。从冷兵器时代的柳叶刀、止血钳，到如今的热兵器超声刀，他不断更新自己的“装备”，以适应日益复杂的手术需求。他擅长开放性手术——这一甲状腺癌治疗中最经典、最彻底的手术方式。然而，他并不满足于传统的手术方式，而是不断探索如何扬长避短，将传统手术从粗放型转化为精细型。他引入高频电刀、超声刀等先进设备，通过精细的操作和精准的判断，将手术时间大大缩短，从以前的5个多小时缩短到现在的30分钟左右。

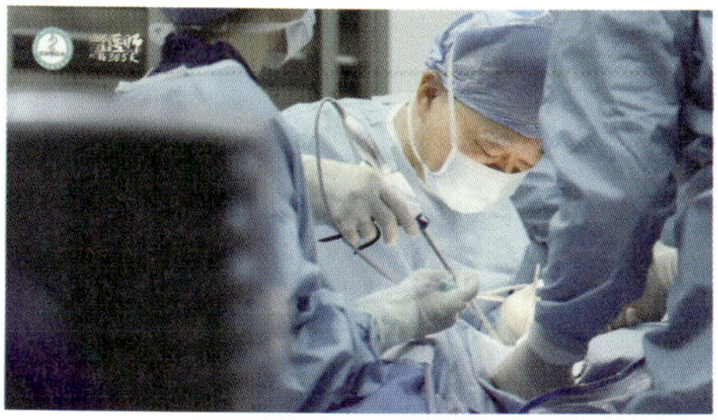 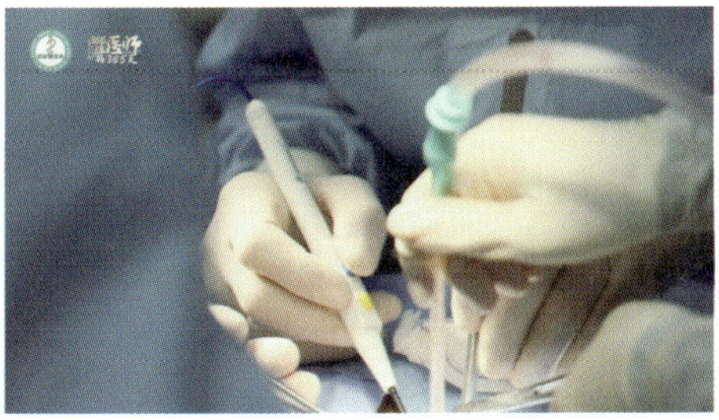

在掌握超声刀技术后，他又进一步提出“四无”手术理念，即无菌、无瘤、无血、无线。这一理念的核心在于：在彻底切除肿瘤的同时，最大限度地减少患者的损伤和出血，避免不必要的结扎和缝线。为了实现“四无”手术观念，郭朱明在手术中不断探索和实践。他运用超声刀等先进设备，精准地切割和凝固血管，使手术几乎不出血。同时，他注重手术中的无菌操作，避免术后感染的发生。在切除肿瘤时，他更是小心翼翼，确保不留下任何肿瘤组织。最终，他成功地将这些理念融入每一台手术中，使手术更精准、损伤更小、效率和安全性更高，同时缩短了患者的住院和恢复时间。

郭朱明不仅技术高超，更有着一颗对医学事业的热爱之心。他深知每一次手术都关乎患者的生命健康，因此始终保持着高度的责任心和敬业精神。他不断学习新知识、新技术，以应对日益复杂的手术挑战。他的每一台手术，既是对自身技艺的锤炼，也是对患者生命的敬畏和尊重。

甲状旁腺的“守护使者”

甲状腺癌的手术治疗往往需要切除周围淋巴结，但这一过程很容易误切甲状旁腺，导致甲状旁腺功能减退症，严重影响患者生活质量。是彻底清除癌组织，让患者忍受甲状旁腺的“误伤”，还是为保住甲状旁腺，放过可疑的“漏网之鱼”，这一直是甲状腺外科面临的难题。然而，郭朱明并未因此妥协，他经过不断的研究和实践，最终找到了一种有效的方法——纳米碳负显影技术。纳米碳是一种淋巴造影剂，可显露甲状腺的淋

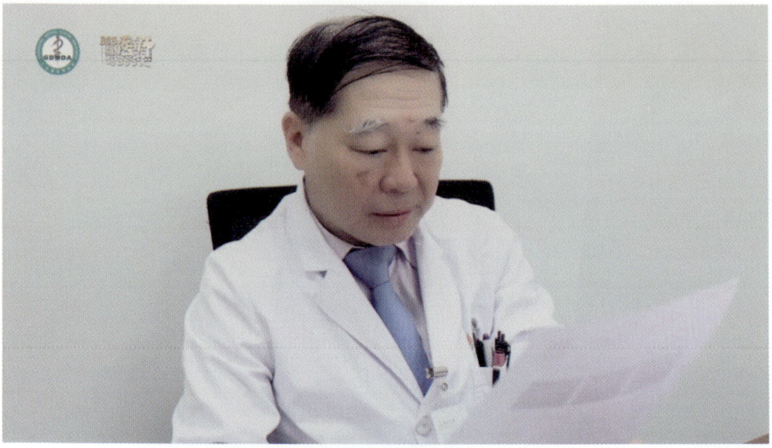

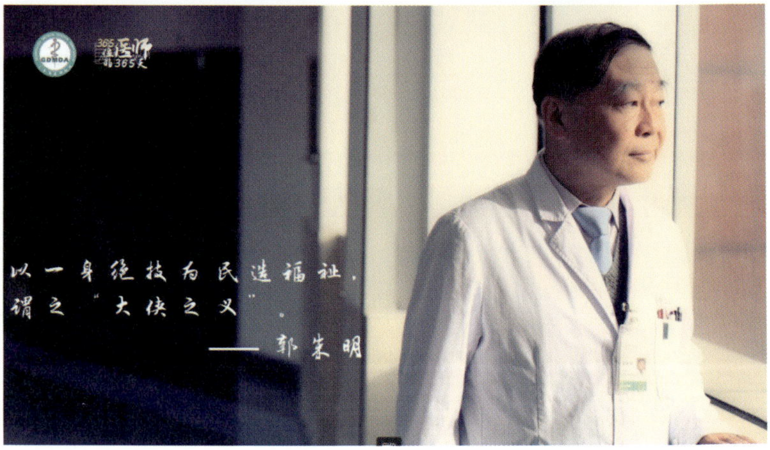

巴管网。研究发现，打了造影剂后，甲状旁腺就不会被黑染。这一发现让郭朱明眼前一亮，他意识到这可以用来在手术中进行肉眼观察、鉴别和判断甲状旁腺的大小和位置，从而更好地保护甲状旁腺。于是，郭朱明开始将纳米碳负显影技术应用于甲状腺手术中。他通过注射纳米碳混悬液，使甲状旁腺在手术中呈现出明显的黄色，从而能够进行肉眼观察和鉴别。这一技术的应用，大大提高了手术中保护甲状旁腺的准确性和可靠性。纳米碳混悬液在甲状腺癌手术中的临床应用经历了漫长的探索过程。尽管还存在其他新的方法，但其成熟度尚不理想。郭朱明的研究成果使纳米碳负显影技术成为目前可靠性最高、能显著降低甲状旁腺误切率和术后低钙血症发生率的有效治疗方案。

郭朱明对手术台的热爱，不仅源于他对医学事业的矢志不渝和对患者的深切关怀，更是他内心深处那份医者仁心的真实写照。他的每一次手术，都是对患者生命的敬畏和尊重；他的每一次技术革新，都是对医学进步的贡献。他勇于探索未知，敢于实践创新，为推动甲状腺外科领域的发展贡献力量。正如武林高手以绝世武功捍卫正义，他以精湛医术为民除疾；又如大侠以侠肝义胆护佑苍生，他以医者仁心书写着救死扶伤的传奇篇章。他以一身绝技为民造福祉，展现出“大侠之义”。

您具体是如何将纳米碳负显影技术应用于甲状腺手术当中的？在应用过程中又克服了哪些困难？

“在手术中，切除甲状腺周围淋巴结之前，需要非常小心地把纳米碳混悬液注射到合适的位置。注射位置和剂量是关键：如果注射位置不当，显影效果就不理想；如果剂量不准确，则会影响手术视野和判断。注射后，需等待片刻，让纳米碳充分显影。此时，甲状旁腺就会在黑色的淋巴组织背景下清晰显现，非常容易辨认。

然而，纳米碳混悬液的保存和使用条件比较严格。它需要低温保存，而且开封后要尽快使用，这在实际手术安排中有时会带来不便。这需要我们与医院的药剂科和手术室管理团队沟通协调，优化药品的存储和调配流程，确保在手术时能随时用上质量合格的纳米碳混悬液。经过这些努力，纳米碳负显影技术得以在甲状腺手术中顺利应用。”

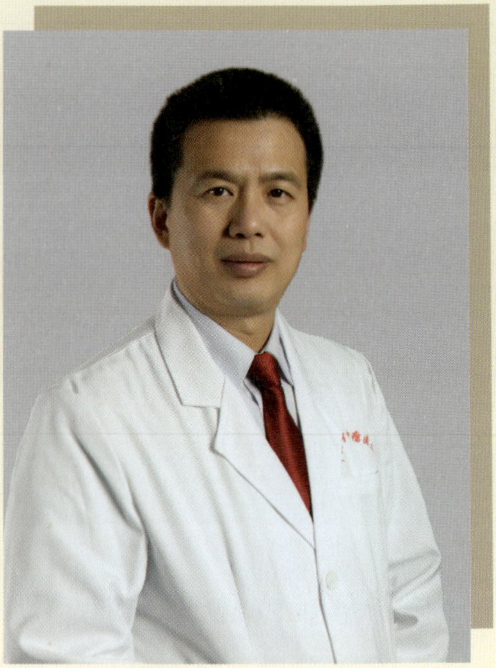

陈敏山：抗击肝癌的全能战士

中山大学肿瘤防治中心肝脏外科主任医师
中山大学肿瘤研究所所长
中国抗癌协会肝癌专业委员会前任主任委员
中国医师协会肝癌专业委员会副主任委员

在抗击肝癌的征途中，陈敏山宛若一位全能战士，披荆斩棘，步履不停，始终怀揣着探索的热情与决心。他不仅以技术创新为矛，敢于突破常规，开展并推广了肝癌的多学科综合治疗模式，为患者燃起生命的希望之光；更以人文关怀为盾，时刻将患者的需求镌刻于心，用实际行动诠释了医者仁心的真谛。在这条漫长而艰辛的道路上，陈敏山凭借其在医疗技术和人文教育上的双重贡献，赢得了国内外同行的由衷赞誉。

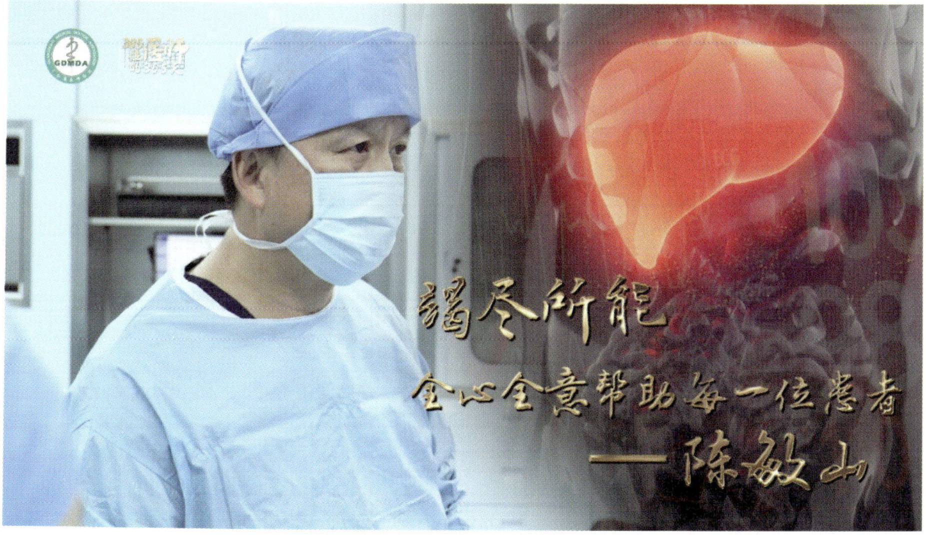

多学科协作：不断突破肝癌治疗的重重迷雾

在肝癌诊疗领域，陈敏山以其前瞻性的视野和不懈的努力，成为推动多学科治疗快速发展的领军人物之一。面对我国每年超过40万新发病例、其中70%处于中晚期而失去手术时机的严峻形势，他敏锐地意识到传统单一的治疗手段已无法满足肝癌患者的治疗需求。为此，他积极推动肝癌治疗向多学科协作转变，不断突破技术瓶颈，为患者提供了更多元化、更精准的治疗选择。早在20世纪80年代，陈敏山团队就在肝癌外科手术切除的基础上开展了血管介入治疗，为晚期肝癌患者带来了新的希望。1992年，他们引进了超声引导下的无水酒精瘤内注射，进一步丰富了肝癌的治疗手段。然而，陈敏山并未止步于此，他洞悉到要想在肝癌治疗上取得更大的突破，就必须不断探索新的治疗方法和技术。

随着医学技术的不断进步，多学科治疗技术在肝癌领域崭露头角。陈敏山敏锐地捕捉到了这一趋势，他带领团队积极引进并推广这些新技术，将它们与外科治疗有机结合，组建了真正意义上的多学科治疗团队。这一团队不仅涵盖外科、介入科、放疗科、肿瘤内科等核心学科，还整合了病理科、超声科、影像科等多个领域，实现了肝癌诊疗的全方位、多角度覆盖。在多学科团队的共同努力下，陈敏山团队在肝癌治疗上取得了显著成效。特别是在早期肝癌、小肝癌治疗方面，他们采用了以射频消融为主的多学科治疗手段，大大提升了肝癌局部微创治疗效果。许多原本需要开腹手术的小肝癌患者，通过射频消融治疗就能达到治愈的效果，极大地减轻了患者的痛苦和经济负担。这一成果不仅为国内肝癌治疗树立了新的标杆，更在国际上赢得了广泛认可。2006年，他们的研究成果发表于国际外科学顶级期刊*Annals of Surgery*，并被美国肝病学会（AASLD）、欧洲肝病学会（EASL）公布的肝癌临床指南以及NCCN指南采纳。

然而，陈敏山的探索从未停歇。他意识到肝癌治疗是一个复杂而漫长的过程，需要不断探索和创新。因此，他积极推动多学科理念的实践，主持发布了国内首个《中国肝癌多学科综合治疗专家共识》，为肝癌的多学科规范化治疗提供了有力的支持。此外，他还带领团队开展肝癌多学科治疗策略优化研究，该研究荣获广东省科学技术奖一等奖，进一步推动了肝癌多学科治疗的发展。

为患者制订个体化治疗方案：适时、适宜、适当

在肝癌治疗领域，陈敏山始终秉持 “以患者为中心”的治疗理念，他深知每位患者的病情都是独特的，必须为其量身打造个体化、精准化的治疗方案。这一理念贯穿于他整个肝癌多学科治疗的实践中。为了制订最适合患者的治疗方案，陈敏山带领团队会聚肝癌诊疗相关领域的专家，共同对患者进行讨论和会诊。他们充分考虑肝癌的复杂性和治疗手段的多样性，避免了单一治疗可能带来的局限性和风险，通过多学科协作的方式，为患者制订最合理、最有效的治疗方案。这些方案不仅整合了手术、介入、消融、放射、药物等多种治疗手段，还综合考虑患者的身体状况、年龄、性别等因素，确保治疗兼具科学性与人性化。通过合理的治疗选择和适时的干预，不仅提升了治疗效果，还最大限度地延长了患者的生存期，改善了他们的生活质量。对于肝癌患者而言，这种多学科治疗模式为他们

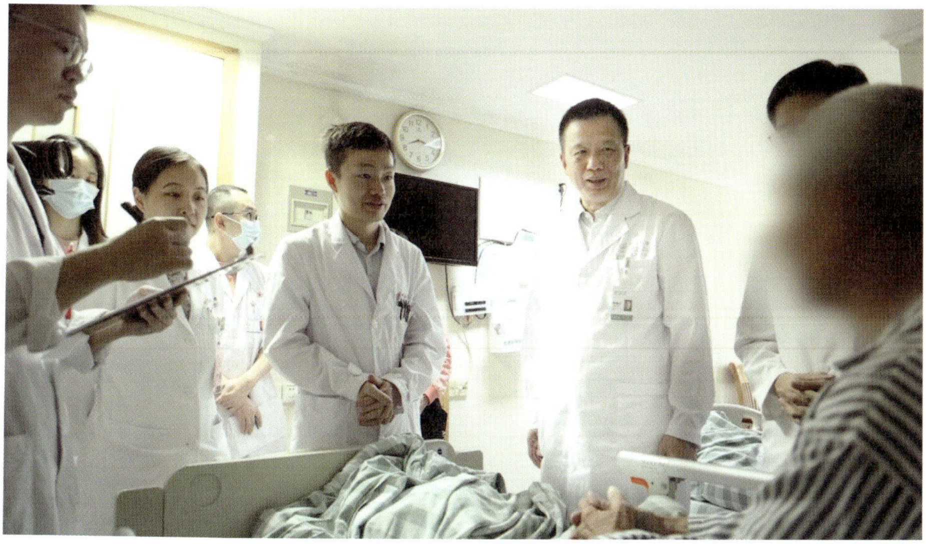

带来了更多生的希望和更好的治疗体验。

在制订个体化治疗方案时，陈敏山非常注重“适时、适宜、适当”的原则。他认为，治疗方案必须全面权衡患者的病情、身体状况以及各种治疗手段的优缺点等多个因素。只有在适当的时机选择适宜的技术进行适当的治疗，才能达到最佳的治疗效果。

在抗击肝癌的道路上，陈敏山从未停下脚步。他始终保持着对医学事业的热爱和执着追求，不断探索肝癌治疗的新技术和新方法。他的努力不仅为患者带来了更好的疗效和生存质量，更为肝癌治疗领域注入了新的活力与希望。他用实际行动诠释了医者仁心的真谛，成为抗击肝癌的全能战士。

许多在医学领域卓有成就的专家，都是从基础开始一步步积累起来的。请问您是如何驱动自己真正将一项技术学懂、学透、学会的呢？

“在医学领域，每个人都在不断学习和实践，但能够真正脱颖而出的，往往是那些对新事物有着良好接受能力并保持持续学习动力的人。以超声技术为例，当时我们科室还有其他教授也在学习，但我对新技术特别感兴趣，一旦认定其有用，就会坚持钻研到底。我认为，对新事物保持开放和好奇的态度是非常重要的。我不满足于只在自己擅长的领域里深耕，而是敢于探索未知，学习新技术。这种不断探索和学习的精神，让我能够在医学领域不断进步，真正做到学一样、精一样。同时，我不认为存在所谓的‘舒适区’。医学是一个不断发展的领域，只有持续学习新知识、新技术，才能跟上时代的步伐。因此，我始终保持着对新技术的敏锐度和热情，不断挑战自我，突破极限。”

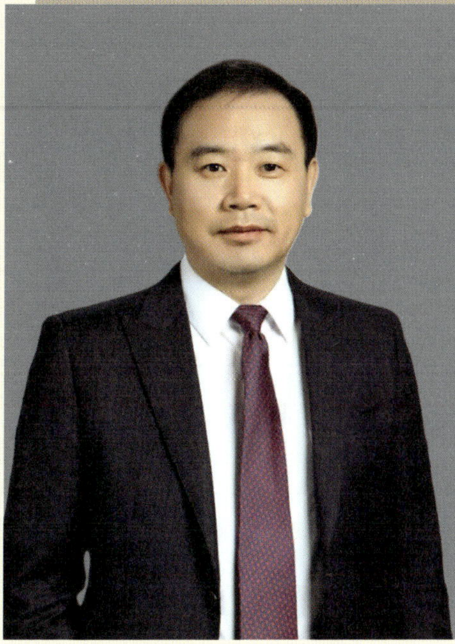

陈亚进：
勤学慎思　推动肝脏外科微创化

中山大学孙逸仙纪念医院肝胆外科学科带头人、普通外科主任
国际肝胆胰协会中国分会肝胆胰外科ERAS专业委员会主任委员
中国医师协会外科医师分会常务委员
广东省医师协会肝胆外科医师分会名誉主任委员
英格兰皇家外科学院（RCS）院士

在肝脏外科的征途中，陈亚进犹如一名勇敢的航海者，面对技术难关从未退缩。他以深厚的学术造诣为帆，以不懈的探索精神为桨，破浪前行。他一路破解肝实质游离的解剖之谜，巧妙驾驭超声刀有效遏制术中出血，更将繁复的肝脏手术，精心雕琢成标准化、流程化的艺术。他的每一步前行，都凝聚着对医学的执着与对患者的深情。

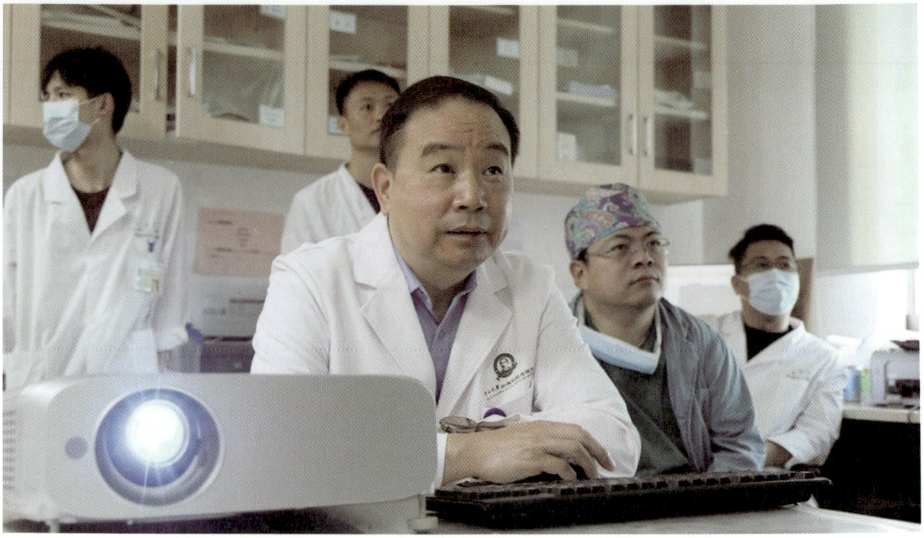

探索肝脏手术微创之路：破茧成蝶

传统的肝脏手术，往往伴随着巨大的创伤、高昂的风险和难以预测的并发症，小病灶大切口，禁区多、风险高、创伤大、出血多，这些难题如同一道道沉重的枷锁，束缚着外科医生探索的脚步。然而，正是在这片荆棘密布的领域，陈亚进以其深厚的学术功底、敏锐的洞察力和不懈的探索精神，引领肝脏手术步入了微创化的新时代。

自2004年起，陈亚进便开始致力于腹腔镜肝脏手术的探索，重点解决肝实质游离中的解剖性问题、出血问题以及手术流程化和标准化问题。面对肝实质游离中的解剖性问题，他深知超声刀作为现代外科手术的重要工具，其高效、安全的切割能力对减少手术创伤、提高手术安全性具有重要意义。通过反复实践与总结，他成功将超声刀的应用技巧系统化、流程化，率先在全国范围内总结了腹腔镜肝脏手术中超声刀的应用技巧，使手术过程更加高效、安全，极大地降低了手术风险。

出血问题是肝脏手术中的另一大挑战。作为血供丰富的器官，肝脏手术中的出血不仅会增加手术难度，还可能引发严重的并发症。为了解决这一难题，在中华医学会外科分会和麻醉分会的领导下，陈亚进牵头全国专家制定了腹腔镜肝脏手术控制性低中心静脉压应用的技术标准及应用推荐。这一技术通过降低患者的中心静脉压，有效减少了术中出血，实现了更精细的解剖，为肝脏手术的微创化奠定了坚实基础。

然而，陈亚进的探索并未止步于此。他深刻地意识到，要将肝脏手术真正推向微创化时代，就必须将复杂的肝脏手术流程化和标准化。为此，他对各种复杂术式进行了深入总结，提炼出一套简洁、高效、易于掌握的手术流程。这套流程不仅缩短了医生的学习曲线，提高了手术质量，还使得不同层级的医院和医生在实施手术时能够达到更加同质化的手术质量，患者获益性更好。

这些努力不仅推动了肝脏手术微创化的快速发展，也让该技术达到了新的高度。他的研究成果多次获得国内外重要奖项，包括广东省科学技术奖科技进步奖二等奖、中华医学科技奖三等奖等。2022年7月，他当选英格兰皇家外科学院院士，成为国际医学界瞩目的焦点。

铸就外科医生思想之魂：以“道”驭“术”

在医学的道路上，技术精湛固然重要，但成为一名有思想的外科医生更为关键。陈亚进认为，要成为这样的医生，必须勤于思考、勤于动手、勤于实践。他强调，外科医生每天面对不同的患者和疾病，不仅需要遵循规范和指南，还要勤于思考，总结临床上出现的各种问题，并以临床问题为导向提出解决问题的新方案。这种不断思考、不断探索的精神，不仅能推动外科技术的进步，也能促进外科医生个人的成长。

然而，陈亚进的思考并不仅仅局限于技术层面。陈亚进还提到，外科医生不仅要关注技术层面的“术”，更要关注“道”，即该做什么，不该做什么。这要求外科医生真正从患者利益出发，考虑最适合患者的治疗方法。外科医生的工作不仅仅是切除病变、修复损伤，更要用心理解每一个患者，为他们量身定制最合适的治疗方案。在实际工作中，医生应以让患者获益为目标，根据具体情况分析多种治疗方案，从而制订出最合适的

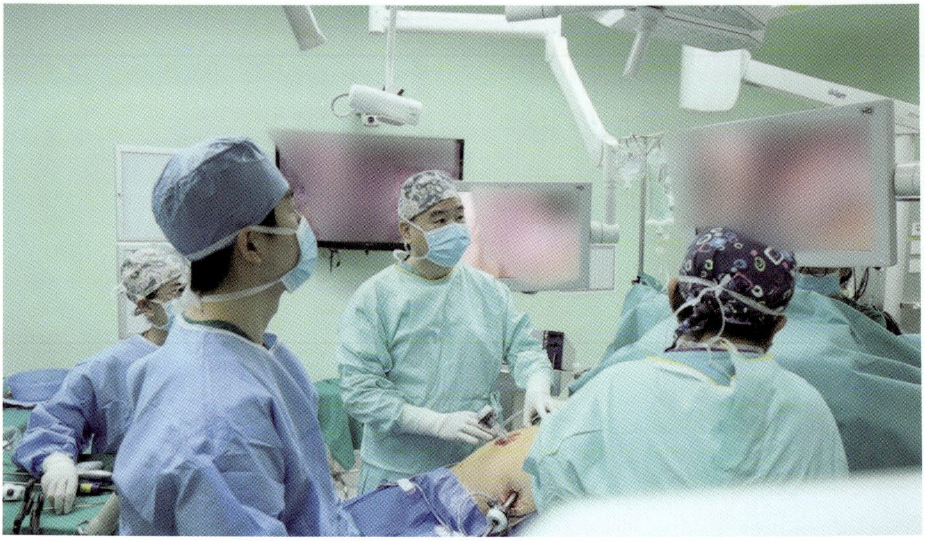

方案。即使最终决定患者不需要做手术，也要按照多学科的诊断和标准来制订方案。这种以患者为中心的思考方式，才是有思想的外科医生所应具备的。

除了勤于思考，有思想的外科医生还要勤于动手、勤于实践。医学是一门实践性很强的科学，只有通过不断实践才能积累经验、提高技术。因此，他鼓励年轻医生要多动手、多实践，将理论知识与临床实践相结合，不断提高手术技巧和诊疗能力。同时，有思想的外科医生还要具备非技术能力，包括决策能力、组织能力和人文精神等。决策能力要求医生在复杂的病情面前迅速做出准确的判断；组织能力要求医生协调多学科团队，形成最强合力，为患者制订最优治疗方案；人文精神则要求医生始终将患者放在首位，关心他们的身心健康，为他们提供温暖和关怀。

陈亚进用自己的行动诠释了何为有思想的外科医生。他不仅在技术上精益求精，在科研上屡创佳绩，更在职业道德和人文关怀方面树立了典范。他的事迹激励着无数年轻医生在医学的道路上不断前行，为患者的健康和幸福贡献力量。

如何理解您说的临床医生之“术”与“道”的关系？

“在临床医生的职业生涯中，‘术’代表了我们所钻研的医疗技术，这是我们作为医生看家本领的体现。然而，更为核心的是‘道’，即我们始终需秉持的为患者着想、服务，以患者为中心的理念。‘道’是‘术’的指引，缺乏‘道’的引领，‘术’可能会陷入盲目与偏执，导致医生仅凭个人专长、好恶或技术特长来决定治疗方案，而非基于患者的实际需求与利益。这对年轻医生而言尤为重要。一些年轻医生虽然技术能力迅速提升，手术技艺精湛，但在临床决策中却常出现偏差，产生过度医疗等问题。这正是因为过于依赖技术能力，而忽视了非技术能力的重要性。因此，我们必须警惕这种唯技术论的不当倾向，同时注重培养非技术能力。只有当技术能力与非技术能力同步增长时，医生才能真正成为对患者负责的高水平医者。”

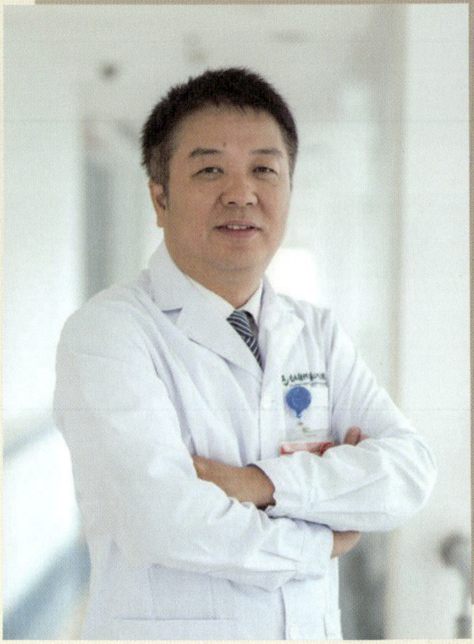

潘明新：以“无痕”之术重塑肝胆健康之路

南方医科大学珠江医院肝胆二科主任
广东省肝脏病学会肝胆肿瘤精准治疗专业委员会主任委员
广东省医学会肝胆胰外科学分会副主任委员
广东省医师协会肝胆外科医师分会常务委员

在肝胆外科领域深耕三十余载，潘明新始终以“微创无痕”为理念，用一把单孔腹腔镜为无数患者切除了病痛，也守护了他们对生活的热爱与尊严。面对我国肝胆疾病高发的严峻形势，他带领团队突破技术壁垒，将单孔腹腔镜技术从实验室推向全国百余家医院，累计开展手术3 000余例。从舞蹈少女的“无痕胆囊切除”到复杂肝肿瘤的精准治疗，他证明了医学的终极目标不仅是治愈疾病，更要让患者以最小的代价重获生命的完整与光彩。

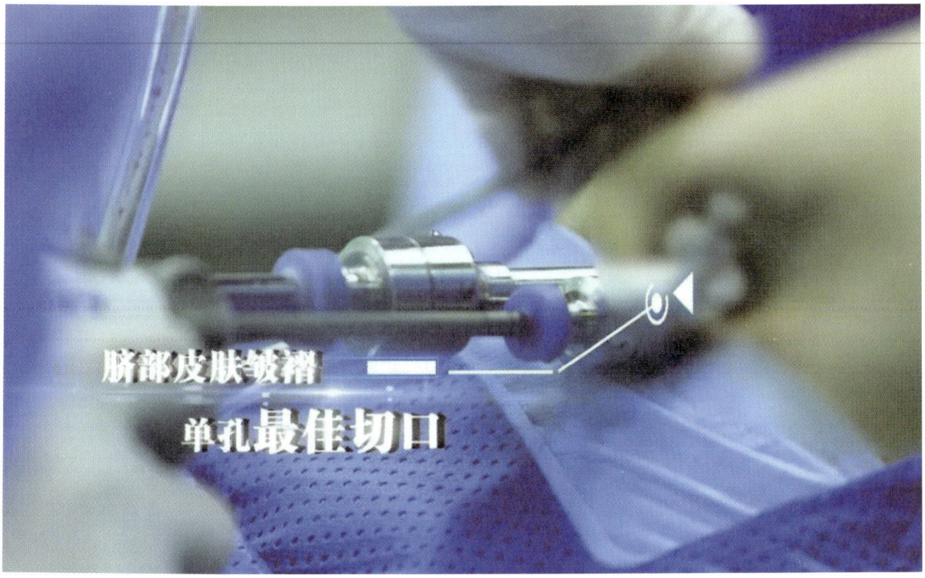

单孔术式让无疤成为可能

肝胆疾病手术曾因创伤大、恢复慢而令患者望而生畏。传统腹腔镜手术虽已实现微创，但仍需3～4个切口，术后瘢痕问题困扰着年轻患者。潘明新敏锐地捕捉到这一痛点，带领团队攻坚单孔腹腔镜技术，开创了国内单孔肝胆手术的先河。

潘明新曾接诊一位18岁的舞蹈少女，她本该在舞台上绽放光彩，却被胆囊结石的阴影笼罩。每一次发作，都似在她追逐梦想的道路上设下重重障碍。作为舞蹈生，体表留疤可能是其艺术生涯难以承受之重。在了解到潘明新团队能够实施单孔腹腔镜胆囊切除术后，她便与家人满怀希望前来求医。潘明新充分考量患者需求，经过严谨的术前评估，成功为她实施了单孔腹腔镜胆囊切除术。最终，手术圆满成功，这位少女得以继续追求她的舞蹈梦想。

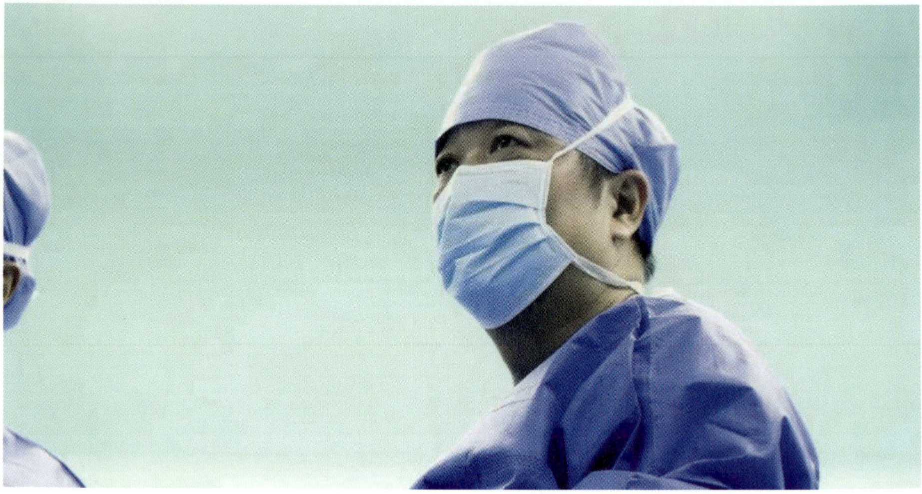

单孔腹腔镜之术：小切口，大乾坤

传统腹腔镜微创胆囊切除手术需在腹部开3～4个小孔，以此来完成手术器械的探入与操作。然而，手术结束后，这些小孔会在患者腹部留下明显的孔疤，不仅影响美观，还可能成为患者心中挥之不去的阴影。而单孔腹腔镜技术的出现，独辟脐部这一“天然暗道”，仅通过1.5 cm的微小切口探入腹腔，瘢痕隐于脐间天然褶皱处，仿若天衣无缝。此技术不仅切口微小，还能降低感染风险，促进患者快速恢复，且术后美观度高，手术切除效果与多孔手术毫无差异。患者甚至上午手术下午即可出院，大部分患者也能当天手术次日出院。这种高效的康复模式，不仅极大地减轻了患者的住院负担，节省了医疗资源，更让患者能够快速回归正常生活，减少对工作和生活的影响。

然而，由于单孔腹腔镜手术所有操作器械都从一个切口进入，器械在狭小的空间里“摩拳擦掌”，操作受限，器械之间的干扰增大，所以与传统手术相比难度剧增，对医生技术水准要求非常高。医生不仅需要具备扎实的外科手术基础，还需要经过长时间的专业训练，不断磨砺自己的操作技巧和空间感知能力，才能在这小小的切口间，施展拯救生命的“大乾坤”。

单孔腹腔镜领域的拓荒与领航

潘明新团队长期专注于单孔腹腔镜手术的临床技术钻研以及单孔器械的研发，迄今已成功开展单孔手术3 000余例。团队在华南地区率先推出自创的 “三点法”单孔腹腔镜胆囊切除术，此后又不断拓展应用场景，“五步法” 单孔腹腔镜左肝外叶切除术与“隧道法”单孔腹腔镜脾切除术相继问世，相关技术成功入选广州地区临床特色技术项目。

鉴于我国胆囊疾病发病率较高，单孔腹腔镜胆囊切除术应用广泛，潘明新深谙该技术临床推广的重大意义。多年来，团队积极致力于单孔腹腔镜技术的推广，定期举办各类单孔腹腔镜学习班，将此项技术火种播撒至全国百余家医院。各地基层医生熟练掌握并运用该技术，便能使更多胆囊疾病患者知晓该技术福音，消除对手术的恐惧，尽享新技术恩泽。

潘明新常言：“技术是冰冷的，但医生的决策必须充满温度。”他针对无症状胆囊结石患者，倡导个体化评估，避免过度手术；对于必须进行切除的病例，则通过单孔技术最大限度地减少患者的生理与心理创伤。

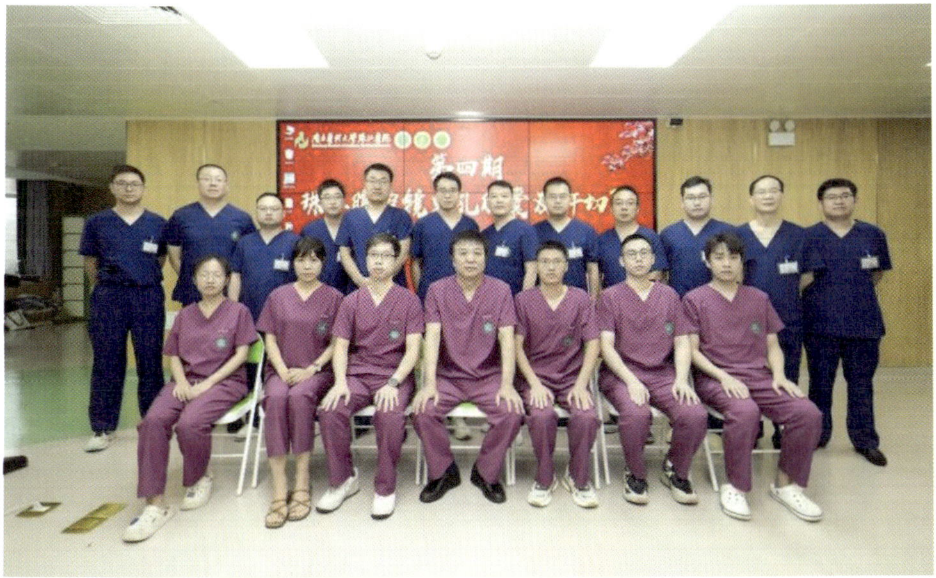

未来，他将继续带领团队探索肝胆微创技术的边界，让更多患者以最小的创伤重获健康——这不仅是技术的胜利，更是医学人文精神的永恒之光。

如何推广单孔腹腔镜肝胆外科技术？

“自2023年起，我们已成功举办了多期腹腔镜单孔胆囊及肝切除高级模拟培训班，建立了理论授课、手术讲解+全灌注‘活体’模拟手术等多策略的培训模式。在培训中，我们使用高仿真虚拟腔镜手术训练设备及手术机器人模拟培训系统，尤其全灌注‘活体’模拟手术模型及真实临床资料建模的3D打印生物材料肝肿瘤循环灌注模型，令培训更加接近真实手术环境。这些‘活体器官’模型在医学解剖教学和外科手术培训中更加接近真实场景，可大大缩短腔镜外科医生的学习曲线和培养周期。对于基层医生而言，只要愿意学习，克服畏难情绪，完全可以掌握并开展单孔腹腔镜手术技术。未来，我们将继续坚持举办仿真高级模拟培训班，让更多的基层医生在手术技巧上取得进步，让更多的患者获益。”

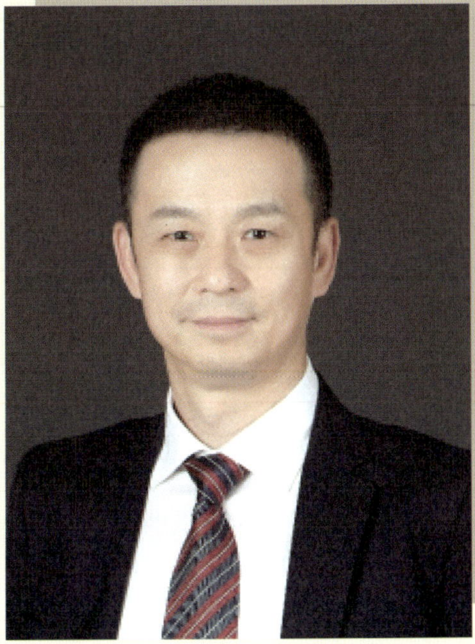

文卫平：
心怀使命　医路笃行者

中山大学附属第一医院耳鼻咽喉科医院学科带头人
中山大学耳鼻咽喉科学研究所所长
中华医学会耳鼻咽喉头颈外科学分会副主任委员
广东省医师协会耳鼻咽喉科医师分会顾问
国务院政府特殊津贴获得者

40载漫漫医途，文卫平心无旁骛，全身心投入上呼吸道炎症的规范化治疗征程中，为这一领域奠定了坚实基础。在头颈肿瘤治疗手段的革新之路上，他奋勇前行，不断突破传统束缚，推动着医学边界如涟漪般层层拓展。

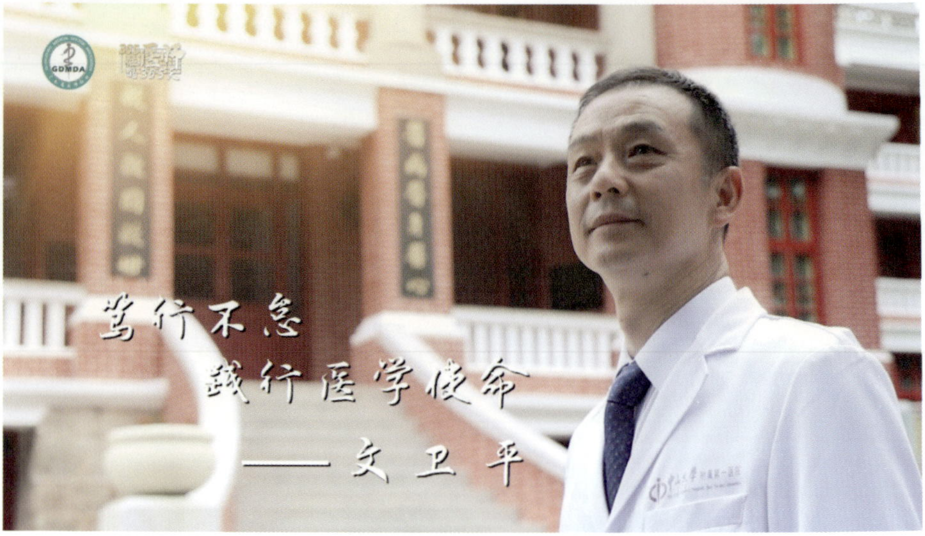

构建上呼吸道炎症诊疗体系：鼻咽癌治疗新手段

在医学的战场上，上呼吸道炎症如同一场无声的“流行病”，困扰着无数患者。面对这一难题，文卫平教授带领团队迎难而上，开启了长达10余年的探索之旅。他们从病因、发病机制到综合治疗和预后，进行了全方位的探索性和创新性研究，成功构建了上呼吸道炎症的规范化诊疗体系。这一体系的建立，不仅为患者提供了更加精准、有效的治疗方案，而且显著提升了患者的生活质量，为居民健康事业做出了突出贡献。

然而，文卫平教授的探索并未止步于此。在鼻咽癌治疗领域，他同样取得了里程碑式的突破。2021年，由他牵头的一项多中心前瞻性随机对照Ⅲ期临床试验，在顶级医学期刊*The Lancet Oncology*上发表。该研究证实了鼻内镜手术切除在局部复发性鼻咽癌治疗中的显著疗效与优势。这一研究成果不仅更新了鼻咽癌的治疗手段，更在国际上赢得了广泛关注与高度评价，为全球鼻咽癌患者带来了新的治疗希望，同时也为相关医疗研究领域树立了新的研究标杆。他表示：“我们都知道鼻咽癌是‘广东癌’，目前主要的治疗方式是放射治疗，但是仍有10%~20%的患者在接受放射治疗后复发，给患者生活质量带来诸多困难。因此，我们团队一直孜孜不倦地追求‘能否针对该类患者进行外科手术治疗’这一目标。”

思考医学教育：兼具医学技术与人文关怀

文卫平教授不仅在耳鼻喉科诊疗领域取得了卓越成就，更秉持高标准、严要求的原则深耕医学教育。他深刻地认识到，科研与临床能力的双重培养是塑造未来医学人才不可或缺的一环。而医学不仅是科学的实践，更是人文关怀的体现。因此，在教学过程中，他不仅注重增强学生的专业知识储备，确保其具备扎实的医学理论基础和前沿科研能力，还尤为重视对学生品德素养的培育，他强调，一个优秀的医生，首先必须具备善心和奉献精神。”

耳鼻喉科作为医学领域中的一个特殊分支，与其他学科有着广泛的交叉内容。因此，文卫平教授鼓励学生们发展跨学科合作能力，以便在未来的工作中能够更好地与不同领域的专家开展合作，共同攻克医学难题。

此外，耳鼻喉科的许多疾病症状往往是患者的主观感受，这使得沟通技巧在诊疗过程中显得尤为重要。文卫平教授特别强调沟通技巧在耳鼻喉科诊疗过程中的应用，鼓励学生在精准治疗疾病的同时，用心聆听患者

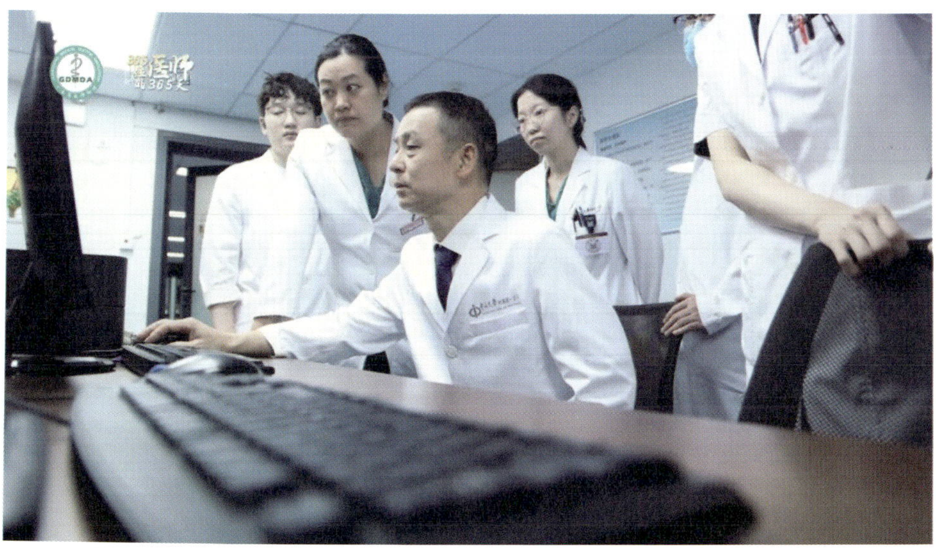

的感受，切实解决患者的问题。通过这样的教育方式，他培养出了一批既有高超医术又充满人文关怀的医学人才，为社会健康事业持续贡献力量。

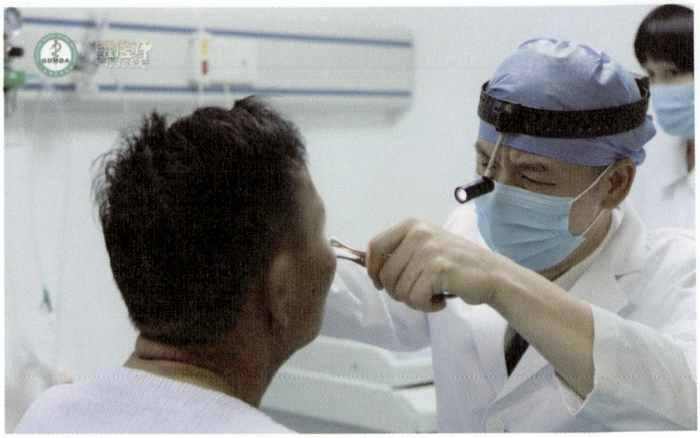

破局科研导向：平衡创新与实用

在科研领域，文卫平教授深刻反思了当前科研导向的问题。他指出，许多研究并非以解决实际问题为导向，而是为了名利等目的。这种导向不仅偏离了科研的本质，也阻碍了国家创新能力的提升。因此，他呼吁科研人员要回归科研初心，真正去解决临床和科学上的难题。在他的带领下，研究团队围绕免疫这一主干，分别开展了上呼吸道炎症和头颈部肿瘤的免疫研究，取得了多项阶段性成果。其中，文卫平团队在慢性鼻窦炎、鼻息肉等领域的研究成果尤为突出。他们不仅总结了一些有效的治疗方法，还积极探索新的诊断手段，力求做到既准确又简便，便于在基层医院推广。

文卫平教授认为，国家现在鼓励创新，但创新并不意味着要盲目追求高精尖的技术，而是在技术创新和经济实用之间找到平衡点。他强调，科学工作者应该思考如何用简单的方法解决复杂的问题，如何降低检查和治疗费用，减轻国家的医保负担。为此，他的团队还招募了材料专家，从纳米材料的角度探索新的治疗方法，力求在符合国家政策的前提下，为患者提供既便宜又有效的治疗方案，减轻患者的负担。

文教授，您认为应该如何培养兼具科研能力和临床技能的医学人才？

“目前，许多基层医院的医生持有一种观点，认为科研工作仅是大医院的任务，他们只需跟随即可。实则不然，这种思维的产生，主要源于认知局限。因此，我认为不应将科研与临床工作割裂对立。一旦对立，便难以在临床实践中洞察问题。身为医生，理应培养这样一种思维模式，即面对临床中遇到的问题，思考能否通过科学研究的方法去寻求解决方案。而要实现这一目标，就需要投入时间与精力，查阅大量的学术文献，深入学习并掌握科学研究的方法与路径。因此，首先应从观念上打破‘医生只是医生，研究只是研究’的固有思维。每位医生都应具备研究者的思维方式，这样才能成为一名优秀的医生。当然，如果某些医生仅希望专注于临床诊疗，科研方面只需遵循指导，这也无可厚非。但我认为，中国至少有20%的医生具备以解决实际问题为导向的思维方式，这类医生主要集中在大型医院，尤其是高校附属医院。因此，在培养高校附属医院的青年医生时，应当侧重于引导他们树立这种将科研与临床紧密结合的思维模式，为医学事业的发展培养更多优秀人才。”

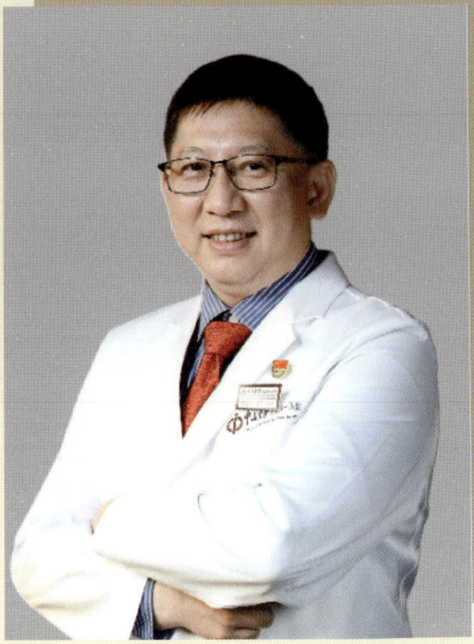

雷文斌：咽喉头颈领域的探索者与创新者

中山大学附属第一医院耳鼻咽喉科医院院长、大科主任、咽喉科主任、教研室主任
中华医学会耳鼻咽喉头颈外科学分会十三届咽喉组副组长
广东省医学会耳鼻咽喉头颈外科学分会十二届候任主任委员
广东省医师协会耳鼻咽喉科医师分会副主任委员

雷文斌不仅是咽喉头颈恶性肿瘤诊疗领域的权威，更是咽喉微创外科技术的引领者。从喉癌患者的吞咽重建，到主播声带的显微修复；从《咽喉微创外科策略与技巧》的中英文双版问世，到全国30个省市大型医院的标准化培训，再到今年计划开展的20余期全国巡讲培训——这位咽喉头颈外科的“双栖”领军人，用30年临床积淀将中国咽喉微创技术推向国际前沿。

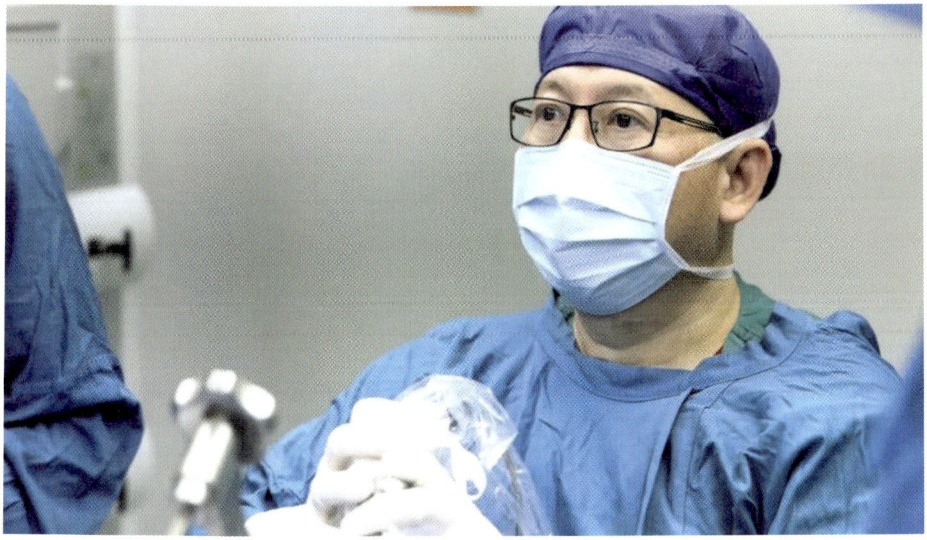

绝技下的嗓音逆袭：从“声”不由己到重获新“声”

咽喉头颈恶性肿瘤是一种严重影响患者生命质量的疾病，其诊疗需要极高的专业性和精准度。多年来，雷文斌带领团队不断探索和实践，致力于提高咽喉头颈恶性肿瘤的早期诊断率和治疗效果。通过手术切除、功能重建、免疫治疗、靶向治疗等综合手段，他为许多难治性、复发性头颈部恶性肿瘤患者带来了根治的希望。

近年来，咽喉嗓音微创外科成为雷文斌的又一重点钻研的领域。不少咽喉病变的患者慕名前来求诊，王女士便是其中之一。她在喉乳头状瘤术后，本以为能像正常人一样生活，可没想到出现了声音嘶哑、呼吸不畅的症状。这让她非常苦恼，不仅在日常交流中倍感不便，更对自己的状态充满了焦虑。她四处打听，得知雷文斌医生在咽喉领域有着丰富的经验和出色的技术，于是抱着一丝希望找到了他。传统的治疗方法是喉狭窄松解加T管植入，需持续半年以上，患者常常会出现感染、肺炎等并发症，痛苦不堪。雷文斌考虑到这些情况，选择采用喉狭窄瘢痕松解微瓣缝合修复加声门重建术。在显微镜下进行精细化的手术，可以一次性解决呼吸困难问题，同时最大限度地保护患者的嗓音功能。术后，雷文斌团队持续跟踪观察，悉心指导王女士进行嗓音训练，两三个月后，王女士嗓音恢复清晰，自信满满地重返生活。

咽喉微创精细化手术：蝉翼上绣花，重拾“金嗓子”

为了帮助更多患者获得更好的手术效果，雷文斌所采用的咽喉微创精细化手术的精度大幅提升，但难度也随之成倍增加。首先，手术的位置位于咽喉深处，空间极为狭窄。其次，手术的缝线通常是7到8个零，线径接近最细，手术器械细长，任何手部的微小抖动都会被放大几倍甚至十几倍。这对操作者手部的稳定性和精确度要求非常高，难度堪比“蝉翼上绣花”，只有通过大量的练习，才能娴熟、规范地掌握缝合技巧，完成这一高难度手术。雷文斌团队通过反复钻研实践，持续以高标准改良和优化手术技巧，使患者在接受手术以后，不仅能真正解决咽喉疾患带来的痛苦，还能最大限度地保留悦耳的嗓音。

技术推广：精研领航，让咽喉微创福泽患者

随着经济腾飞，网络主播等新兴职业的兴起，咽喉病变求医者日益增多。雷文斌勇于创新，接连开展多个系列的嗓音矫治与微创新技术，不断扩大咽喉嗓音疾患诊疗的适应证范围。他自主首创研发了虚拟、模拟、仿

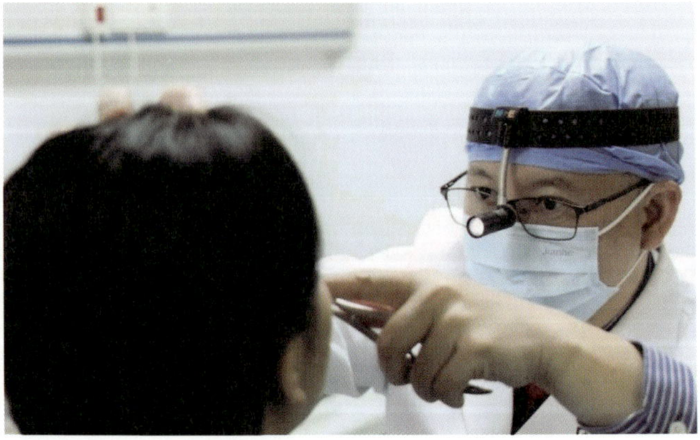

真咽喉微创培训体系，编撰课程，开发软著，带领团队马不停蹄地奔赴全国30多个城市举办咽喉微创技术实操培训班，促进技术的广泛推广与运用，高质量呵护

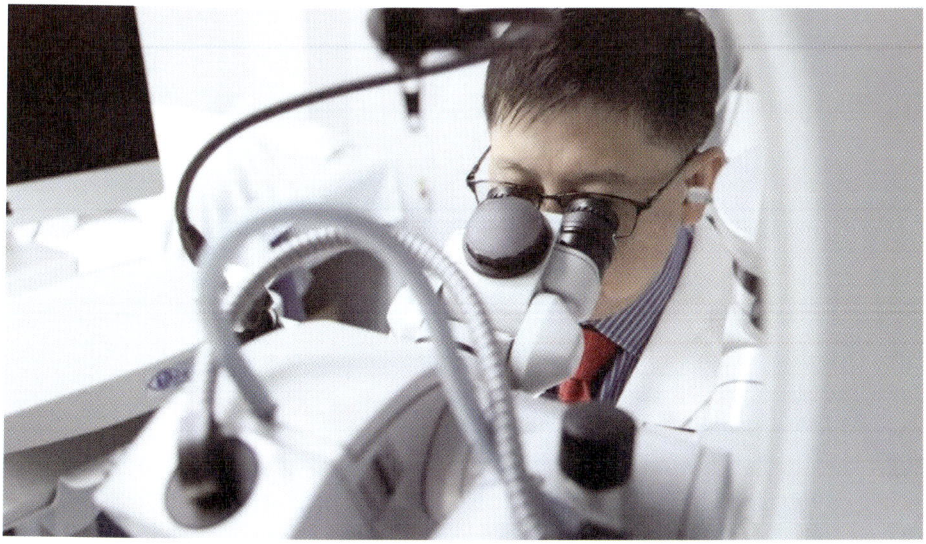

“第二张脸”。同时，雷文斌认真总结临床治疗经验，主编并出版《咽喉微创外科策略与技巧》，英文版也即将由Springer Group推出，填补相关教材空白，为专科医生点亮学习灯塔，培育大批精锐咽喉嗓音外科人才，希望为更多患者带来优质的治疗体验。

在雷文斌看来，医学的终极目标不仅是治愈疾病，更是让每一个生命保有尊严与希望。未来，他将继续深耕头颈肿瘤精准治疗体系，推动咽喉嗓音微创外科技术的广泛传播，为“健康中国”写下更生动的注脚。正如他常说的：“医生的手术刀有温度，医学的进步才有意义。”这份温度，正通过他的每一台手术、每一项研究，转化为无数患者重获新生的力量。

你们团队在推动咽喉微创外科技术传播、帮助基层医院提高诊疗水平上做出了哪些探索？

“过去几年，我们团队一直致力于咽喉微创领域的探索。咽喉疾病种类繁多，且患者对此高度重视，使其成为研究的重要方向。然而，咽喉微创手术由于器械长、抖动放大等特性，难度极高，加之专家培养周期长、缺乏系统的培训体系，成为技术推广的主要障碍。针对这一现状，我们团队开发了一系列原创性的虚拟、模拟、仿真培训器械与设备，并配套编写了教材、课程和书籍，为年轻医生提供了便捷的学习路径。同时，我们结合团队近20项创新技术与术式，进行了规范化、标准化的梳理，并融合全国专家的研究成果，出版了《咽喉微创外科策略与技巧》一书。该书填补了国内咽喉微创领域书籍的空白，被人民卫生出版社评价为具有高度创新性，是首部专注于咽喉微创策略的权威著作。依托这些资源，我们已在全国范围内举办了多期培训班，通过我们的培训体系和与国内专家的合作，期望帮助更多年轻医生高效掌握咽喉微创技术，最终惠及广大患者。”

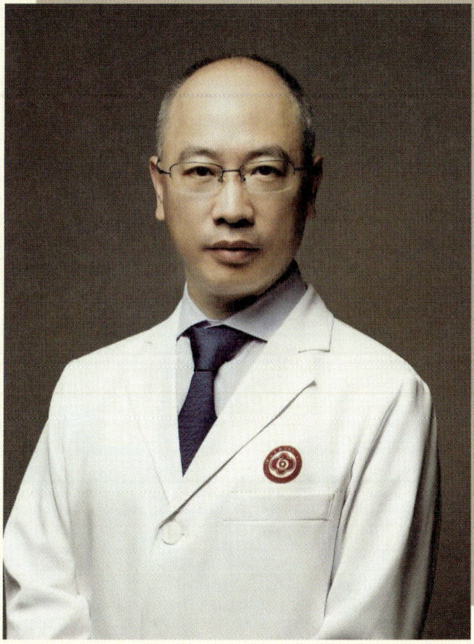

吴小剑：
用科研和创新　实现人文关怀

中山大学附属第六医院院长、党委副书记

广东省胃肠病学研究所（中山大学胃肠病学研究所）所长

入选首届“国家杰出医师”

广东省医师协会胃肠外科医师分会主任委员

广东省医学会结直肠肛门外科学分会主任委员

国际癌症基因组（ICGC-ARGO）结直肠癌多组学项目负责人

吴小剑，作为中山大学附属第六医院的院长，他用科研攻关的显微镜和医疗援疆的广角镜，从珠江之滨到帕米尔高原，跨越3 600公里，不仅点亮了结直肠癌患者的希望，更温暖了边疆群众的心。他的故事，是当代中国医者精神的生动写照。

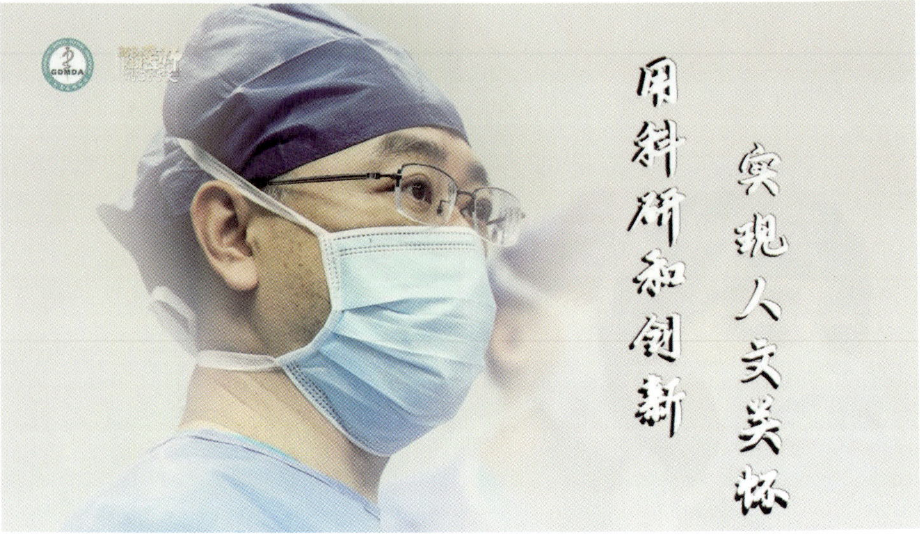

科研攻坚，用AI（人工智能）突破肠癌诊疗困境

结直肠癌，作为中国第二大高发肿瘤，其威胁不容小觑。吴小剑教授，长期奋战在结直肠癌临床与研究一线，他深知规范性、个性化和创新性临床治疗的重要性。面对这一难题，他勇挑重担，主持了全世界最大规模的结直肠癌多组学测序项目。在这个充满挑战的科研之旅中，他带领团队对超过1 000例中国直肠癌患者的基因组、转录组、蛋白质组、代谢组等展开全面而深入的分析。每一个数据的获取，都历经无数次严谨的实验与细致的考量；每一次对组学的剖析，都如同在黑暗中摸索前行，只为寻找那一丝攻克疾病的曙光。最终，他们成功搭建起了坚实的基础数据库，为后续的研究与治疗提供了不可或缺的支撑。

然而，吴小剑教授的探索并未止步于此。随着医学影像技术的发展，人工智能在医疗领域的应用成为新的研究方向。实现肠癌精准诊疗人工智能临床应用的关键，便是精准的病灶分割。肠道肿瘤，尤其是结肠癌，因其不规则的形态、多变的肿瘤部位以及错综复杂的解剖关系，成为自动分割领域难以逾越的高山。面对这一难题，吴小剑和他的团队迎难而上，经过无数个日日夜夜的尝试与优化，成功开发出全球首个结肠癌病灶自动识别分割人工智能技术——SOUSA。这一突破性技术犹如一把精准的标尺，吴小剑欣慰地说道："它能够快速、准确地识别出结肠癌在CT上的位置、大小、形态等特征，为结肠癌的术前评估和术后随访提供了高效便捷的工具。"这一技术极大地推动了肠癌精准诊疗的发展进程，为肠癌患者带来了治愈的希望。这不仅是技术的突破，更是对患者生命的尊重和关怀。

援疆筑梦，点燃边疆医疗希望

作为广东医学领军人才，吴小剑教授于2021年6月肩负起援疆的光荣使命，担任广东省第六批组团式援疆医疗队队长以及喀什地区第一人民医院（简称"喀地一院"）院长。他带着广东先进的医疗理念、丰富的临床经验和满腔热忱，踏上了新疆这片广袤而充满希望的土地。

一到喀什，吴小剑便迅速投入紧张的工作中。他深入调研当地医疗现状，精准把握喀什地区的实际需求，将广东经验与喀什实情紧密结合，制定了一系列切实可行的发展策略。在学科建设方面，他积极协调各方

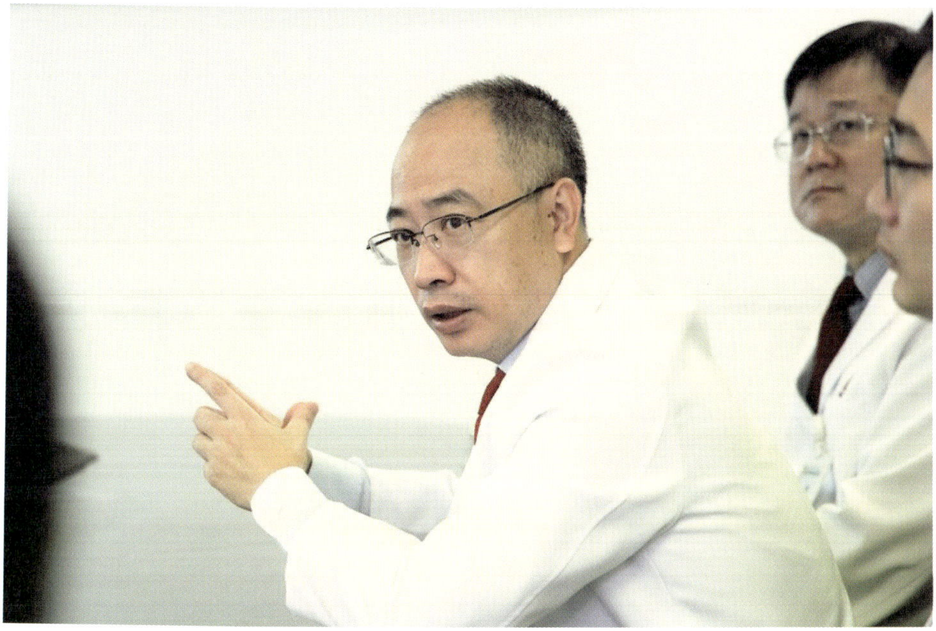

资源，不断配齐配强医疗设备和专业人才，致力于提升喀地一院的综合实力，通过创新实施 “院包科” “院包学科群” 等一系列帮扶措施，如今，喀地一院已发展成为综合实力稳居全疆第三、全疆地州级医院第一的大型综合三甲医院，编制床位3 000张，位居全疆之首。

不仅如此，吴小剑还积极推动“科技援疆”工作，助力喀地一院在科研领域取得丰硕成果。喀地一院拥有了全疆首个新疆感染性疾病临床医学研究中心，成为全疆地州级医院中自治区级重点专科最多、首个获得GCP（药物临床试验质量管理规范）资质且备案专业最多、科研项目和人才项目获得数量最多的医院。2022年，该医院更是获得4项国家自然科学基金，其中2项首次实现了国家重大科研课题、国家自然科学基金本地化“零”的突破，科研实力稳居地州级医院第一。

吴小剑教授用行动证明，医学的最高境界不是治愈疾病，而是治愈患者的心灵。他用一生的坚守和奉献，为患者点亮了希望的灯塔。

在援疆期间，喀地一院在科研建设方面成果显著。请您谈谈在打造高水平科研大平台的过程中，喀地一院是如何布局的？这对喀什当地有哪些积极意义？

“援疆工作中，我们深刻认识到科研对医院发展的重要性。2019年11月，在广东省对口支援新疆工作前方指挥部的积极协调下，喀什广东科学技术研究院正式移交医院，这为我们打造科研大平台提供了契机。我们瞄准南疆地区重大传染病防治、医学人工智能、基础医学研究、细胞治疗等方向，布局了全链条前沿研究平台。我们正式建成了新疆首个细胞治疗工程技术研究中心，这一中心的成立填补了新疆在细胞治疗研究领域的空白。同时，我们引进了生物医学大数据专家团队及高端技术人员，他们带来了先进的理念和技术。此外，我们还建立了‘大湾区生物医学中心喀什站’，建设感染性疾病大数据平台和南疆区域人工智能大数据实验室等平台，这些平台的搭建为科研工作提供了有力支撑。

这些科研基础设施的建设，显著提升了技术转化能力。一方面，我们获得了1 300万元援疆科研经费，这为科研项目的开展提供了资金保障。另一方面，这些举措极大地促进了医院“产学研医”一体化发展。通过这些平台，我们能够将科研成果更好地应用到临床实践中，提高医疗服务水平，同时也培养了更多的科研人才。‘科技援疆’的红利辐射面越来越广，让更多的患者受益。”

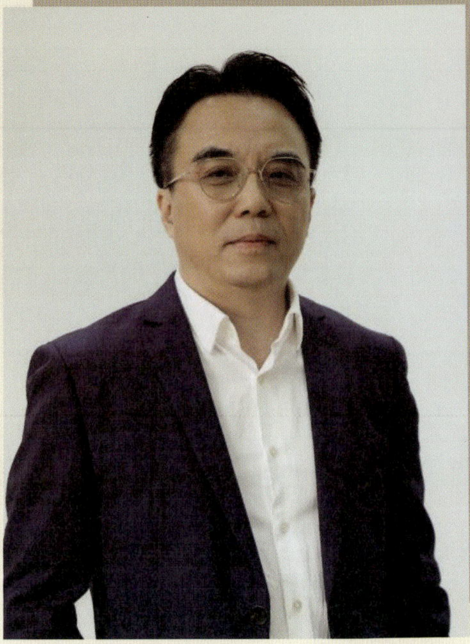

卓业鸿：潜心培育光明使者

首届广州十大名医

广东省医师协会眼科医师分会副主任委员

卓业鸿，青光眼领域的杏林圣手，34载春秋行医，妙手回春点亮生命之光。他医术超凡，解困厄于迷途，被誉为青光眼患者的“救世明灯”。同时，他亦是医学教育的拓荒者，播撒智慧之种，培育杏坛新秀，铸就眼科人才辈出之基。卓业鸿教授以医术与师道，为眼科医学殿堂添砖加瓦，让医学之光在历史长河中熠熠生辉，谱写医者仁心、育才济世的华彩乐章。

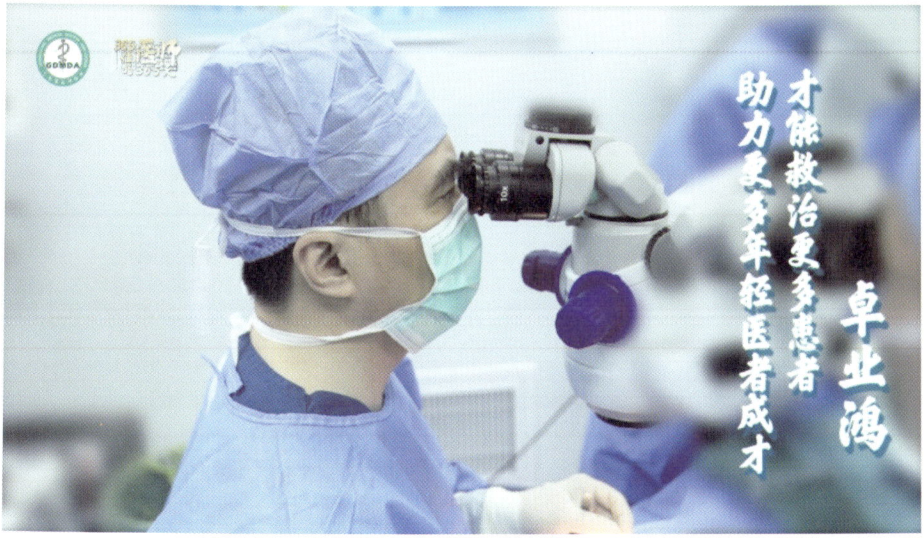

青光眼患者的“救世明灯”

卓业鸿，一位在眼科医学领域深耕34载的医者，他的名字早已与青光眼的治疗紧密相连。他接诊患者近10万人，累计主刀手术近万例，这些数字背后，是他对光明的无尽追求与坚守。卓业鸿不仅以其高超的医术挽救了无数病情复杂的青光眼患者的视力，更让无数患者重拾了对生活的希望。对于很多青光眼患者而言，中山眼科中心以及卓业鸿本人，就是他们眼病诊治的“最后一站”，是他们心中的“救世明灯”。

卓业鸿医生的医术精湛，不仅体现在他对青光眼治疗的深入研究上，更体现在他对每一位患者的深情关怀中。他曾救治过一位来自安徽的青光眼晚期患者，这位患者的病情极为复杂：一只眼睛已经完全看不见，另一只眼睛的视野范围也显著缩小，且眼压居高不下。几经辗转，患者最终来到卓业鸿的门诊。面对如此棘手的病情，许多医生可能会望而却步，但卓业鸿却选择了迎难而上。他耐心地站在患者的角度分析了手术的风险，详细解释了术中可能遇到的问题以及如何避免这些风险。在卓业鸿的精心准备下，手术顺利完成，成功保住了患者现有的视力。

除了在临床诊疗方面取得显著成就外，卓业鸿医生还不断在新的领域

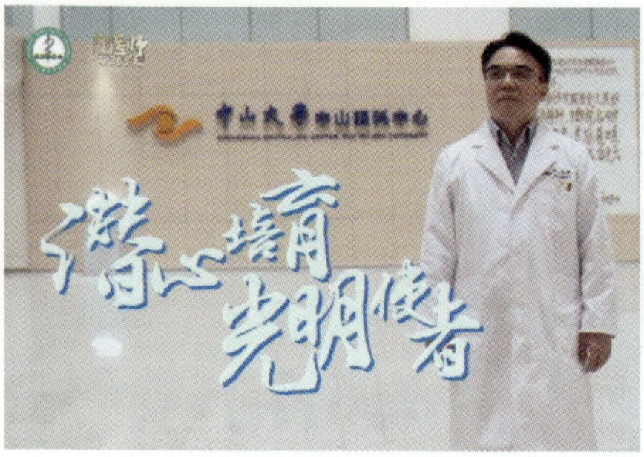

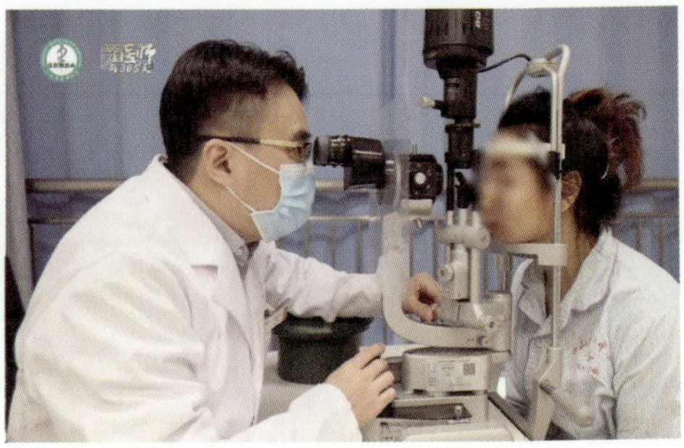

探索，致力于帮助中晚期青光眼患者改善视野和生活质量。他深知青光眼的早期筛查、早期诊断和早期治疗至关重要。因此，他带领团队积极研发先进诊断技术，如AI眼底图像识别和青光眼大模型，以期更早地发现青光眼，为患者争取到更多的治疗时间。同时，他还探索通过植入生物芯片恢复患者视野盲区的新技术，以及应用AR眼镜改善患者视野的新方法。这种不断探索、勇于创新的精神，不仅为患者带来了更多的治疗选择，也为眼科医学的发展注入了新的活力。

育才路上的“播种先锋”

卓业鸿认为，尽管一名医生能主刀的手术数量有限，但他可以通过培养众多优秀的医学人才，发挥更大的能量。

中山眼科中心是全国最大的教学基地，在读硕士、博士研究生超过600人。在他主管院内教学工作期间，他积极推动教学方法和课程设置的创新，加强师资培训，构建了眼科卓越人才培养体系。其中包括创新性地将虚拟现实技术（EyeSi VR）应用于本科生“直接检眼镜”教学，提升学生眼科知识理论基础与临床技能实操能力。针对眼科研究生的显微手术技术培训项目，他形成了规范的Wetlab-Drylab真实手术“三步走”技能培训体系，并获得广东省教改项目、中山大学教改项目立项支持。此外，他还担任《眼科学》（高等教育出版社，第二版）本科教材的主编。

该培养体系不仅注重提升学生的专业素养和实践能力，还非常关注医德

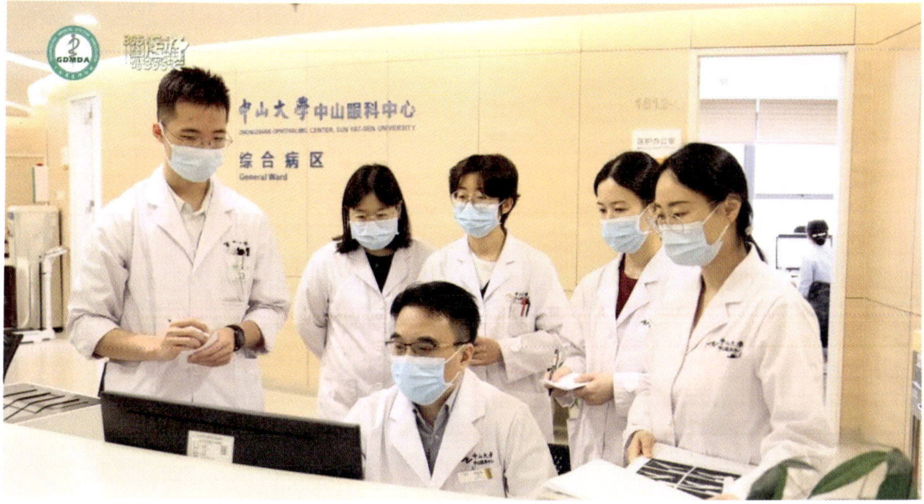

医风的培养。卓业鸿认为，一个优秀的医生不仅需要具备高超的医术，更需要拥有良好的医德。因此，他在人才培养体系中融入了医德医风教育，旨在培养出既具备专业技能又具备高尚品德的医学人才。该体系成果荣获广东省教育教学成果奖一等奖以及国家级教学成果奖二等奖（研究生教育）等多项奖项。这些荣誉不仅是对卓业鸿教学工作的肯定，更是对他为医学人才培养所做出的贡献的认可。在他的带领下，中山眼科中心培养出了一大批优秀的眼科医学人才，他们遍布全国各地，成为眼科医学领域的中坚力量。

除了在教学方面取得显著成就外，卓业鸿还大力推动青光眼专科联盟等项目的发展。他深刻认识到，提升基层诊疗服务能力是实现青光眼等眼科疾病早筛查、早诊断、早治疗的关键。因此，他牵头组建青光眼专科联盟，目前联盟单位已达70多家，分布于全国各地。联盟通过技术帮扶、人员培训等方式，提升基层眼科医生的诊疗水平和服务能力。在他的努力下，许多基层医院得以建立起规范的青光眼诊疗流程和服务体系，为患者提供了更加便捷、高效的医疗服务。这使得更多青光眼患者能够在早期发现病情并得到积极、规范的治疗，从而有效地控制病情的发展。

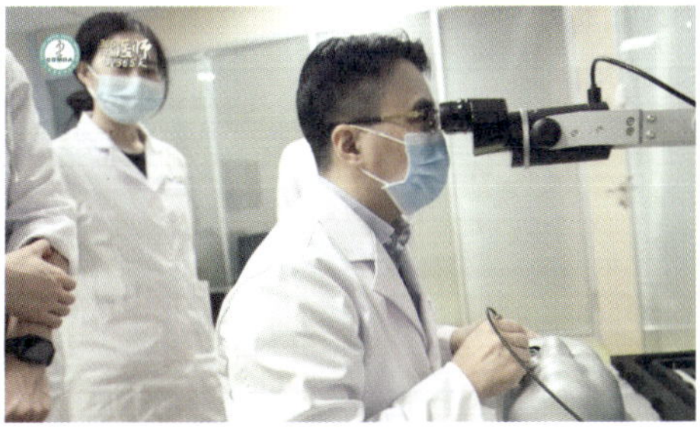

在医学的道路上，卓业鸿教授用一生的坚守和奉献，为患者点亮了希望的灯塔。未来，他将继续在这条道路上前行，用医术和仁心守护更多患者的健康，为眼科医学事业贡献更多的力量。

您认为作为一名医生应如何用心守护其职责?

“实际上，‘用心’是贯穿始终的。从学生时代起，我们就应该用心学习，这是基础。成为年轻医生后，如果不用心学习，又怎能精进医术呢？当然，当你真正成为一名医生，‘用心’就不仅仅是学习了，更是对职业的尊重与投入。

然而，‘用心’之外，环境氛围也至关重要。以眼科为例，我们所在的眼科中心在全球范围内都是独一无二的，规模宏大，这为我们提供了无与伦比的学习环境。在这里，前辈们的智慧与精神得以薪火相传，诸如陈家祺院长、葛坚院长等前辈，他们的卓越成就与高尚医德，至今仍激励着我们不断前行。然而，与前辈们相比，现今的学习环境似乎发生了一些变化。一些年轻医生似乎缺乏前辈们那种对医学事业的执着追求与敬业精神。他们或许更倾向于按时下班，而不愿多花时间在手术观摩与病历撰写上。这种态度上的差异，无疑对医学事业的传承与发展构成了一定的挑战。

最后，我要强调的是，我们所在的眼科中心拥有如此独特的条件，拥有最好的老师和资源。因此，我们更应该珍惜这个机会，用心学习，不断提升自己的医术和素养，为患者提供更好的医疗服务。”

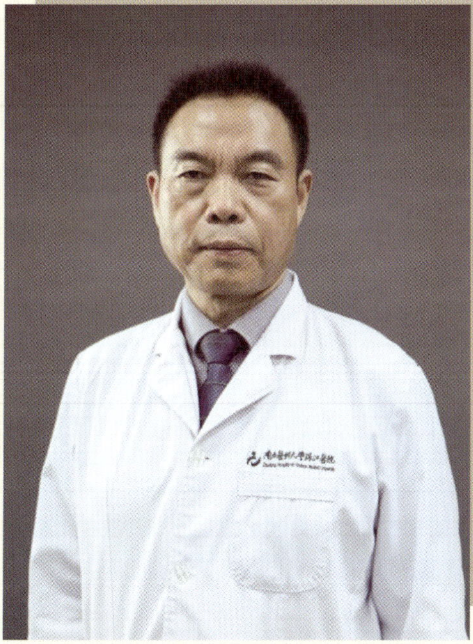

段传志：以患者最大收益为金标准 把风险留给自己

南方医科大学珠江医院脑血管病中心主任
广东医学领军人物
中国医师协会神经介入专业委员会副主任委员

在医学与死神博弈的无声战场上，每一根脆弱血管的震颤都可能牵动生命的去留。此刻，段传志手中的微导管，正悬于毫米级的生死隘口，一场关乎技术、勇气与仁心的终极突围即将展开。

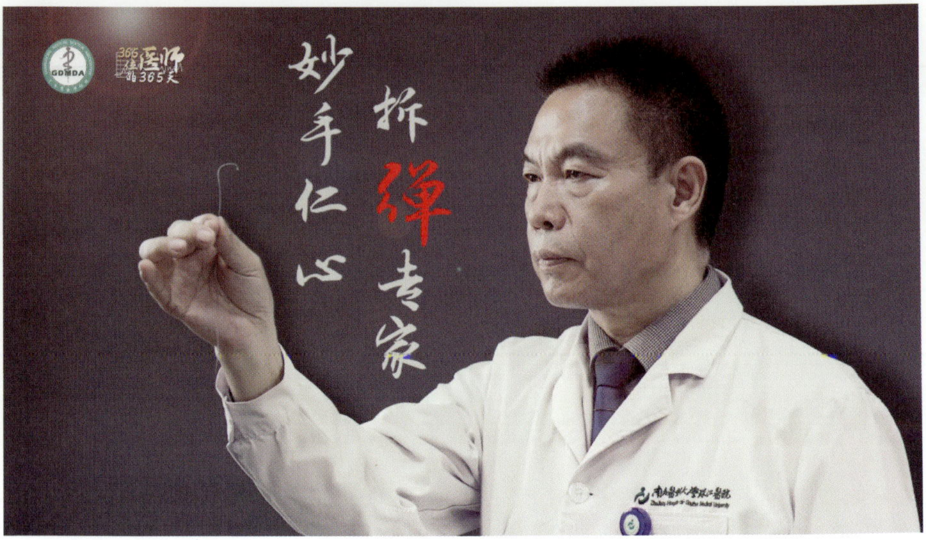

妙手破局，攻克刁钻瘤体

一个看似平凡的日子，却成为一位年轻母亲及其家庭的至暗时刻。这位刚生完孩子的90后产妇，因颅内动脉瘤突发破裂出血，陷入瘫痪与昏迷，当地医院竭尽全力，在手术台上反复尝试5个多小时，却始终无法将微导管送入几毫米大小的动脉瘤内。家属心急如焚，抱着最后一丝希望，将她送到了南方医科大学珠江医院，求助于段传志。

脑动脉瘤并非真正的肿瘤，而是颅内动脉壁上的异常突起，恰似在血管壁上吹起的一个充满动脉血的气球，堪称脑中的“不定时炸弹”，一旦破裂出血，便会引发剧烈头痛、视力下降等症状，情况十分凶险，必须尽快手术。然而，这位产妇的瘤体位置刁钻，又需使用颅内支架辅助栓塞，栓塞微导管需钻过1 mm左右的支架网孔进入动脉瘤，对微导管塑形技术要求极高。面对这一棘手难题，段传志冷静且自信。“这类复杂情况对我们来说并不少见，因此经过我们仔细耐心的操作，手术很顺利地完成了。”他凭借着丰富的经验和精湛的技术，在手术台上沉着应对，精心操作微导管，使其精准地抵达病灶，成功完成手术，将年轻母亲从死亡边缘拉了回来，也让这个家庭重新燃起了希望之火。

技术革新，勇攀医学高峰

在脑血管介入治疗的漫长探索中，段传志始终是创新的急先锋。早期，手术设备有限，医生主要依靠导丝和导管，操作难度极大。“没有金刚钻，很难揽瓷器活，有些动脉瘤偏小，微导丝容易捅破瘤壁，而弹簧圈是柔软的环状结构，可以减轻对瘤壁的侵扰。”基于这一灵感，段传志创造性地用微弹簧圈导引技术攻克了难题，如今这已成为业界通行的手术方式，为无数患者带来了生的希望。随着医学的发展，微导管塑形成为手术的关键。段传志潜心研究，设计出多种塑形类型，有效提高栓塞成功率，缩短手术时间，减少手术风险和并发症。他的微导管塑形技术讲解视频，成为同行学习的热门素材，助力更多医生提升手术技能，让更多患者受益。

当下，段传志正带领团队研发密网支架，致力于让单纯用支架治疗颅内动脉瘤成为可能。“采用支架＋弹簧圈的手术方案，大动脉瘤有四五成的术后复发率，新技术则将治愈率提升到95%。结合我们改良的术后用药方案，可以将并发症控制在3%左右，尤其是给传统治疗手段解决不了的血泡样动脉瘤患者带来了新希望。”密网支架缝隙更小，能约束大部分血流从重建的血管通道中经过，使进入动脉瘤的血液减少、压力降低，久而久之，瘤壁和支架之间形成血栓，自动完成动脉瘤的修补，这对颅内动脉瘤治疗意义重大。

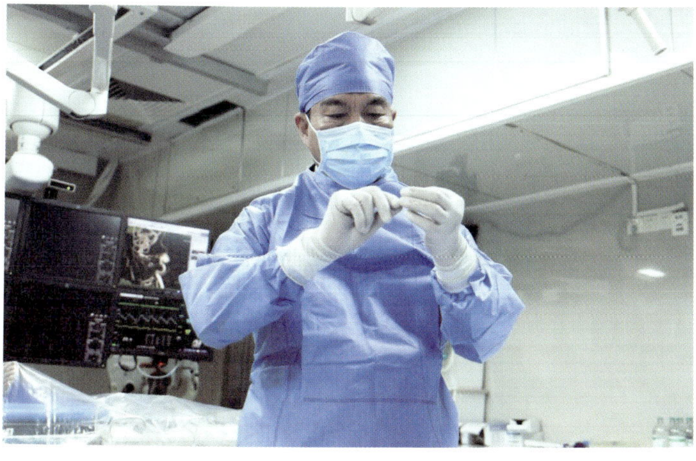

仁心仁术，患者至上为准则

在段传志心中，患者的利益高于一切。临床上，脑动脉瘤并不罕见，每14个人中可能就有一个是脑动脉瘤患者。许多患者在发现脑内有动脉瘤后，精神高度紧张，寝食难安。段传志的研究团队一直在探索更科学有效的检查方法，希望识别出低风险患者，让他们可以选择保守观察，避免不必要的手术创伤。

“即使需要手术治疗，我们也以患者的最大受益为最大目标，宁可把风险留给自己，也要选择最适合患者的治疗方案，拯救患者的生命。”他是这么说的，也是这么做的。在治疗颈动脉海绵窦瘘时，明明有更“先进”的覆膜支架，段传志却对有几十年历史的“可解脱球囊”情有独钟，因为它是治疗颈动脉海绵窦瘘最简单有效的方法之一，且成本较低。在他看来，最先进并不意味着最好，患者受益与否才是判断治疗方法是否卓越有效的金标准。

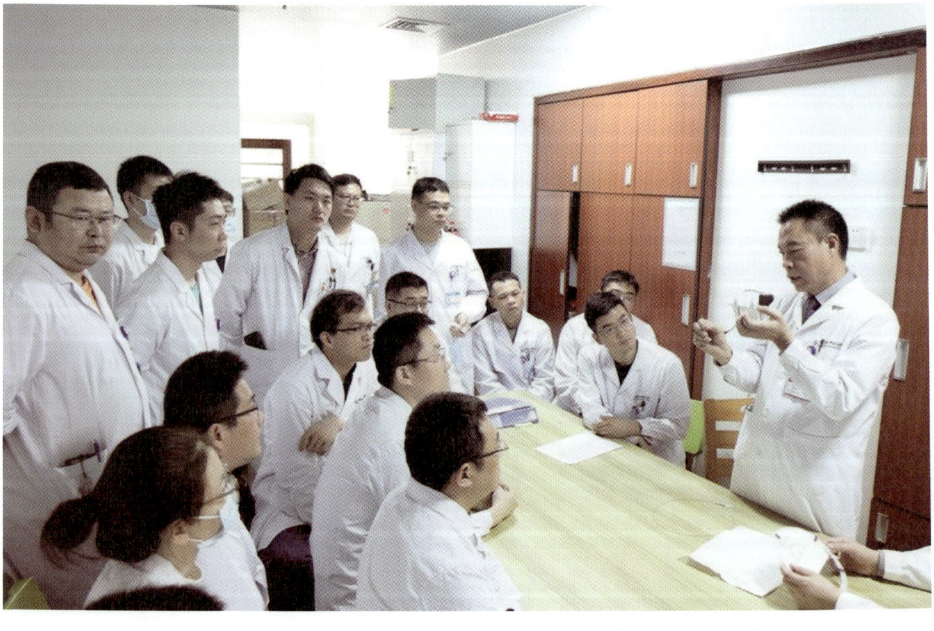

从微弹簧圈导引技术的开创者到密网支架革命的领航人，段传志的刀尖始终对准医学的“无人区”。他像一位精密的“血管雕塑家”，以导管为刻刀，重塑生命河流的轨迹；又如一名执着的“破壁者”，在脑血管的迷宫中凿穿绝望，点亮希望。当密网支架在瘤腔内织就重生的密网，当无数曾被宣判“无法手术”的患者重新握紧家人的双手，段传志的身影已悄然化作中国神经介入领域的一座灯塔。这场与“不定时炸弹”的较量远未终结，但在他的引领下，更多医者正接过火炬，让微导管尖端的光芒，终将刺破所有脑血管疾病的至暗时刻。

段教授，在您的从医经历中，无论是面对复杂的手术病例，还是在技术创新的道路上，都取得了令人瞩目的成就。您觉得支撑您不断前进的动力是什么？

“动力其实很简单，就是患者的生命和健康。每一位患者背后都是一个家庭，他们把希望寄托在我们身上，这份信任让我不敢有丝毫懈怠。就像那位年轻的母亲，看到她的家人焦急的眼神，我只有一个念头，就是尽我所能把她治好。在技术创新上，也是为了能给患者更好的治疗，让他们少受痛苦，有更多生存和康复的机会。”

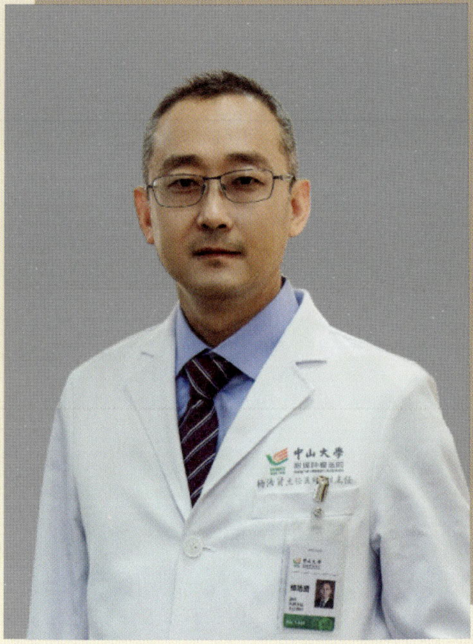

杨浩贤：
机甲之手　开启胸外科微创3.0时代

中山大学肿瘤防治中心胸科副主任（主持工作）

广东省医师协会肿瘤外科医师分会主任委员

广东省医师协会胸外科医师分会副主任委员

在医疗领域的前沿，杨浩贤是将机器人技术与胸外科手术深度融合的开拓者。他以“机甲之手”突破传统手术的局限，在胸外科微创领域书写生命奇迹。他不仅是技术的探索者，更是生命的守护者，用精准与细腻，守护每一位患者的健康。

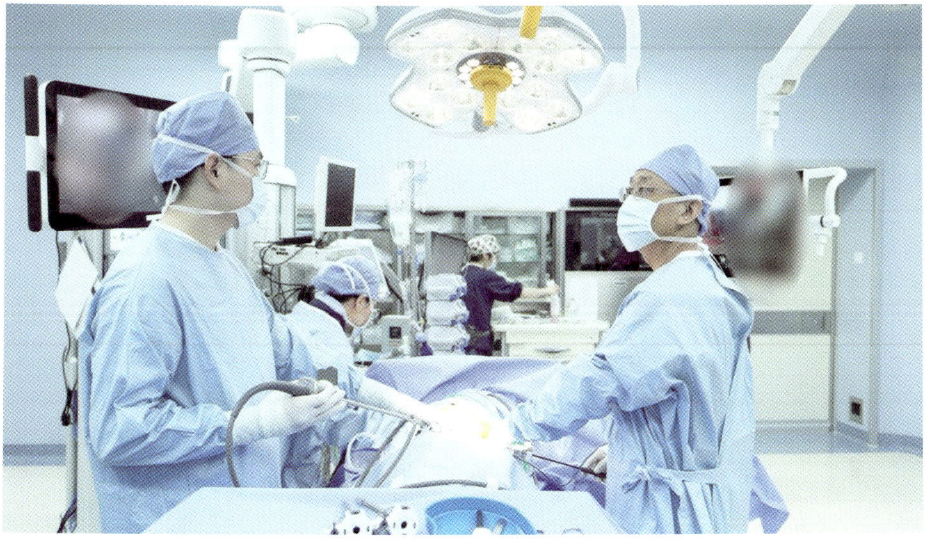

跨越国界，引领机器人手术新纪元

杨浩贤教授曾跨越国界，远赴美国汲取机器人精准微创胸外科精髓，并将这一尖端技术带回祖国。他主编了《机器人胸部肿瘤微创外科手术》，致力于推动机器人微创胸外科的发展。他不断创新，突破传统微创手术的界限，为患者带来更为卓越的治疗效果。

机器人手术带来了诸多显著优点。首先，它让复杂的微创手术简单化，降低了手术难度。原本只有高级别专家才能做的手术，在机器人的辅助下，更多的医生可以胜任主刀。其次，机器人手术进一步减少了创伤。机器人具有放大10～40倍高清三维视野的特点，加上灵活的机械臂，即使细如发丝的血管和神经纤维也可以得到保留。在手术切口微创的基础上，机器人手术也保障了患者的生活质量。以机器人辅助肺癌根治手术为例，借助于机器人高清的三维视野和高度灵活的手臂，不仅能够更加精准地切除肿瘤组织，更加彻底地清扫淋巴结，还能够很好地保留正常的、微小的血管和肺丛神经纤维，从而大大降低了术后刺激性咳嗽等常见并发症的发生率。在成熟的手术团队的努力下，机器人手术还能够进一步缩短手术时间，减少手术出血，从而加速患者康复。此外，在信息化时代，借助机器人还可以实施远程手术，使得偏远地区的患者也能享受到大城市高级别专家的服务。

本土创新，书写机器人手术新篇章

开展机器人手术多年，杨浩贤及其团队深刻体会到——国外的经验不能照搬，必须结合中国特色。杨浩贤不满足于技术的简单引进，他深知东西方人种差异的重要性。因此，他带领团队设计了适合中国人的机器人手术入路。这一创新举措不仅提高了手术的精准度和效率，也降低了手术风险。同时，他还关注降低机器人手术的成本，以更好地适应发展中国家的实际情况。通过不断的技术创新和管理优化，将机器人手术的成本控制在合理范围内，尽可能让更多的患者享受到这一先进的治疗技术。

当然，也会有被杨浩贤"劝退"的患者。有些肿瘤患者病灶位置不深，普通胸腔镜手术就可以快速高效地解决问题，无须选择价格更高的机器人手术。杨浩贤表示，这是从成本和效益分析的角度给患者提供最优方案，既可以避免过度治疗，也为未来机器人手术可能纳入医保提供数据支撑，让宝贵的医疗资源惠泽更多有需要的患者。他的本土化实践不仅体现了医学创新精神，也彰显了他对患者和社会的深切关怀。

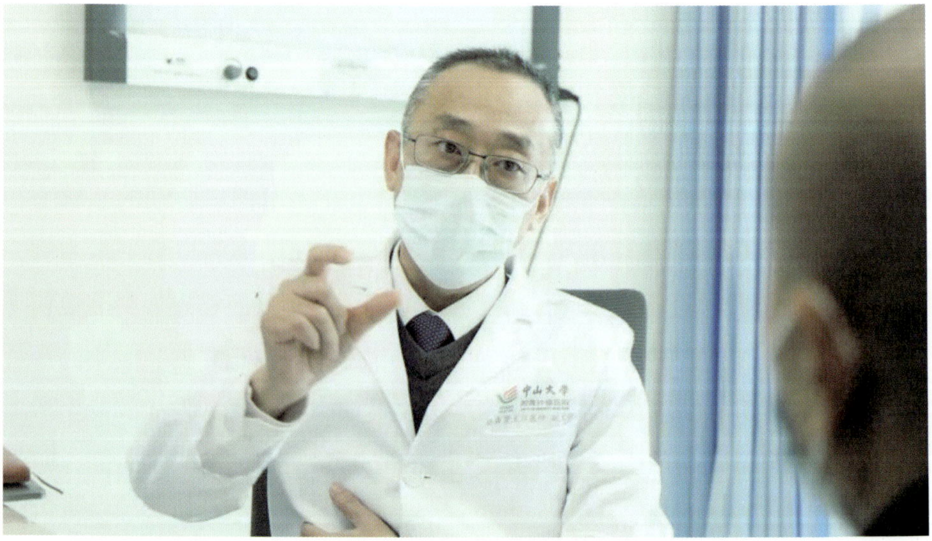

心系患者，传递医学人文新温度

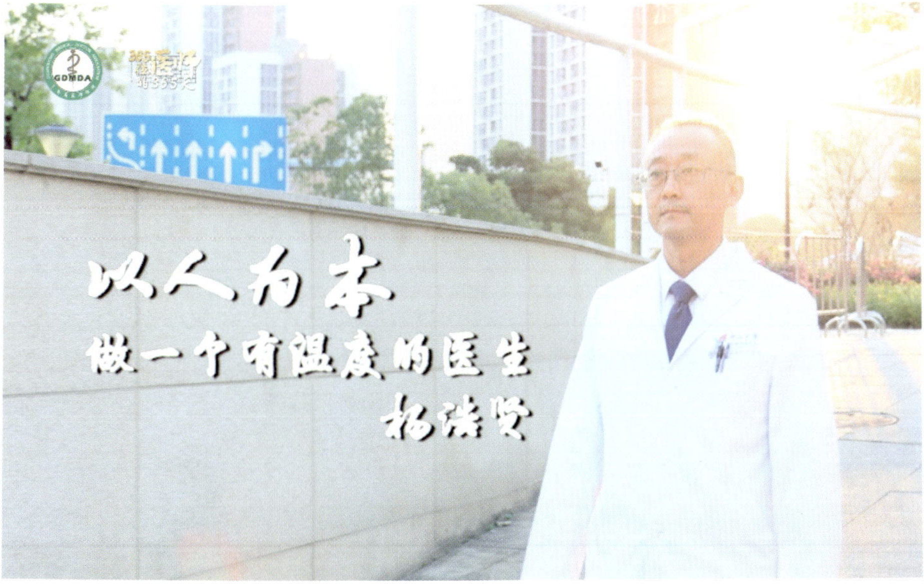

在杨浩贤看来，要做一个有温度的医生，不仅要在技术上追求尽善尽美，更应将关注点放在人身上，体现更多的人文关怀。因此，杨浩贤始终坚守以人为本的治疗理念，他深知机器人手术只是工具，真正的核心在于患者的需求和感受。他鼓励患者参与诊疗规划，充分考虑患者的意愿、社会功能和家庭角色，在确保治疗效果的同时，也满足患者的生活质量和审美需求。他的人文关怀让患者感受到医学的温度和尊严，也让医生更加深入地了解患者的内心世界。

从博士后到国际知名专家，杨浩贤用20余载诠释了“医教研有心人”的初心，为患者劈开荆棘，为行业点亮明灯。正如他所言：“技术创新永无止境，但医者的温度，才是治愈生命的终极答案。”

机器人手术在改善患者术后生活质量上具有更为突出的优势，有什么让您印象深刻的患者案例吗？

“以往医疗技术落后，很多的肺癌患者最大的愿望是活下来。随着技术进步，肿瘤治愈率越来越高，对术后生存质量也有了更高的要求，而机器人的应用则让更多患者的个性化需求得以实现。例如，我曾经收治过一位40多岁的男性患者，他非常热衷于羽毛球运动，希望手术后能继续打羽毛球。我们通过精细的手术设计，在患者身上肌肉的间隙打下小孔，把机器人手臂放进去，既完整地切除了肿瘤，也避免了肌肉损伤。术后不久，这位患者就回到了他热爱的羽毛球场。此外，有些患者对于手术切口的位置有自己的想法，在术前沟通时，我们都会先将选择权交给患者，再进一步帮助患者修正不符合医学原则的想法，向个体化手术迈出了重要一步，这对于提升术后生活质量起到了非常重要的作用。”

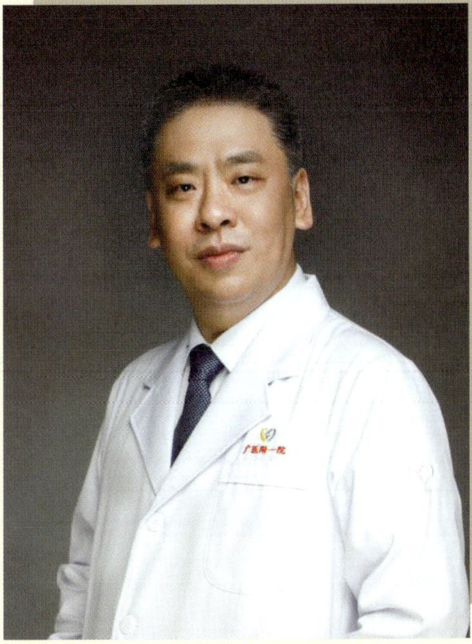

刘　君：
医路帮扶传道人

广州医科大学附属第一医院党委副书记、胸部肿瘤中心主任
广东省医学会胸外科学分会候任主任委员

在医学的殿堂里，每一位医生都是生命的守护者。在胸外科领域，有一位行事果断、技艺精湛的医生，他总能在关键时刻挺身而出，为患者带来生命的曙光。从医27年来，刘君不仅是主刀医生，更是先进胸外科技术的传道人，积极推动优质医疗技术下沉，让更多患者受益。

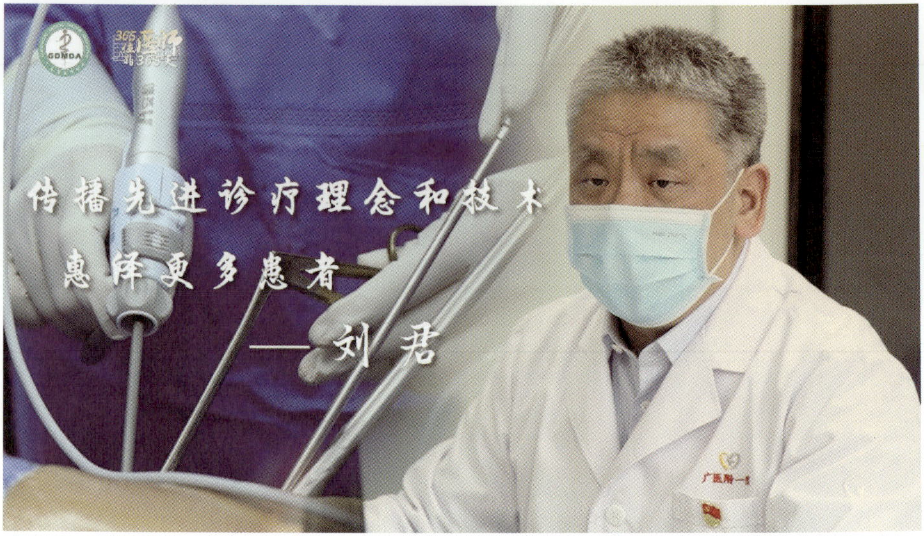

医者初心：紧急救治显身手

每一次技术革新，都让手术创伤更小、恢复更快。无管“超微创”技术让胸外科术后快速康复更进一步，恢复时间进一步缩短，并发症的发生率更低。

刘君始终思考着如何优化手术方案，以实现患者的创伤最小化。随着医学技术的不断进步，刘君并未停止探索的步伐。他深知，为了给患者提供更精准、更安全的治疗方案，必须不断学习并掌握最新的医疗技术。

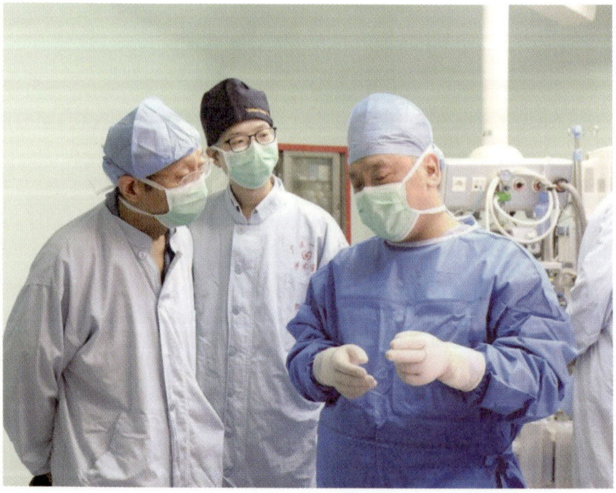

广州以外，刘君的医路不断延伸。10多年间，他奔走多地，成功挽救了一个个胸外重症患者的生命，让更多人从先进的诊疗理念中获益。不久前，刘君接到肇庆市中医院的紧急电话，一个7岁的男孩因跌倒导致气管断裂。

考虑到当时患儿已出现张力性气胸，若胸腔内气压不断升高，有可能导致血管回流受阻、心脏停搏，情况相当危急。刘君当即决定连夜驱车奔赴肇庆，为孩子实施手术。手术过程中，刘君团队运用电子支气管镜精准修补了气管裂口，成功挽救了男孩的生命。同时，此次手术采用的是无管麻醉技术，患儿恢复良好，术后一周就可以出院。

在医学的道路上，刘君不断前行。他积极参与并推动胸外科的“无管”微创手术，这种手术不仅创伤小、恢复快，还大大降低了并发症的发生率。他的足迹遍布广州以外的多个地方，成功挽救了众多胸外科重症患者的生命。

医者使命：精准诊断辨良恶

肺癌是胸外科最常见的恶性肿瘤，而我国新发肺癌病例超过106万，其高发病率和死亡率令人触目惊心。刘君深知，要战胜肺癌，手术并非唯一的“战场”，要想打赢这场没有硝烟的“战役”，必须从早期肺癌的精准诊断着手。

肺结节是早期肺癌的表现之一。若恶性结节未能及时发现，则会延误治疗；若良性结节被误判为恶性，则会造成过度治疗。刘君团队一直在探索如何更精准地分辨肺结节的性质：“近年来，一些新的血液学检测方法越来越多地应用于临床，以便在更早期发现肺癌，例如血液中的CTC（游离循环肿瘤细胞）和ctDNA（循环肿瘤DNA）甲基化检测等。我们团队在2021年于国际知名杂志上发表了一项研究，通过血浆ctDNA甲基化检测和CT影像的人工智能技术相结合，肺癌早期筛查的准确率可达91%。这些新技术对制订肺结节干预方案起到了重要的指导作用。”

医路帮扶：技术革新助基层

在刘君看来，医生的最高追求是让患者在创伤最小的情况下，收获最佳的生命价值。他不仅致力于精进自身技术，而且积极传播先进的诊疗理念和技术，以更广的维度实现治病救人的医者初心。

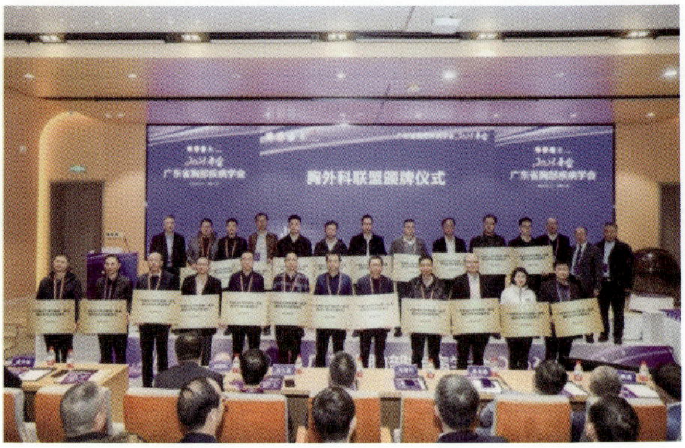

刘君团队在基层下沉的工作中取得了显著成果。他们先后培养了国内1 000多名胸外科医生，甚至吸引了国外的医生前来学习。这些医生在掌握先进的胸外科技术后，为更多当地群众提供了高质量的医疗服务。在多年的技术下沉工作中，刘君团队建立了一套行之有效的帮扶模式，即团队协同进修、微创腔镜系列培训与团队下沉指导相结合的模式，大幅缩短了基层胸外科医生的学习路径和培养时间，让基层医院快速提升胸腔镜微创诊疗水平成为可能。在他们的帮助下，揭阳市人民医院胸外科的诊疗水平得到了显著提升，成为省级临床重点专科，手术量逐年增加。

刘君深知，只有基层医院的医疗服务能力得到提升，才能让更多老百姓受惠。他用实际行动，将先进的胸外科技术播撒到每一个角落，让这些技术在各地生根发芽，长成参天大树，护佑一方百姓的健康。

从医27年来，刘君教授从青涩学子成长为知名专家，从精神小伙到华发已生，他始终将救死扶伤的初心铭刻于心，完成临床手术总量超过15 000台，他坚持创新、甘于奉献，不断提升自身医疗技术水平。他的足迹遍布广东、福建、贵州、河南等数十个省市地区，带领团队致力于将优质医疗技术下沉到基层，构建基层服务、上下联动的诊疗模式。近3年来，他拓展帮扶医疗机构50余家，用实际行动践行着“传播先进诊疗理念和技术，惠泽更多患者”的诺言。

“无管化”微创手术如何让患者获益？

“在临床上，外科手术是治疗肺部肿瘤十分有效的方法，特别是针对没有远处转移的早中期肺癌，外科手术可以说是最佳的治疗方法之一。随着医学的不断发展，20世纪90年代以后，采用腔镜技术的微创术式逐渐应用于肺癌等胸外科手术治疗领域。从大切口到微创切口，显著降低了肺癌手术的难度和创伤度，但对很多患者而言，肺癌手术依旧是一场‘硬仗’，因为患者往往需要进行气管插管麻醉，有可能导致术后出现气道损伤、出血、感染以及术后咽喉不适等并发症。针对这些问题，2011年我院胸外科团队在国际上首次提出无管微创技术的概念。无管化超微创手术采用非气管插管全麻，通过结合多种低剂量药物与非药物疗法，实现在无气管插管的情况下进行麻醉，有效减少麻醉药量。患者就像做无痛胃镜一样，也无须使用胸腔引流管和导尿管，患者可在术后半小时后清醒、4小时后喝水和下地行走，部分患者甚至术后6小时即可出院。目前，无管微创技术不仅覆盖了肺纵隔肿瘤切除、肺段切除、肺叶切除术等多种胸部手术，还在泌尿外科、心脏外科、移植科、妇产科、骨科等领域实现了跨学科的延伸应用，让更多患者从这项技术中获益。”

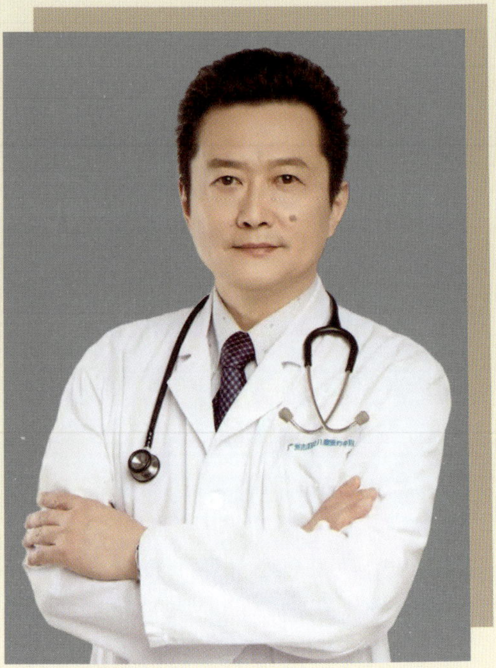

陈欣欣：
热血“护心”成就生命奇迹

广州市妇女儿童医疗中心心脏中心学科带头人
中华医学会小儿外科学分会心脏学组组长

在广州市妇女儿童医疗中心，陈欣欣以霸气侧漏之姿，怀温柔坚韧之心，守护着终末期儿童患者的生命之光。岁月流转，他以无畏之心挑战医学极限，以精湛之术筑起生命防线。

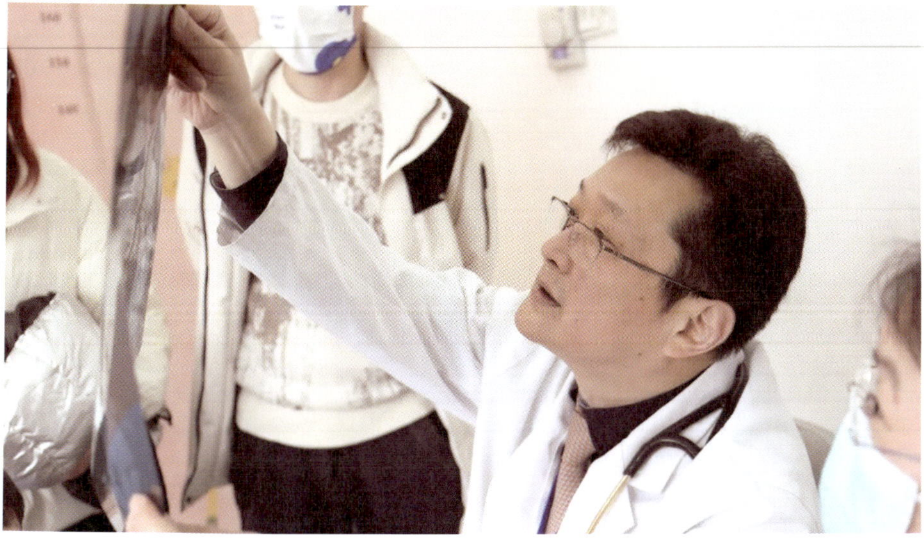

霸气医道，精研护幼成长

在广州市妇女儿童医疗中心，有一位走路带风、气场超强的医生——陈欣欣，他那真实、直接，有时略显霸道的风格，与平常所见到的医生截然不同。然而，正是这位充满“霸气”的医生，怀揣着一颗温柔而坚定的心，用高超的医术和无尽的爱心，守护着无数终末期儿童患者的生命。他的每一次操作，都仿佛在向死神宣战，用自己的双手，为患儿筑起一道生命的防线。

早在1992年，陈欣欣便投身于终末期儿童患者的救治工作中。当时，我国的医疗条件和技术相对落后，即使是四五岁儿童患者的心脏手术也面临极高的风险。面对整体麻醉技术、体外循环监护以及外科认知水平等方面的挑战，陈欣欣与团队迎难而上，不懈钻研，逐步将手术的安全体重下限从10 kg降至现在的600 g。每一步都凝聚了无数医护人员的心血与智慧，每个坎都跨越了三五年甚至更久。如今，陈欣欣从事先心病外科治疗工作已长达37年。在广州市妇女儿童医疗中心，他带领团队每年完成上千例手术。虽然先心病患儿数量因出生人口减少而有所下降，但陈欣欣所在的广州市妇女儿童医疗中心在2023年仍然实现了20%的手术量增长。从拿到心脏移植的资质后，团队已完成13例儿童心脏移植手术。这背后，离不开陈欣欣及其团队的不懈努力。在这个过程中，他们深刻认识到基本功的不可或缺性。陈欣欣强调，基本理论、基本知识和基本操作这“3G”原则，是成为一名优秀医生的基石。同时，他提醒年轻医生，手术不仅是手艺活，更是脑力挑战。医生需不断精进认知，掌握呼吸调节，以确保手术的稳健、安全。在心脏手术中，任何微小失误都可能带来严重后果，因此呼吸调节尤为重要。

2023年，广州市妇女儿童医疗中心成功取得心脏移植资质，这对于陈欣欣及其团队来说，无疑是一个里程碑式的事件。心脏移植手术作为救治先天性心脏病终末期患儿的有效手段之一，此前因医院缺乏器官移植资质，许多患有终末期先天性心脏病的患儿无法得到及时有效的治疗，面临生命威胁。而现在，随着心脏移植资质的获得，陈欣欣及其团队得以开展这一高难度手术，为终末期先天性心脏病的患儿提供全新的治疗方案，大大提升了他们的生存率和生活质量。

守诺仁术，铺就先心希望

在陈欣欣看来，医生不仅是一个职业，更是一份责任。他深知，每一个患儿的背后，都承载着一个家庭的希望和未来。因此，在治疗过程中，他始终竭尽全力，确保每一个患儿都能得到最好的治疗。他以患儿利益最大化为前提，用坚定的信念和犀利的言辞守护着每一个小生命。“如果家长充分信任我，愿意让我为孩子治疗，那么我就会全力以赴。你以命相托，我必全力守护。”陈欣欣医生不仅关注患儿的病情，更懂得照顾患儿家长的心情。对他而言，治疗过程中，家长的理解和信任是医生最大的助力。因此，他总是耐心地与家长沟通，解答他们的疑惑，缓解他们的焦虑，让他们充分了解手术方案、手术时机和手术方法。他的这种理解和关怀，让家长们感受到温暖和力量，也让他们更加信任这位医生。

这种全力以赴的精神不仅体现在手术台上，更贯穿于手术前后的每一

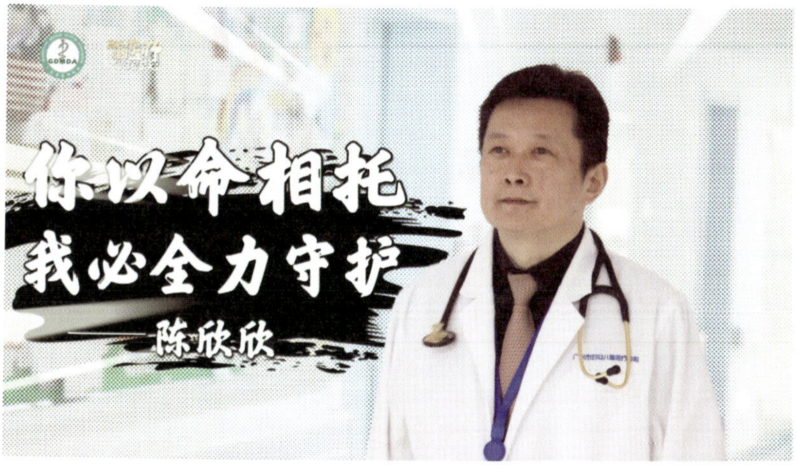

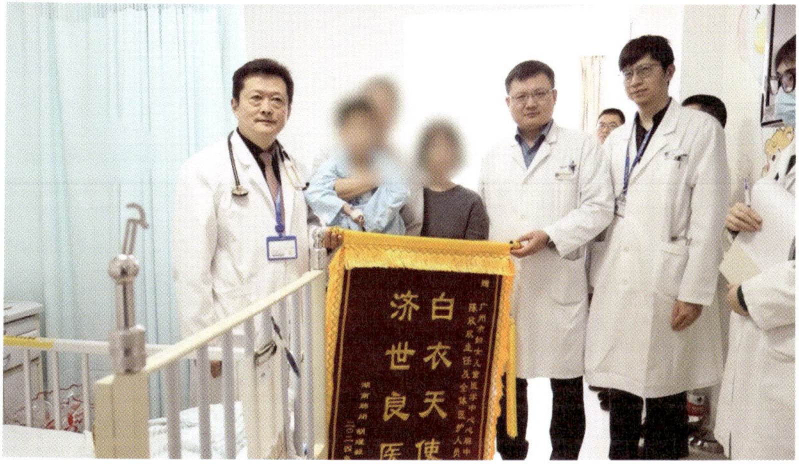

个环节。陈欣欣总是亲自参与患儿的术前评估和术后护理，确保每一个环节都万无一失。与此同时，他带领团队不断提升技术水平，并积极推广先心病的防治知识，让更多家长了解这一疾病，从而能够更早发现并及时治疗。陈欣欣的付出得到了患儿家长的广泛认可，家长们从全国各地慕名而来，将孩子的生命托付给他。陈欣欣以热血护心，用医者仁心书写着生命的奇迹。他不仅是患儿的守护者，更是家长们的精神支柱。

在陈欣欣看来，医学事业的发展是一个永无止境的过程。在未来的日子里，他将继续秉承“以患儿为中心”的服务理念，用热血和执着书写更多的生命奇迹的故事，为先天性心脏病患儿带来更多的希望和光明。他相信，在医疗团队和患儿家长的共同努力下，越来越多的先天性心脏病患儿将重获新生，健康成长。同时，他也期待着未来会有更多的年轻医生能够投身这一充满挑战和希望的领域，共同为推动先天性心脏病外科治疗的发展贡献力量。

您觉得成为一个好医生需要具备哪些品质？

“善良、勤奋、合群以及不计回报是最重要的四大关键品质。善良是首要的，作为医生，我们需要拥有深厚的同情心和同理心，真正走进患者的内心世界，理解他们的需求和痛苦。勤奋则是提升医术、不断进步的阶梯。医学是一个不断发展的领域，作为医生，我们必须保持持续学习的态度，不断提升自己的专业技能和知识水平。在医疗工作中，我们并非孤军奋战，而是团队中的一员，因此必须学会合群，能够与团队成员沟通协作，共同面对挑战。而不计回报，则是保持初心、专注患者治疗的关键。在我看来，医生的工作并不应该仅仅追求物质回报，而应该专注于提供最好的医疗服务，帮助患者恢复健康。这种无私奉献的精神，是每一位医生都应该具备的。这些品质不仅适用于医生职业，也是各行各业成功的共通法则。”

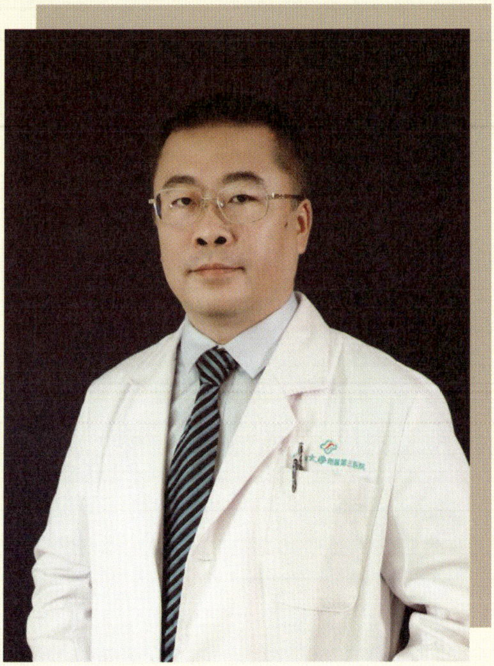

杨　扬：为更多终末期肝病患儿守好“生门”

中山大学附属第三医院副院长
中华医学会器官移植学分会副主任委员
广东省医师协会器官移植医师分会主任委员

在生命的舞台上，总有一些人默默守护着那些最脆弱的小生命。杨扬教授，正是这样一位守护使者。他用精湛的技术和深沉的情怀，为终末期肝病患儿驱散疾病与恐惧；用仁术和仁心，为孩子们筑起一道坚实的生命防线。

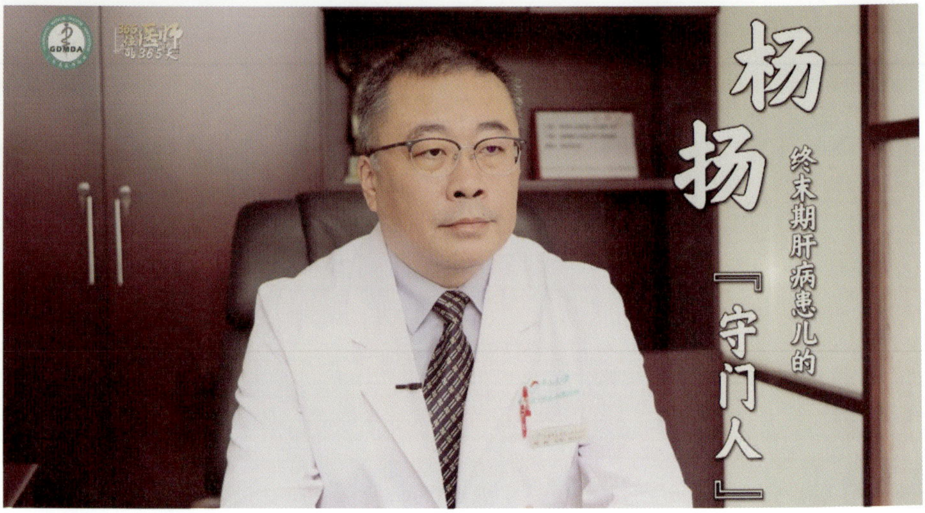

华南首例腹腔镜下活体供肝移植

在儿童肝移植这片医学险峰上，杨扬团队镌刻下多个“首例”里程碑。面对体重仅3 kg的早产儿、腹腔粘连如蛛网的胆道闭锁患儿，他们首创腹腔镜活体供肝切取技术，将供者创伤缩小至钥匙孔大小。杨扬所在的中山大学附属第三医院肝脏移植中心在儿童肝移植领域重点攀峰，迄今已创下了多项华南乃至全国领先纪录，能成熟开展国内儿童肝移植的所有术式，为近300名终末期肝病患儿创造了生命奇迹。

儿童肝移植的手术可谓难关重重，首先是供肝适配难题。杨扬解释道：“由于儿童体重差异极大，从几公斤到20公斤不等，根据肝脏生理功能，不同体重儿童对肝脏质量需求各不相同，仅依靠儿童捐献的肝脏难以满足多样化需求。因此，活体供肝成为主要来源，通常由父母或亲属捐肝。但这一方式存在诸多限制，例如捐肝者的身体状况是否符合要求、家庭的意愿等，都可能影响供肝的获取。”此外，接受肝移植的儿童大多患有先天性疾病，出生后肝脏功能就不正常，迅速发展为肝硬化、肝功能衰竭。这类患儿普遍体重低，长期营养不良，身体极度虚弱。尤其是胆道闭锁患儿，大多此前接受过手术，腹腔粘连严重，进一步增加了手术难度。最后，儿童的血管、胆管等管道极为细小，手术中需要借助高倍放大镜或显微镜进行精细吻合操作，这对主刀医生的技术和耐心都是极大的考验，任何细微差错都可能导致手术失败。

“儿童血管细如发丝，要在放大镜下完成毫米级的吻合，就像给蝴蝶缝合翅膀。”杨扬这样形容手术的精密程度。正是这种近乎苛刻的技艺追求，让团队完成了亚洲首例儿童肝肾联合移植，创下多项领先纪录。

劈离式肝移植技术的创新突破

在众多创新成果中，劈离式肝移植技术的应用与发展无疑是浓墨重彩的一笔。传统的肝移植供肝获取方式存在诸多局限性，难以满足不同体重儿童多样化的肝脏需求。而劈离式肝移植技术则带来了全新的解决方案。它能够将一个捐献肝脏精准地劈离为两个功能完整的独立部分，这一过程犹如一场精密的艺术创作。杨扬团队依据儿童独特的体重状况，凭借丰富的经验与先进的技术手段，审慎地选择劈离的部位与分割的状态，从而得到大小适宜的肝脏。这一技术完美地解决了儿童供肝适配这一长期困扰医学界的难题，极大地满足了不同儿童对肝脏的特殊需求。

凭借着精湛的医术和对生命的敬畏之心，杨扬教授的团队已完成广东省80%以上的儿童肝移植手术。这些手术的成功，不仅仅是数字的累积，更是一个个鲜活生命的延续。术后患儿长期生存率高达92%~93%，这一傲人成绩让团队成功跻身国际先进水平行列。

除了在手术技术和治疗效果上取得卓越成就，杨扬教授的团队还积极发挥行业引领作用。考虑到劈离式肝移植技术在国内推广与规范应用的迫切需求，团队牵头制定了国内首部劈离式肝移植专家共识。这份共识凝聚了团队多年的实践经验与智慧结晶，为国内同行开展此类手术提供了科学、规

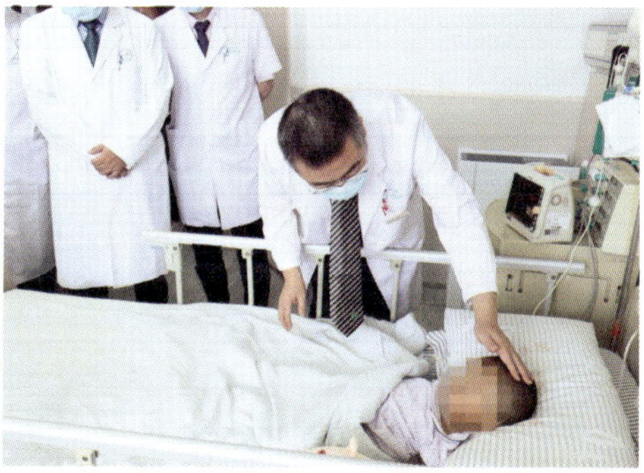

范的指导，推动了整个行业的健康发展。同时，团队牵头成立华南地区劈离式肝移植联盟，将华南地区的相关医疗力量紧密团结在一起，实现资源共享、技术交流与合作共进，使得劈离式肝移植疗效稳步提升，达到了与传统亲体肝移植相当的水平。

在科研成果转化方面，团队同样硕果累累。“提高肝移植疗效的综合策略与应用”项目凭借其在优化手术流程、提升术后康复效果等方面的突出贡献，荣获广东医学科技奖一等奖；“肝移植治疗终末期肝病的关键技术创新与推广”项目则因在关键技术创新以及技术普及推广方面的卓越表现，获得广东省科学技术奖科技进步奖一等奖。

杨教授，您对于创造一个又一个的生命奇迹有什么感想?

“实不相瞒，做儿童肝移植，和成人肝移植比起来，不管是精力的付出，还是管理的难度，都要大得多。不仅如此，这类手术在经济效益上几乎可以忽略不计，我们投入大量的人力、物力、财力，靠的是心中那份医者情怀。

这份情怀，首先是扎实的专业技能。只有掌握了过硬的技术，在面对那些复杂病情时，才能胸有成竹，把手术做到极致，给孩子们生的希望。但光有技术还不够，更要有仁心。关爱也是这份情怀里重要的一部分。从手术前的心理疏导，到手术后的康复指导，每一个环节我都不敢有丝毫懈怠。珍惜每一台手术，最大限度地发挥好每一颗供肝的功能，为更多终末期肝病患儿守好‘生门’。”

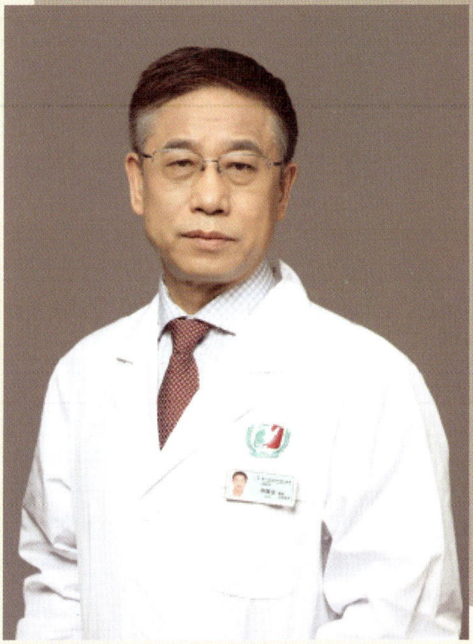

陈敦金：
心怀抱负的母婴“守护神”

广州妇产科研究所所长

广东省产科重大疾病重点实验室主任

陈敦金，一位心怀抱负的母婴“守护神”，自大学毕业后毅然踏上新疆援建之路，以十余载青春浇灌母婴健康之花。他深知孕产妇健康安全之重，为了拯救更多的危重孕产妇，他带领团队在广州成立了中国首家市级重症孕产妇救治中心，照亮母婴生命之舟，驶向安康之岸。陈敦金和他的团队，以精湛的医术为笔，以深切的爱心为墨，共同守护着母婴生命的每一个脆弱瞬间，书写着一段段感人至深的生命赞歌。

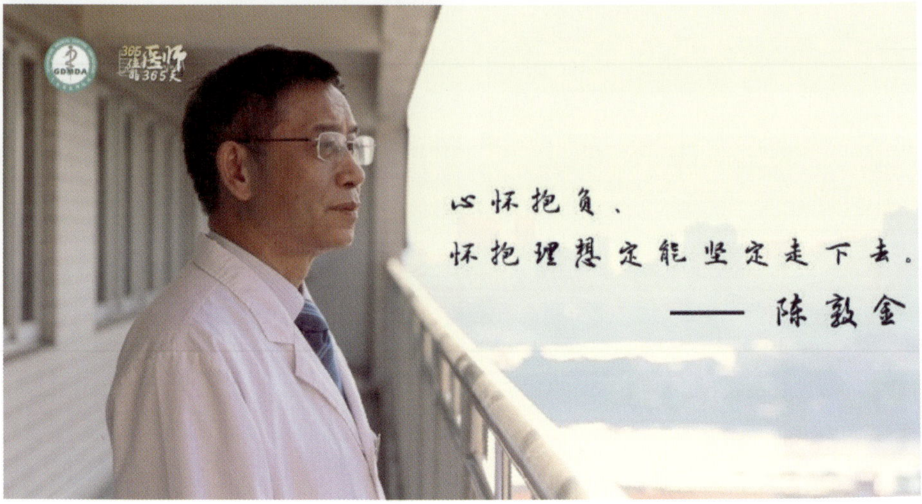

筑建救治中心，护航母婴安全

陈敦金深刻地洞悉到，降低孕产妇死亡率是保障母婴安全的关键。20年前，中国的孕产妇死亡率相对较高，这让他深感责任重大。当时，国际社会已有一些成功的经验可供借鉴，尤其是在欧洲国家，他们通过建立孕产妇救治中心，在降低孕产妇死亡率方面取得了显著成效。正是这些成功案例激发了陈敦金在中国创建孕产妇救治中心的决心。

早在20世纪80年代，世界卫生组织（WHO）就曾建议，每50万人口的地区应建立一个孕产妇救治中心。为此，在上级主管部门及医院的大力支持下，他带领团队，联合相关学科组成多学科诊疗（MDT）团队，共同探索适合中国国情的孕产妇救治中心建设之路，为这一重要工程提供科学依据。

经过不懈努力，1998年，全国首个市级重症孕产妇救治中心在陈敦金等人的不懈努力下应运而生。这一创举不仅为中国的孕产妇救治工作闯出了一条新路子，填补了国内在这一领域的空白，更为后续的建设提供了宝贵经验和参考。此后，在国家卫生健康委的倡导下，孕产妇救治中心如雨后春笋般在全国范围内涌现，极大提高了孕产妇的救治成功率，有效推动了我国孕产妇救治体系的发展和完善。陈敦金自豪地表示，在孕产妇救治中心成立之后，医院孕产妇的救治成功率达到99.67%，安全转诊率达到

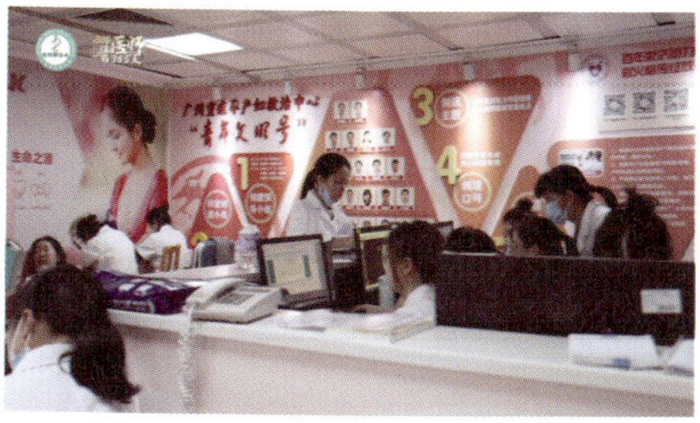
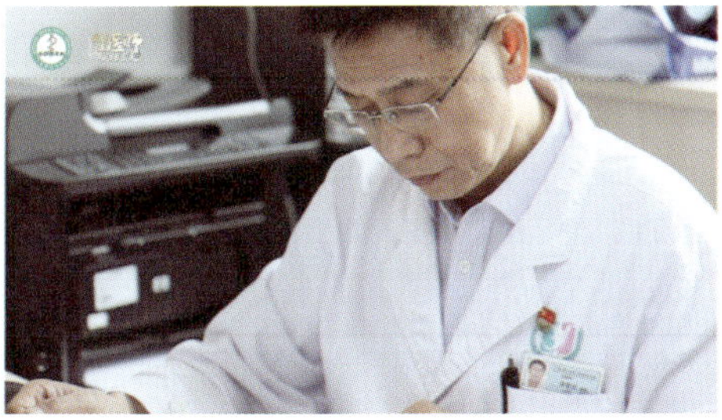

100%，为降低中国的孕产妇死亡率做出了巨大的贡献。

在陈敦金的带领下，孕产妇救治中心不仅成为保障母婴安全的重要阵地，更成为推动中国孕产妇救治事业发展的重要力量。如今，中国的孕产妇死亡率已大幅下降，甚至低于美国等发达国家。然而，陈敦金并没有满足于此。他深知，与一些发达国家相比，中国的孕产妇救治水平仍存在差距。因此，他将继续带领团队，致力于进一步提高孕产妇救治水平，为实现2030年中国孕产妇死亡率下降到十万分之十二以下的目标而努力奋斗。

勇攀医学高峰，缔造生命奇迹

在重症孕产妇救治中心，陈敦金和他的团队不仅承担着日常的救治工作，还时刻准备着应对各种突发情况和复杂病例。他们一次次战胜死神，缔造着生命奇迹。新冠疫情期间，一次救治患者的经历让陈敦金至今记忆犹新。这位患者患有围产期心肌病变，该病凶险程度较高，死亡率高达50%。面对如此棘手的病例，陈敦金团队克服重重困难，不断调整优化救治方案，依托多学科救治团队，采用体外膜肺氧合（ECMO）等先进设备和技术，为患者提供了全方位的生命支持。经过40多天的艰苦努力，患者终于转危为安，成功创造了生命的奇迹。

在重症孕产妇救治中心的工作中，陈敦金和他的团队始终保持着对新技术、新疗法的敏锐洞察力和探索精神，特别注重在基础研究和临床转化方面的突破。他带领团队在胎盘植入性疾病等领域开展了深入的临床队列性研究和基础研究。通过不懈努力，他们发现了胎盘植入性疾病患者血液中生物标

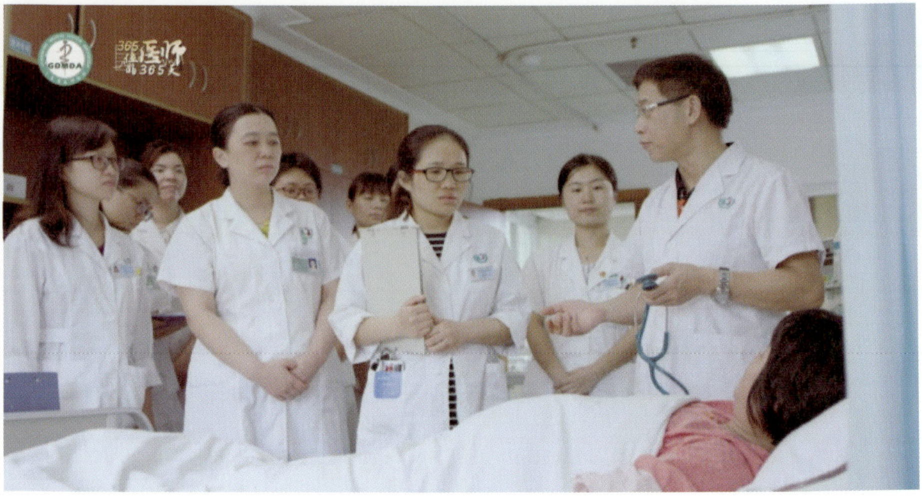

志物的异常变化，并成功将其转化为临床检测手段。这一突破不仅提高了胎盘植入性疾病的早期诊断率，更为患者提供了更加精准有效的治疗方案。

在手术创新方面，陈敦金同样展现出了非凡的勇气和智慧。他带领团队创新性地采用了经后路的子宫切除和修补等手术技术，治疗胎盘植入性疾病这一手术难度极大的疾病。这些新技术改变了切除子宫救治方法一家独大的局面，有效保留了患者的子宫和生殖能力，为她们带来了重新孕育生命的希望。

陈敦金不仅关注硬件技术的发展，更注重软实力的提升。他表示，一个人的成功既需要个人抱负，也离不开团队的力量。因此，他不断加强团队建设，提高团队成员的专业素养和协作能力。在他的带领下，团队成员不仅具备扎实的专业知识和技能，更拥有强烈的责任感和使命感。他们用实际行动诠释了“救死扶伤、大爱无疆”的医者精神。

陈敦金和他的团队在重症孕产妇救治中心创造了无数的生命奇迹。他们用智慧和勇气为母婴安全保驾护航，也为中国的孕产妇救治事业做出了杰出的贡献。他们的努力和付出将永远铭刻在历史的长河中，激励着后来者不断前行、勇攀高峰。

近年来，中国的分娩量呈现下降趋势，同时生育年龄也在推迟，如何应对新形势下孕产妇救治的挑战？

“确实，分娩量的下降和生育年龄的推迟是当前孕产期救治面临的重要挑战。一方面，随着年龄增长，出现生育问题的概率会增加，这使得辅助生殖技术扮演了越来越重要的角色。另一方面，辅助生殖本身也伴随着一系列问题，比如高龄产妇更容易患上慢性疾病，如糖尿病、慢性高血压等。因此，如何有效管理这些风险，提高孕产期保健水平，成为我们亟待解决的问题。针对这些挑战，我们已经在多个层面采取了措施。在预防方面，我们正在开展一些药物研究，旨在预防孕产期可能出现的产后出血等并发症。此外，我们还在全国范围内开展了氨甲环酸预防严重产后出血的研究，希望在每20万人口中得到一个确切的数字，以评估新的筛查方案是否能有效降低孕产死亡率，保障孕产妇和胎儿的安全。除了研究，我们还借鉴了一些成熟的管理经验，如国家推行的孕产服务等。这些制度通过建立保健体系、设立急救中心等，加强了孕产期保健的全方位管理。同时，我们也不断加强产科医生的培训，提高他们的专业技能和服务水平，以期在新的形势下更好地保障母婴安全。”

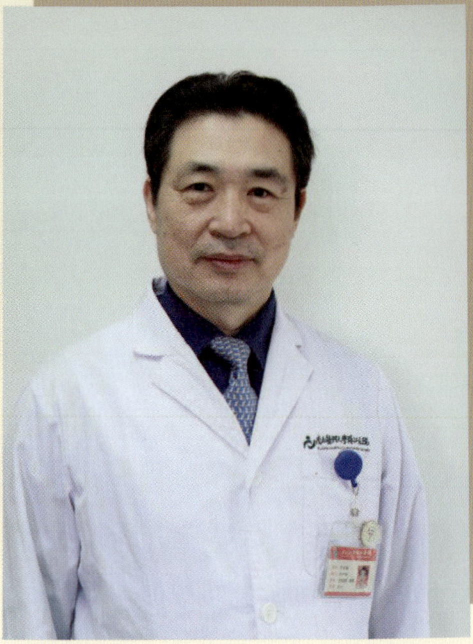

王沂峰：不懈创新　守护生育梦想

南方医科大学珠江医院三水医院院长
南方医科大学珠江医院妇产医学中心主任
广东省医师协会妇产科医师分会名誉主任委员

在人类与疾病的永恒博弈中，总有一些医者以柳叶刀为炬，在解剖台的方寸之间开辟出生命的新大陆。王沂峰改良的“保留生育功能的早期宫颈癌根治术”，改写了早期宫颈癌治疗指南。那些被钛合金止血夹温柔守护的子宫动脉，那些在显微镜下重获新生的子宫内膜毛细血管网，都在诉说着这位妇科圣手对生命延续的极致追求。

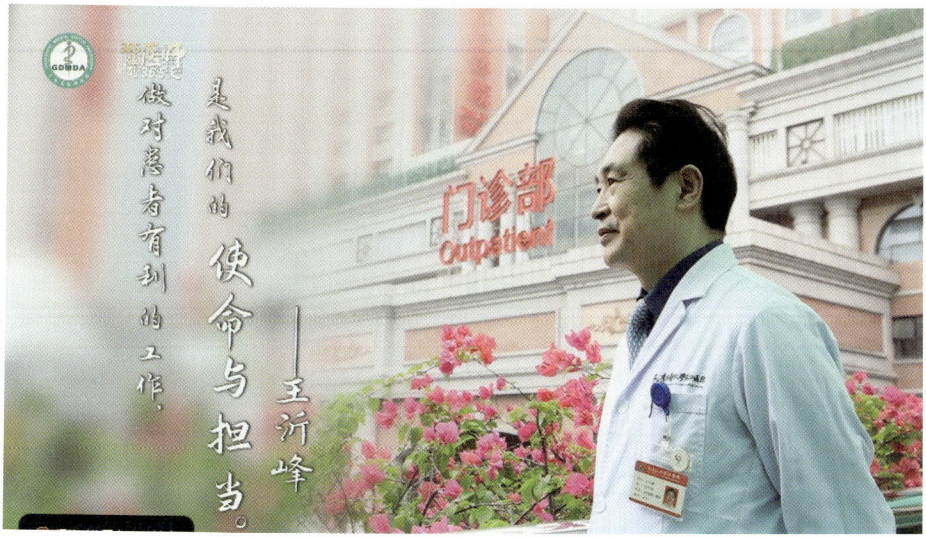
GDMDA
做对患者有利的工作，
是我们的使命与担当。
——王沂峰
门诊部
Outpatient

精进改良，守护女性生育健康

近年来，宫颈癌这一女性健康的隐形威胁，其发病率和死亡率均呈现出令人担忧的年轻化趋势。35岁以下的年轻女性宫颈癌发病率显著上升，占据了年新发病例的近三分之一。在王沂峰的职业生涯中，他目睹了太多因病痛而陷入绝望的家庭，那些年轻的生命，因为疾病的侵袭，不断挣扎在身体的痛苦和生育的绝望沼泽中。这样的场景屡见不鲜，无数家庭因病痛而支离破碎，一张张年轻的脸庞上写满了无助与绝望。每一次面对这样的情境，王沂峰的心中都涌动着难以言喻的悲痛与责任。作为一名以服务患者为初心的医者，这些严峻的现实和健康问题点燃了他内心深处对医学创新的渴望，激发了他为患者找回生命春天的坚定决心。

面对宫颈癌这一女性健康的头号杀手，王沂峰深知传统的治疗方法虽然有效，但对于那些有生育需求的年轻患者来说，却往往意味着生育能力的丧失。这对于她们而言，无疑是一种难以承受的打击。因此，王沂峰没有满足于现状，而是选择勇敢地站出来，带领团队在宫颈癌治疗的道路上进行不懈的探索与创新。他带领团队借鉴国际先进的医疗理念，并在此基础上进行了大胆的创新与改良，研发出“保留生育功能的早期宫颈癌根治术”。这种术式不仅减少了手术的并发症，提高了治愈率，最重要的是保留了子宫，延续了患者的生育能力。这一创新不仅得到了国内外同行的认可，更重要的是满足了患者的真实需求。

在王沂峰看来，追求医学创新不仅仅需要热忱与执着，更需要有救治患者的初心和勇攀高峰的勇气。正是这份初心与勇气，让他在医学的道路上始终将患者放在最重要的位置，并带着这份责任不断创新改良，解决专业领域的难题。

勇攀高峰，探索辅助生殖方向

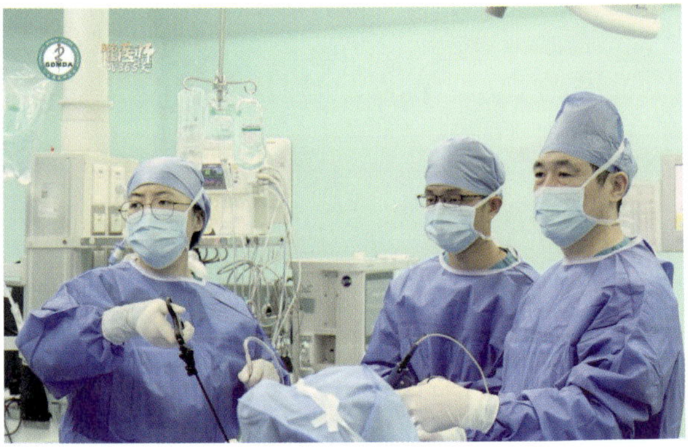

在妇科领域取得卓越成就的同时，王沂峰并未停下探索的脚步。他将目光投向了辅助生殖这一新兴而充满挑战的领域，带领团队在未知的海洋中破浪前行，为那些因各种原因难以自然受孕的家庭带来了希望。随着社会的发展和生育政策的调整，高龄生育、不孕不育等问题日益凸显，辅助生殖技术因此迎来了前所未有的发展机遇与挑战。王沂峰敏锐地捕捉到了这一社会需求，决定带领团队在辅助生殖技术上进行深入探索，特别是针对子宫内膜损伤这一难题，他提出了前所未有的解决方案。在无数次实验与尝试后，王沂峰团队终于取得了突破性进展——通过提取胎盘干细胞，经过诱导分化，成功将其转化为子宫内膜细胞，进而促进子宫内膜的生长与修复。这一创新技术，不仅为子宫内膜损伤型不孕症患者提供了新的治疗途径，更有望极大地提高辅助生殖的成功率。初步研究显示，接受该治疗的患者，其胚胎着床率和妊娠率均有显著提升。

目前，这项技术已进入临床试验阶段，每一步进展都凝聚着王沂峰及其团队的心血与智慧。他们深知，这项技术的成功应用将对社会产生深远影响，为无数渴望拥有自己孩子的家庭带来福音。在王沂峰看来，医学技术的创新不仅是科学发展的必然，更是医者责任的体现。他常说："无论身处何地，心怀患者，做有价值的工作，才是我们前行的动力。"正是这份初心与坚持，让他在医学的道路上越走越远，越攀越高。

每一次手术的成功，每一次科研的突破，都是对王沂峰医者仁心的最好证明。他深知，医学的道路永无止境，只有不断学习，不断创新，才能更好地服务于患者，为社会贡献自己的力量。他相信，只要心怀大爱，勇于探索，就没有克服不了的困难，没有打破不了的桎梏。

"保留生育功能的早期宫颈癌根治术"创新性体现在哪里？

"考虑到年轻患者有生育的需求，我们借鉴国外创新术式并进行术式改良，在不切断子宫血管的情况下，清除宫颈病变，保留子宫体，为患者保留生育功能，守护生命的希望。'保留生育功能的早期宫颈癌根治术'通过使用止血夹临时阻断子宫血管，再进行清除宫颈病变手术，整个手术过程中对子宫体血流不产生任何影响。这个创新方法有利于提高患者术后保留生育能力的成功率。"

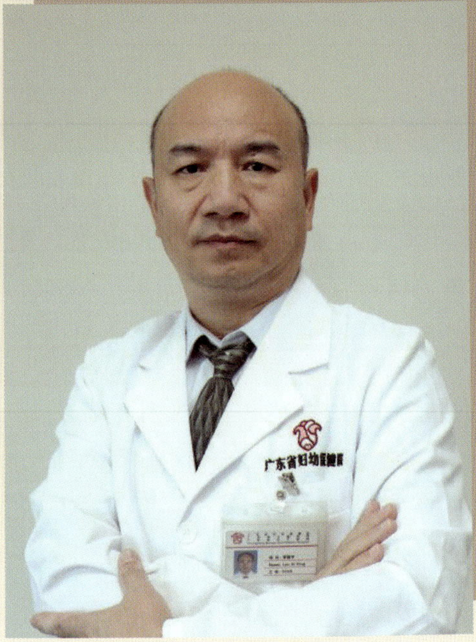

罗喜平：用大爱铸就“妇科神刀”

广东省妇幼保健院妇科主任

国家临床重点专科学科带头人

广东省医师协会妇产科医师分会主任委员

38载的临床岁月，罗喜平教授手持手术刀，不仅切开了病魔的阴霾，更雕琢出无数生命的希望。在这漫长的医途里，他用自己的爱与责任，一步一个脚印地铸就了当之无愧的“妇科神刀”之名。

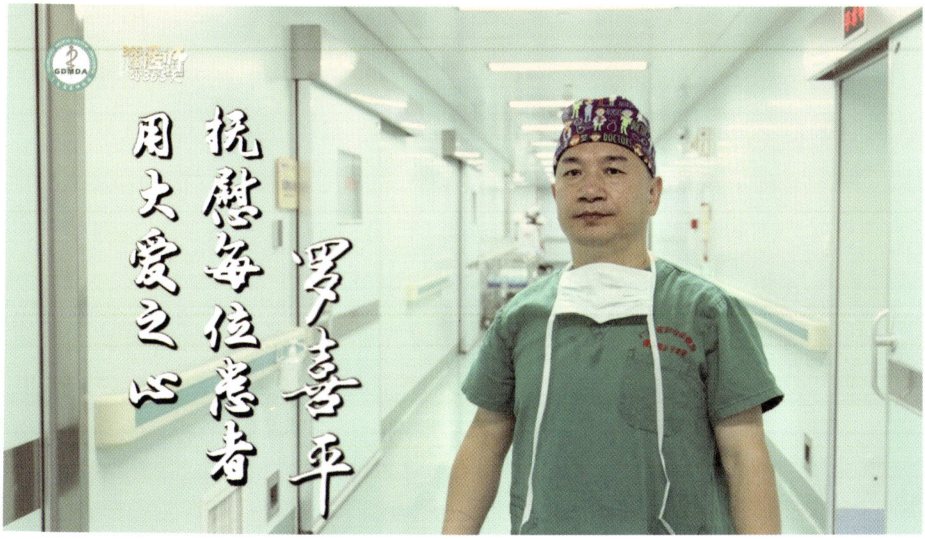

以“神刀”守护生育之路

那些走进罗喜平诊室的女性，眼神中充斥着恐惧、绝望与无助，她们正面临着生命中最为艰难的抉择。在众多妇科疾病中，宫颈癌如同一头凶猛的野兽，无情地威胁着女性的生命健康。尤其是对于那些尚未生育的早期宫颈癌患者而言，这一诊断仿佛打碎了她们对未来家庭的美好憧憬。然而，在这些患者的眼中，罗喜平是她们延续憧憬的希望。罗喜平为2 000多名宫颈癌患者成功实施了根治手术。每一台手术，对他来说都像是在万丈深渊之上走钢丝，容不得一丝一毫的差错。每一个细微的操作，都关乎着患者的生死存亡，关乎着一个家庭的完整与幸福。而对于那些渴望保留生育能力的早期宫颈癌患者，手术难度更是呈几何倍数增长。这不仅是一场与病魔的较量，更是一场对医术和耐心的极致考验。手术的难点在于，要在彻底切除病变组织、达到治疗癌症目的的同时，不损伤其他相邻器官的功能。切除病变只是第一步，更关键的是要保留子宫的血运，将子宫体与阴道中下段重建，这要求医生具备高度的专注力、精准的操作技巧以及对解剖结构深入骨髓的了解。

罗喜平凭借着多年来积累的丰富经验和不断钻研的精神，对每一台手术都进行了精心的规划和准备。从手术方案的制订到每一个操作细节的反复斟酌，他不放过任何一个可能影响手术效果的因素。至今，他开展的宫颈癌保留生育能力手术共有9例，其中5名患者已经顺利完成生育。在手术台上，罗喜平的操作如行云流水般流畅，又快又精准，出血量极少。他的手术技艺让同行赞叹不已，“妇科神刀”的美誉不胫而走。当那些曾经被病痛折磨的患者，带着满脸的幸福和怀中的宝宝站在他面前时，罗喜平心中满是欣慰与自豪。那一声声清脆的婴儿啼哭，是生命的礼赞，也是对他医术最好的肯定。然而，罗喜平并没有满足于此。在他心中，手术做得再漂亮，都比不上多发现几个早期宫颈癌患者。他深知，预防永远大于治疗，防控宫颈癌，还有很长的路要走。

大爱铸就妇科“男神”

在患者的心中，罗喜平是当之无愧的“男神”。这份至高无上的信任和爱戴，不仅源于他那令人惊叹的高超医术，更源于他那颗时刻为患者着想的仁爱之心。“德不近佛者不为医”，罗喜平将这句古训奉为行医的准

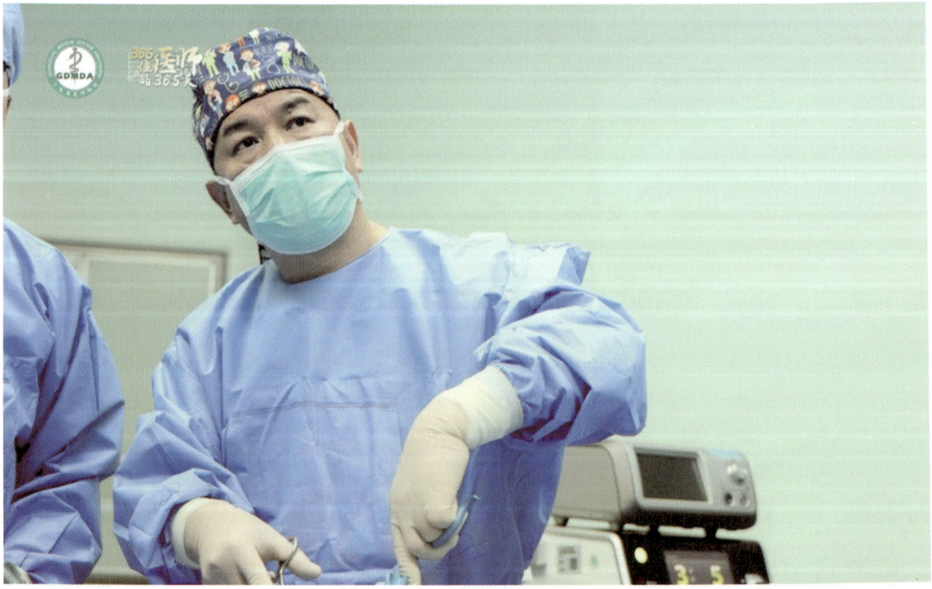

则。他始终坚信，作为一名医生，要用尊重、平等的大爱去对待每一位患者。无论患者的身份如何，无论她们来自何方，在他眼中，每一个生命都同样珍贵，都值得被温柔以待。他总是耐心地倾听患者的每一个诉求，用温暖的话语抚慰她们受伤的心灵，给予她们战胜病魔的勇气和力量。

专业能力无疑是赢得患者信任的基石。罗喜平拥有强大的心理素质，对待每一台手术都精益求精，力求将每一个细节都做到极致。他把患者的利益放在首位，在手术前，会全面深入地了解患者的病情，对手术中可能出现的各种问题进行细致的分析和充分的准备，确保手术万无一失。每一次站在手术台前，他都深知自己肩负的责任重大，凭借着扎实的专业知识和丰富的临床经验，与病魔展开一场惊心动魄的较量。

除了精湛的医术，罗喜平还非常注重与患者的沟通。他深知，患者在面对疾病时，不仅身体承受着痛苦，心理上也承受着巨大的压力。因此，在手术前，他会花费大量的时间与患者进行认真、细致的沟通，用通俗易懂的语言向患者讲解手术的过程、获益和风险，让患者在充分了解的基础上，做出最适合自己的选择。即使术后出现并发症，由于之前的充分沟通，患者也能理解和接受。这种理解和信任，对罗喜平来说，是一种莫大的鼓励，也让他更加坚定地在这条充满挑战的医学道路上砥砺前行。

罗教授，我们知道您特别重视对宫颈癌的防控，您在手术台以外还做了哪些工作？

“在十几年前，大家普遍没有意识到筛查宫颈癌的重要性，都还沉浸于做手术的氛围里。我们医生手术做得再好，都不如把疾病预防好。在宫颈病变的时候，就可以进行有效的干预。而要想真正降低宫颈癌的发病率，仅靠自己一人的力量是远远不够的。近10年来，我们团队承担起了培养基层妇科医生的重任，培训了近千名妇科医生，通过手把手、毫无保留地向年轻医生们传授宫颈癌的筛查和防护技术，希望他们在基层就能发现早期癌前病变，及时进行治疗，让更多的女性远离宫颈癌的威胁。

此外，广东省妇幼保健院将体检科与成人接种门诊放在一起，极大地便利了群众进行疫苗接种，特别是HPV（人乳头瘤病毒）疫苗接种因为这个举措效果显著。我们的妇科医生在成人接种门诊出诊，详细解答广大女性关于疫苗接种的疑问，同时普及宫颈癌防治知识，有需要的女性就可以在第一时间便利地进行疫苗接种。”

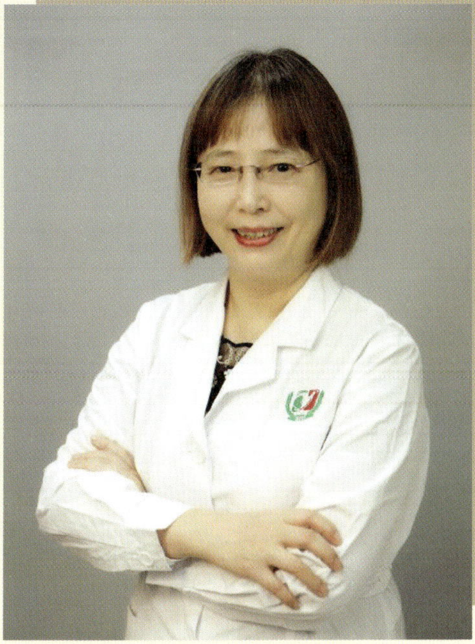

李映桃：倾注热忱　守护生命最前线

广州医科大学附属第三医院产科　二级教授　主任医师　柔济名医（曾任广州市重症孕产妇救治中心副主任　产科主任）
中国优生科学协会教育工作委员会副主任委员
中国妇幼保健协会妊娠合并糖尿病专业委员会委员
广东省保健协会母婴安康分会主任委员
广州市医师协会母胎医学医师分会第一届主任委员

在生命的起点，有这样一位守护者，她用温柔的力量，为无数孕产妇撑起一片安全的天空。李映桃，一位在妇产科深耕34年的资深专家，不仅精通产科急救与妊娠糖尿病管理，更勇于创新，带领团队开创了“糖妈妈俱乐部”等前沿健康教育模式，降低了妊娠糖尿病严重母婴并发症的发生风险。此外，她带领团队主编《产科急救快速反应团队演练及技术操作示范》等著作，为产科急救业务树立了新的标杆。凭借精湛的医术、创新的思维和无尽的热忱，李映桃始终守护着生命的关口，为母婴健康筑起了一道坚实的防线。

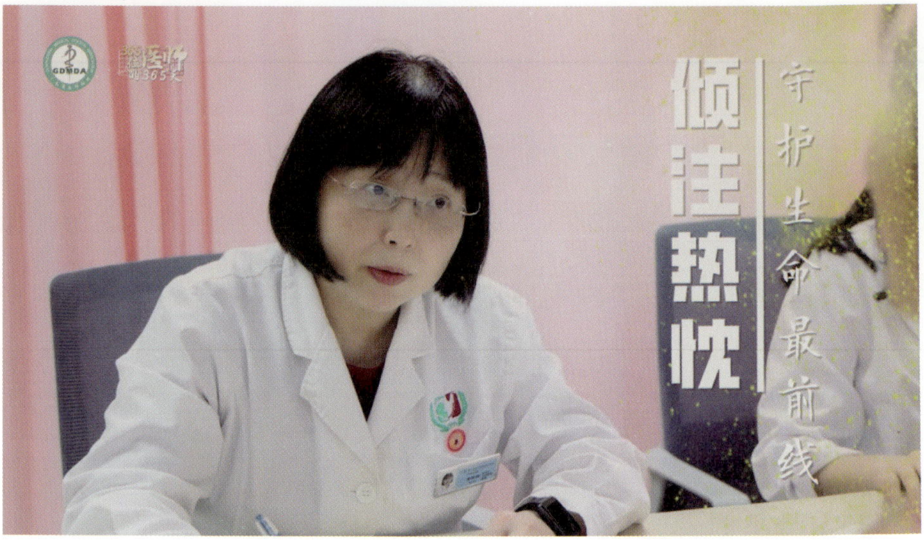

防控新策略：全方位守护妊娠糖尿病母婴健康

在生命的孕育过程中，妊娠糖尿病如同一颗隐形的炸弹，潜伏在整个孕期。其在我国发病率高达18.7%，可引发妊娠期高血压、难产、巨大儿、感染、死胎等多种产科并发症，对母婴健康构成极大威胁。为了有效地应对这一日益严峻的健康问题，李映桃带领团队对妊娠糖尿病防治模式进行了创新。她不仅精心组建了专业的妊娠糖尿病管理团队，还通过多媒体技术开展了一系列的科普宣教活动，帮助孕产妇更好地进行自我管理。除此之外，她还首创了“糖妈妈俱乐部”，为孕妈们搭建了一个温暖的港湾。这一线上与线下资源相结合的健康教育互动平台，不仅提供专业的医疗建议，还组织多种互动活动，让孕妈们在交流中获得支持与陪伴。在这里，她们携手医护创作并出版了《妊娠合并糖尿病知识读本》《图说糖妈妈饮食3+3》和《孕期控糖一看通》等科普读物，孕妈们不再是孤独的患者，而是彼此的依靠和力量的源泉。她还带领团队创建了“柔济糖妈妈在线”健康教育平台、“妊娠糖尿病智能管控系统”以及分级管理模式，使疾病的管控效率提高了60%。通过这些创新措施，形成了科普资源矩阵、智慧服务平台和科普志愿服务网等成果，不仅成功降低了妊娠期糖尿病的发病率，还显著降低了危重症的发生率，为母婴健康带来了积极而深远的影响。

深耕科普：为母婴健康铺就知识基石

在医学的浩瀚海洋中，科普工作往往被忽视，因其难以建立评价体系，也难以量化成果。然而，李映桃医生却在这条道路上默默耕耘，用智慧和汗水为母婴健康铺就了一条坚实的知识之路。她在妊娠糖尿病防治领域所做出的卓越贡献，已得到社会各界的广泛认可和赞誉。她牵头的“妊娠合并糖尿病防与治”项目荣获广东省科学技术奖科技进步奖一等奖。值得注意的是，这是该领域首个获得此殊荣的科普项目，充分证明了李映桃及其团队在妊娠糖尿病科普工作上的专业性和创新性得到了政府相关部门的认可。同时，该项目还荣获中华医学科技奖医学科学技术普及奖，这一行业最高荣誉每年仅授予两项。李映桃个人也因其坚持不懈的科普推广工作，荣获广州科普创新奖科普杰出人物奖，这一荣誉是对她个人专业能力和所做贡献的极大肯定。此外，李映桃团队研发的“图说糖妈妈饮食3+3扑克牌”等6项科普器具，不仅获批国家专利，而且成功实现临床转化应用，正在被逐渐运用到糖妈妈的日常生活和治疗中。这些荣誉与成就的获得，不仅彰显了李映桃在妊娠糖尿病防治领域的深厚实力和创新能力，也激励着她继续为母婴健康事业贡献力量。李映桃将临床研究成果撰写成著作，相继主编出版《妊娠合并糖尿病疑难危重病例分析及多学科管理》及《妊

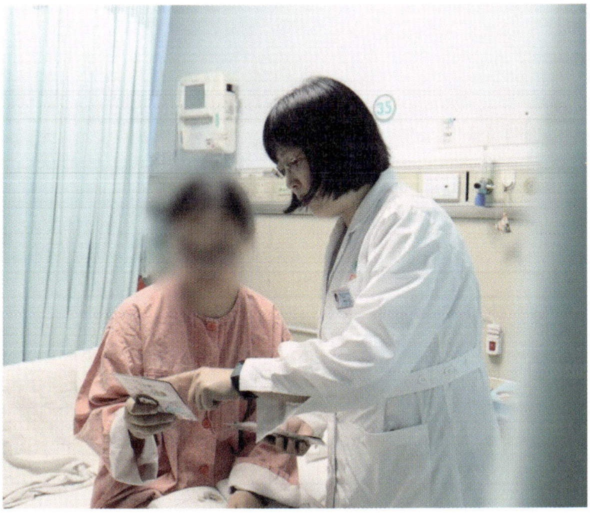

娠期糖尿病专科建设理论与实践》。同时，她牵头创立的“妊娠期糖尿病专科联盟”将医防融合妊娠糖尿病管理新模式推广至全国，为更多家庭带来希望和福祉。

微笑与共情：构建和谐医患关系的桥梁

在产科这个充满希望与挑战的领域，李映桃始终保持着亲切的微笑和满腔的热情，运用专业知识和技能为孕产妇提供优质的医疗服务。她深知孕期女性常常伴随着敏感与焦虑情绪，因此总是站在患者的角度与她们沟通交流，不仅耐心解答她们的每一个问题，还主动提供各种有益的建议和支持。这种共情与关怀让她与患者之间建立了坚实的信任基础和深厚的情感联系，许多患者亲切地称呼她为“水蜜桃主任”。李映桃用她的微笑和无微不至的关怀，成功搭建起了一座和谐医患关系的桥梁，为母婴健康事业注入了更多温暖和力量。

1989年，李映桃从湘雅医学院毕业后，便进入广州医科大学附属第三医院（时为广州市第二人民医院）妇产科，成为一名妇产科医生，开启了一段守护生命的历程。1998年，广州重症孕产妇救治中心成立，李映桃以

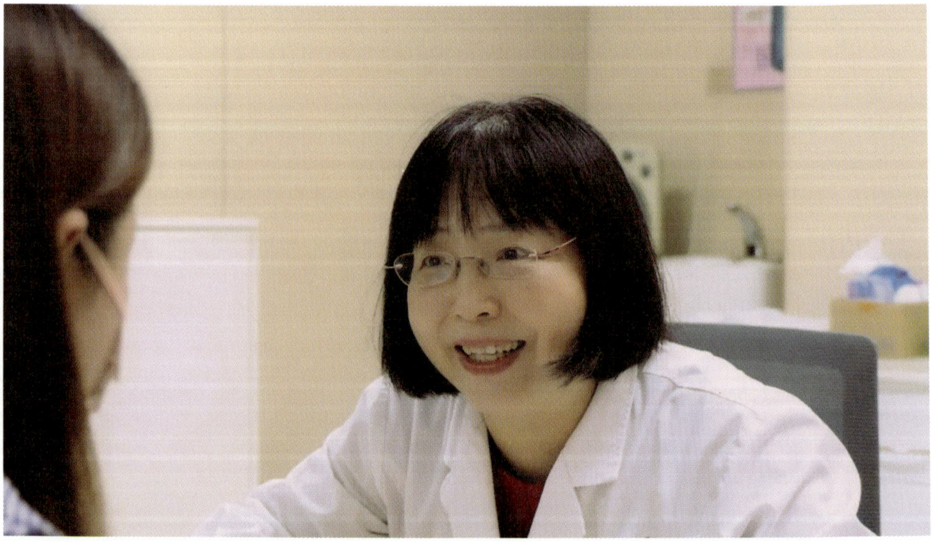

守护每一位孕产妇和围产儿的安全为己任。“我们希望守住这个生门，让新生命来到这个世界上，也能得到更好的守护。”从20世纪90年代走来，她见证了太多重症孕产妇的艰辛与不幸。她分析发现，产科急危重症的发生原因多为不规范的产前保健、管理和技术落后等。与此同时，她也一路见证了产科的快速发展与进步，她带领团队与多学科医生合作，针对六大产科急症进行团队演练和技术示范，并录制了12个教学视频，最终形成专著《产科急救快速反应团队演练及技术操作示范》，为医学生和基层医生提供了学习的范本。她还带领团队持续奔走，每年开展“产科急救团队演练基层行”活动超30场，年培训骨干超3 000人次，足迹遍布全国。此外，她与团队还牵头翻译出版了专著《产科学手册》和《产科紧急情况与创伤医疗管理》，与时俱进，时刻用最先进的技术在多学科协作下守护妇孺健康。2025年1月，她主编出版了《产科基本手术技能操作示范》，书中包含彩图超1 800张、视频超150个，极大地便利了妇产科医护的教学工作。尽管工作辛苦，李映桃始终坚信，患者和家属的认可就是最亮的一抹阳光。她用行动诠释了医者的坚守和生命的守护。

如今，李映桃和她的团队仍在持续不断地开展健康促进工作与研究。她用温柔而坚定的声音说道：“希望所有的妈妈都健康。”在为孕产妇谋福祉的道路上，她从未停歇，始终以智慧和爱心为每一个新生命的到来保驾护航。

科普工作难以建立评价体系和量化，您是怎么看待这一问题的？

“做科普就像打一场持久战，成果难以显现，也没有人认可你的成就，就是默默无闻做一项最基本的普及工作。然而，我们国家近5年非常重视群体健康，健康中国2030战略也在稳步落实。其实，越来越多的人都渐渐看到了科普的效能，也认可科普工作对于人民健康的重要性。但是，科普工作的确很难建立评价体系，也没办法量化。所以，对于科普工作有什么追求，自己心里明白就好了。像我这样经历过产科重症急救的血与泪，再专攻普通产科疾病的诊治，才甘愿做妊娠糖尿病等常见病的预防。当每年没有那么多重症患者找你的时候，你的心里更愉悦了，这是不一样的。从20世纪90年代到现如今，可以看到孕产妇重症的发病率低了很多，这体现了保健水平的提高。社会、家庭、医疗单位、医护人员以及患者本身整体的健康素养都在提高，我们的保健水平也越来越高，人民的健康就会越来越好，这就是我一直坚持做科普工作的原因。”

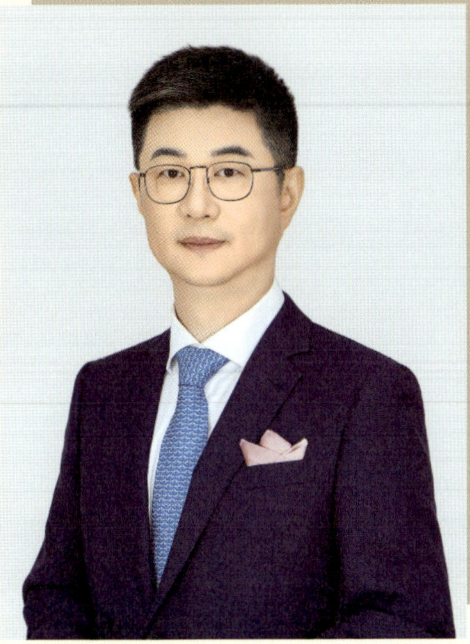

王　坤：
用心用情　为患者“保乳”

广东省人民医院肿瘤医院副院长　乳腺肿瘤科主任

中国临床肿瘤学会理事

中国抗癌协会乳腺癌专业委员会常务委员

广东省医师协会乳腺专科医师分会常务委员

在乳腺健康守护的马拉松赛道上，王坤已奔跑了三十载春秋。面对我国乳腺癌年新增病例突破40万例的严峻现实，他主导的剂量密集方案使保乳成功率提升了37%。但在他心中，真正的医学之光从不止于数据。那些经他施治的女性，不仅成功保住了乳房，还重新找回了生活的自信和尊严。这位医生用30年坚守证明：最高明的手术，是切除病魔却不损伤生命光彩；最珍贵的医道，是让每个“她”在战胜癌症时，依然保有对镜梳妆的勇气。

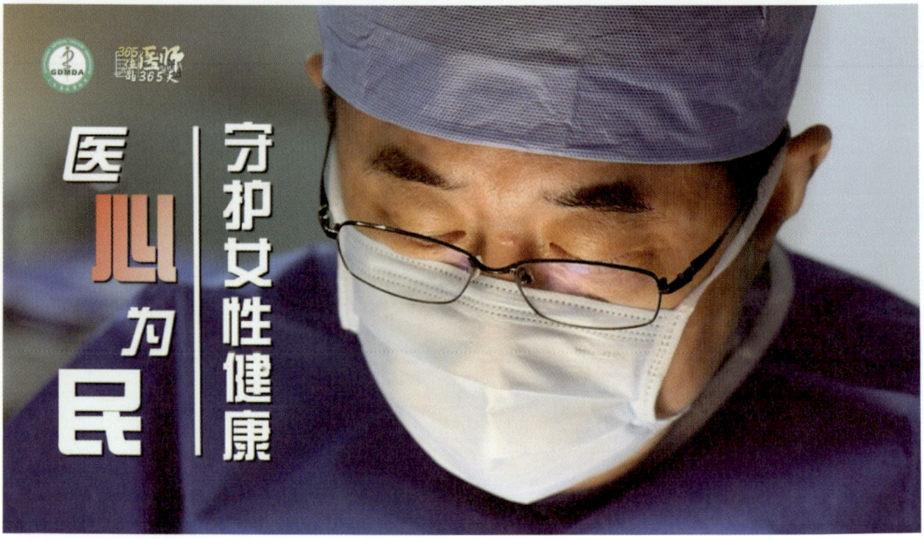

探索创新疗法，提升乳腺癌患者生活质量

乳腺癌，这个令无数女性谈之色变的疾病，正悄然威胁着女性的健康。根据相关研究和预测，到2030年，我国新诊断的乳腺癌病例预计将超过40万例，因乳腺癌导致的死亡病例也将超过10万例。面对这一严峻形势，王坤在乳腺癌的诊断和治疗领域进行了广泛的研究和探索。针对中国女性乳腺癌患者发病年龄偏低、分期偏晚的特点，王坤设计并实施了双周剂量密集方案，该方案既能缩小肿瘤病灶，同时也能提高患者的生活质量，得到了国际专家的高度认可，并荣获世界乳腺癌大会最高奖项。值得一提的是，这是该大会获奖项目中唯一一个中国拥有自主知识产权的研究项目。此外，王坤带领团队将人工智能应用于新辅助治疗的影像评估领域，准确预测疗效，为患者提供更加精准的治疗方案。王坤团队的“NeoCART”新辅助治疗临床研究成果，因其卓越的科学价值和临床意义，被美国国家综合癌症网络（NCCN）乳腺癌临床实践指南收录。这一成就实现了中国数据在该领域的“零的突破”，标志着在乳腺癌新辅助治疗领域，中国特色的诊疗技术已达到国际领先水平，为全球乳腺癌治疗贡献了重要的中国智慧和中国方案。

构建一体化诊疗中心，提升患者体验感

在乳腺癌的治疗过程中，王坤教授始终关注着患者的体验和感受。王坤这样说道：“从病房这个‘窟窿’中离开后，患者又进入电梯这样一个幽闭的环境，从电梯出来还要经过一个长长的走廊，在等待中，她们会感到非常紧张，这个过程对患者来说也是一种煎熬。”在医院的大力支持下，王坤教授结合自身在美国深造学习的经验，不懈努力，将乳腺筛查、体检、门诊、手术等服务全部集中于一栋楼内，成功打造了一个乳腺癌一体化诊疗中心，极大地方便了患者。他解释道：“我们在进行顶层设计的时候就将病房和手术室设计在同一层，这样，患者会觉得很安宁，就好像从这个‘房间’出来，进入旁边的一个‘房间’，做完手术后又立马回到自己的‘房间’。”

王坤教授强调，乳腺肿瘤科的治疗目标从来不是单纯的“切”，而是治愈。因此，他们会根据疾病特点进行多学科综合讨论与治疗。他组建了多学科团队，囊括乳腺影像、乳腺病理、乳腺外科等不同领域的医生，以患者长期的治愈和生存为目的，通过多学科紧密协作，不仅提高了疾病治疗和康复的效率，更显著提升了治疗和康复的质量。在这里，患者不再是冰冷的病例，而是被全方位关怀的个体。

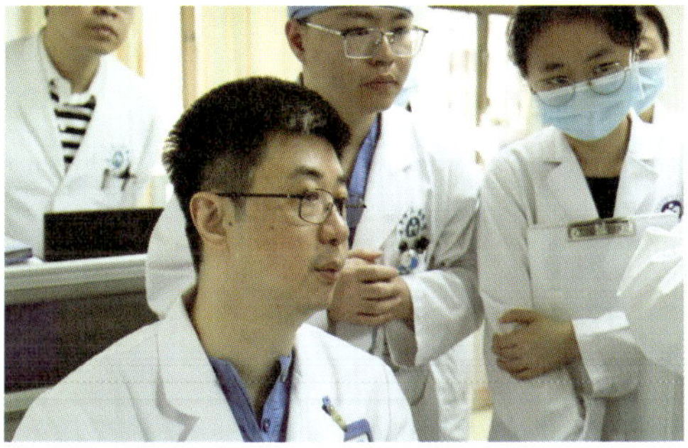

从关注病灶到关注心理，缓解女性焦虑情绪

在乳腺诊疗室温暖的灯光下，王坤始终践行着“医病更医心”的诊疗哲学。乳腺癌不仅是一种身体上的疾病，更是一种心理上的重负。这种焦虑不仅影响患者的生活质量，甚至可能诱发癌细胞的生长。王坤教授常说道，作为医生，不仅要切除病灶，更要治愈患者的心灵。王坤教授回忆

道，许多患者在确诊后会急切地询问：“我的肿瘤是良性还是恶性的？”面对患者的焦虑，他总是用坚定而温暖的话语回应：“请放心，在我们这里治疗，90%的患者都可以治愈。”这样的回答不仅缓解了患者的焦虑情绪，更让她们对自己的身体充满信心。王坤教授坚信，医生传递的信心和正能量，是患者战胜疾病的重要力量。

从“以疾病为中心”到“以人为中心”，王坤教授始终以患者的生活质量和生存率为终极目标。他坚信，一名优秀的医生不仅要有精湛的医术，更要有仁心。通过最佳的治疗模式治愈患者，注重功能保留，确保患者康复后顺利回归家庭生活、融入社会，这是王坤教授始终不变的初心。

中国乳腺癌患者群体有哪些区别于西方的显著特征？这些差异会对临床治疗策略制订产生怎样的影响？

“我们的整个体系对中国乳腺癌患者有着非常重要的帮助作用。中国乳腺癌患者与西方患者存在显著差异：首先是发病年龄偏轻，其次是乳腺癌发病的肿块尺寸偏大。针对这些特点，我们致力于让这些患者有机会享受跟西方患者相同的保乳服务，并通过新辅助治疗建立新的体系，以减少患者的损伤、提高治愈率，这是我们正在努力的方向。我们所关注的不仅仅是一个肿块，而是如何通过这一体系让患者获得更好的生存质量。以人为中心，这就是我所追求的。”

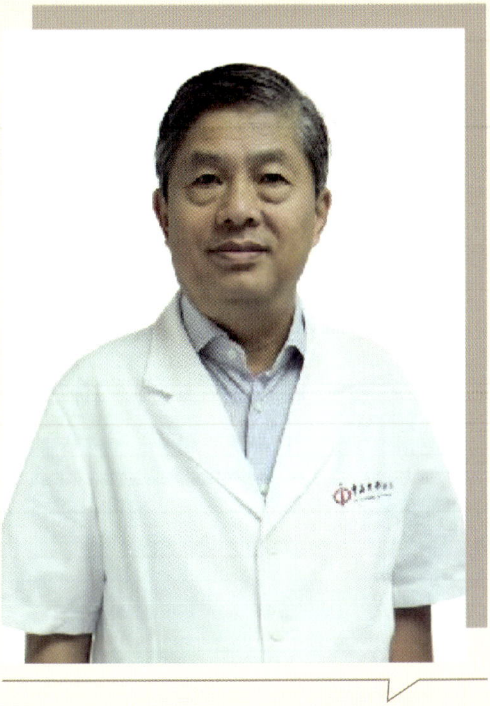

沈靖南：半骨盆假体重建术

中山大学附属第一医院骨肿瘤科学科带头人
中国抗癌协会肉瘤专业委员会主任委员
广东省医师协会骨肿瘤专业医师分会名誉主任委员

沈靖南，不仅是中山大学附属第一医院骨科的领军人物，更是国内骨肿瘤学科的佼佼者。他以高超的医术和不懈的探索精神，在骨肿瘤治疗领域取得了卓越成就，尤其是在半骨盆假体重建术方面，更是独树一帜。他手中的每一次精准操作，不仅是对技术的极致追求，更是对患者生命的深情守护。

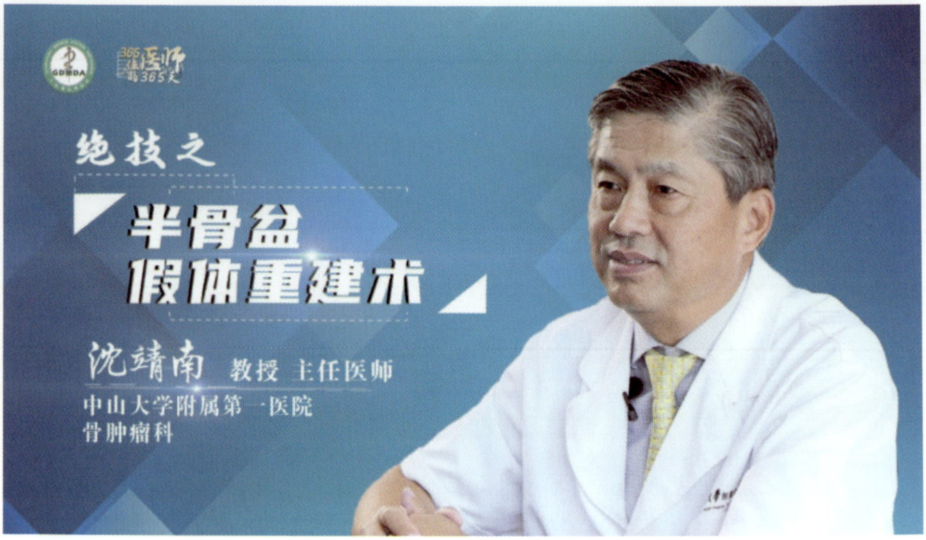

挑战半骨盆假体重建术，开创治疗新篇章

半骨盆假体重建术是骨肿瘤治疗领域的一项高难度手术。它涉及骨盆的复杂结构，手术区域血管神经丰富，对医生的技术要求极高。然而，沈靖南却以非凡的勇气和精湛的技术，在这一领域不断突破，为患者带来了生命的希望。

骨盆是连接脊柱和下肢的重要结构，不仅承载着身体的重量，还参与着人体的运动和平衡。当骨盆发生肿瘤时，往往需要切除部分或全部骨盆结构，这将对患者的生理功能造成严重影响。传统的治疗方法往往难以达到理想的效果，而半骨盆假体重建术则能够很好地解决这一问题。通过植入定制的假体，恢复骨盆的结构和功能，使患者能够重新站立和行走。

个性化关节窝设计，保留股骨头颈

在骨盆肿瘤切除后，骨盆结构的完整性是患者能否恢复骨盆功能的关键。传统的修复方法需要制作半骨盆假体并进行全髋关节置换，这意味着必须切除患者的股骨头颈，然后安装人造股骨头。然而，沈靖南教授意

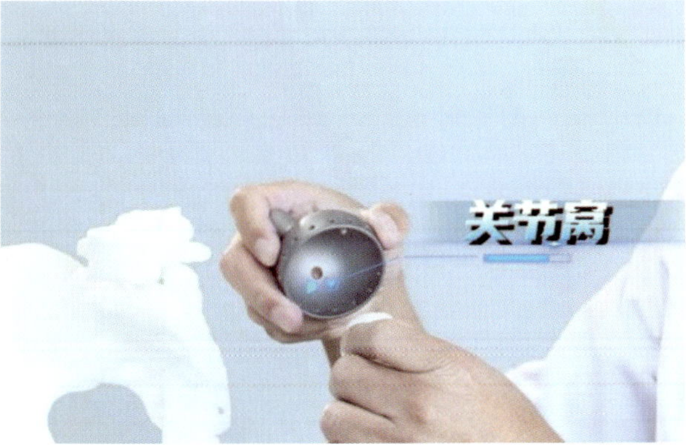

识到，如果患者的股骨头颈本身是正常的，切除它不仅是一种浪费，还会增加手术的复杂性和风险。更重要的是，儿童和成人患者的骨骼发育情况不同，标准的人工关节可能并不适合所有人。沈靖南教授提出了一种全新的手术理念：通过个性化定制的方式，保留患者的股骨头颈，仅对髋关节窝进行置换处理，并添加柔软耐磨的垫片，以增加关节的弹性和耐用性。这种假体的最大创新之处在于其能够适应各种大小的股骨头，无论是儿童还是成人，都能找到与之匹配的关节窝。这一设计不仅免除了切除股骨头颈的步骤，简化了手术过程，更重要的是，它保留了患者原本正常的股骨头颈，从而减少了手术对患者的创伤。沈靖南教授的这一创新设计，不仅在技术上实现了突破，更在人文关怀上展现了医者的仁心。

减少创伤，避免肿瘤细胞扩散

沈靖南教授的新手术方法不仅在技术上实现了创新，更在治疗效果上带来了显著提升。首先，由于新的手术方法不需要切除患者的股骨头颈，大大减少了手术对患者的创伤。传统手术方法需要切除股骨头颈并安装人造股骨头，这不仅增加了手术的复杂性和风险，还可能对患者的身体造成额外伤害。此外，由于新方法不需要切除大量骨骼组织，也减少了术后并发症和后遗症的发生率。

此外，沈靖南还发现了新的手术方法在治疗骨盆转移癌方面的独特优势。由于不需要切除股骨头颈，新的手术方法能够避免肿瘤细胞扩散，减少肿瘤的污染范围。同时，新的手术方法还具备更强的抗感染能力。即使

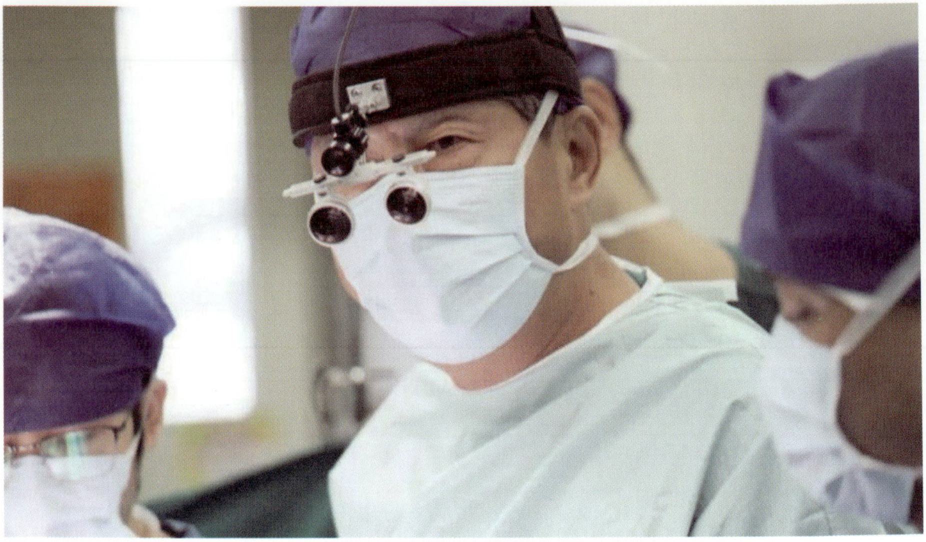

发生感染需要去除骨盆假体，由于股骨头颈得以保留，患者仍然可以保持一定的下肢支撑和步行功能。通过“半骨盆假体重建术”，沈靖南拓宽了手术的适应证范围，为患者减少了不必要的损失，并显著改善了骨盆和股骨头的功能，展现了这一技术的显著优势。

沈靖南在骨肿瘤专业领域深耕40载，历经无数挑战，同时也收获了无数感动。他深知，这不仅仅是一份职业，更是一份责任。每一台手术不仅关系着患者的健康，更关乎他们的生命与希望。如今，沈靖南依然奋战在骨与软组织肿瘤诊治的前线，秉持初心，继续为患者的健康奋斗。他以高度的责任心、丰富的专业知识，为每一位患者分析病情，从病因探究、精确诊断到治疗策略，全方位剖析，给予患者规范化、个性化的诊治建议，确保治疗的精准与高效。同时，他始终崇尚人文精神，力求在医学的严谨之外，彰显医者的仁心。每一次成功的手术、每一个康复的患者，都是对他辛勤付出的最好回报。在患者及家属最艰难的时刻，沈靖南成为他们心中的明灯，陪伴他们走过黑暗，迎接光明。

未来半骨盆假体重建术还有哪些改善的空间或者突破的方向吗？

“当然，半骨盆假体重建术所用到的材料，未来还有改进的空间和需要解决的问题，例如关节窝中的衬垫。一方面，我们团队目前在跟其他科研机构、工程学专家合作研究，希望研发出囊状或者水囊样的衬垫，目的是减少股骨头的磨损，更好地保护股骨头，同时减轻患者的疼痛，延长假体的使用时间。另一方面，接受半骨盆假体重建术的儿童患者未来还会继续生长发育，若关节窝一成不变，就会限制股骨头的继续发育和增大。因此，关节窝同样需要一个合适的衬垫，一个软连接，既保证股骨头不会脱位，有足够的活动度，也为股骨头生长预留一定的空间。这些假体在长期的临床应用过程中可能还会出现一些问题，需要我们不断改进，从而让患者获得更好的预后。”

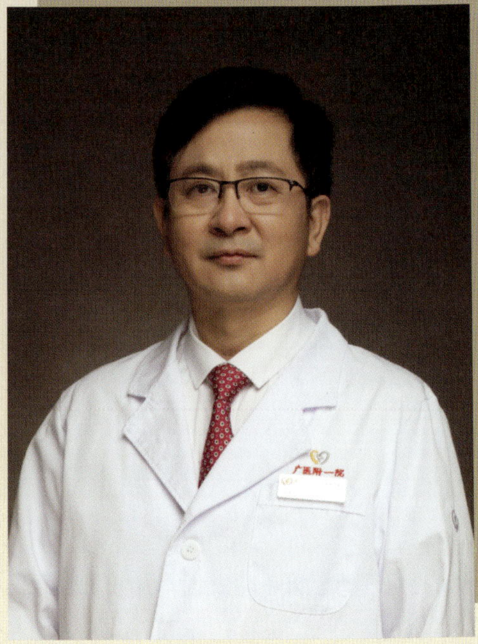

王海洋：下肢动脉准分子激光斑块消蚀技术的领航者

广州医科大学附属第一医院血管外科主任
中国医师协会血管外科专业委员会委员
广东省医学会血管外科学分会副主任委员
广东省医师协会血管外科医师分会副主任委员

在血管外科领域，20余载的时光，凝聚了无数次手术台前的专注凝视，也见证了与病魔无数回合的激烈较量。王海洋，这位在血管外科深耕多年的医者，凭借其敏锐的专业洞察力，像一位在黑暗中寻找曙光的探索者，捕捉到了传统技术的局限与不足。在无数个日夜的思索与钻研中，他以不懈的探索精神，毅然踏上了创新之路，决心为患者开辟一条新的希望之路。

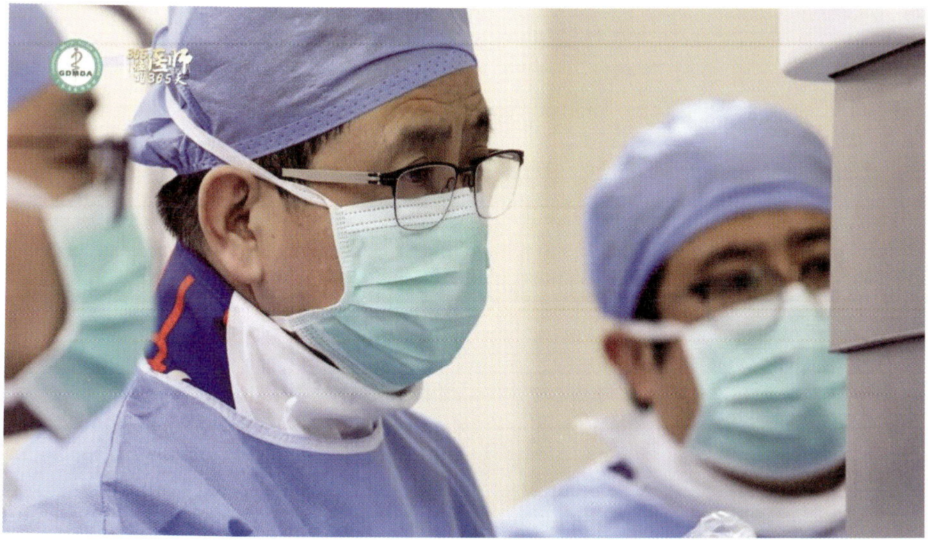

传统支架术的“困局”：高复发与高风险的双重阴霾

在我国，下肢动脉硬化闭塞症已然成为中老年人健康的重大威胁，其现状不容小觑。数据显示，该疾病的整体发病率约达10%，而在70岁以上人群中，这一比例更是陡然攀升至20%。特别是在南方地区，随着经济发展和生活水平的提高，人口老龄化趋势日益加剧，使得该疾病的防控形势更加严峻。传统的下肢动脉支架植入术就像一颗隐藏的定时炸弹，其再次狭窄的复发率高达50%。更为严重的是，患者术后3年左右一旦复发，将面临极高的截肢风险。

过去，治疗下肢动脉硬化闭塞症主要依靠球囊扩张，进行支架植入。但支架植入后，它会持续对血管内膜施加慢性外扩张力，就如同一个不断膨胀的异物，持续刺激着血管内膜，引发内膜异常增生。原本通畅的血管通道逐渐被增生的内膜占据，最终导致血管再次狭窄。不仅如此，人体的日常活动也在时刻威胁着支架的稳定性。肌肉的剪切力、关节的日常活动，都像一双双无形的手，不断挤压、拉扯着支架，可能造成支架断裂，进而引发支架内再次狭窄。一旦出现这种情况，此时，二次开通血管的难度极大，医生们往往需要面临重重挑战，患者也需在焦虑中看着病情逐渐恶化，甚至最终不得不面对截肢这一残酷的现实。这不仅严重降低了患者的生活质量，更使其身心承受着巨大的折磨。

下肢血管“清道夫”：激光消蚀术突破传统桎梏

王海洋深刻意识到传统技术在治疗某些疾病上存在的“困局”，并积极寻求创新突破。他借鉴了用于治疗复杂冠心病的准分子激光斑块消蚀技术，通过举一反三，成功将这项技术改良并应用于下肢动脉疾病的治疗，取得了显著的临床效果，为众多患者带来了新的治疗希望。

下肢动脉准分子激光斑块消蚀技术，无疑是血管治疗领域的一场及时雨。这项技术主要用于治疗下肢动脉硬化闭塞症和血栓闭塞性脉管炎。其操作过程是通过导丝把激光导管送进狭窄闭塞的那段血管，利用激光消蚀清除血管内病变的斑块，恢复血管腔原始的状态，最后送入含紫杉醇的球囊，把紫杉醇涂在血管壁的局部病变部位，以预防血管斑块再增生。与传统支架植入术相比，该项技术优势显著。首先，由于不存在支架对血管内膜的慢性刺激，可有效维持下肢动脉良好的循环状态，进而降低疾病复发的概率。其次，即便血管再次出现狭窄，需要进行二次干预，该技术仍可多次施行，且具有预后效果良好、围手术期较短的特点。患者术后恢复迅速，通常术后第二天即可下床活动。

王海洋深知，技术的创新只是成功的第一步，更重要的是如何精准地将其应用于每一位患者，实现个体化、精准化的治疗。为此，他带领团队进行了大量的临床研究和数据积累，不

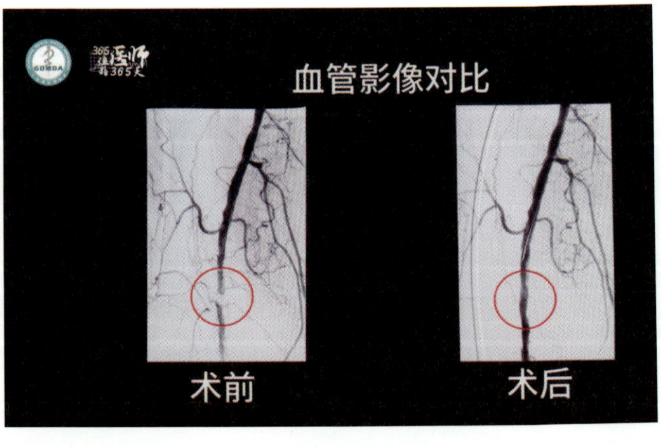

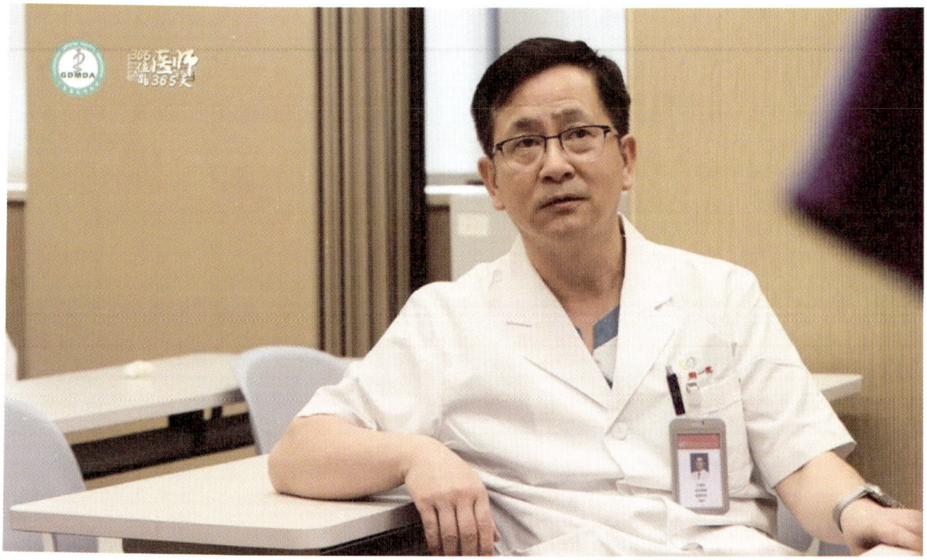

断优化手术方案，确保每一次激光发射都能精准作用于病变部位，同时密切监测患者的生命体征和手术效果。在他的不懈努力下，广州医科大学附属第一医院血管外科的下肢动脉准分子激光斑块消蚀技术日益成熟，手术成功率显著提高，患者的生活质量得到明显改善。

目前，王海洋团队正与北京、上海各大应用中心合作，开展大数据统计工作，希望推出国内专家共识与指南，并在全国推广。未来，团队期望将技术普及至基层医疗机构，通过系统化培训与经验交流，让该技术更好地服务百姓。

在他的引领下，广州医科大学附属第一医院血管外科犹如一艘在医学海洋中乘风破浪的巨轮，正朝着更加广阔的天地奋勇前行。他用激光导管作“银针”，以毫米级血管为“战场”，在微观世界里书写着救赎生命的史诗。

下肢动脉准分子激光斑块消蚀在临床应用中面临哪些技术难点？其未来发展方向是什么？

“下肢动脉准分子激光斑块消蚀技术存在诸多技术难点。当血管堵塞后，内膜会出现严重增生，在此情况下，导丝需将激光导管送入闭塞血管的真腔。然而，这一过程极易导致导丝‘路径’出现偏差。一旦路径偏离，激光不仅无法彻底清除病变斑块，还可能破坏血管壁的结构完整性，进而引发血管夹层，最终导致手术失败。更为严重的是，若在操作过程中造成血管损伤穿孔出血，将直接危及患者的生命安全。尽管如此，这种高难度的操作正是对医生技术功底的严格考验。凭借丰富的临床经验和精湛的手术技巧，我们能够精准把控每一步操作。未来，我们团队计划将这一技术推广至基层医疗机构，通过开展学习班、带教培训等方式，帮助更多医生掌握这一高难度技术。”

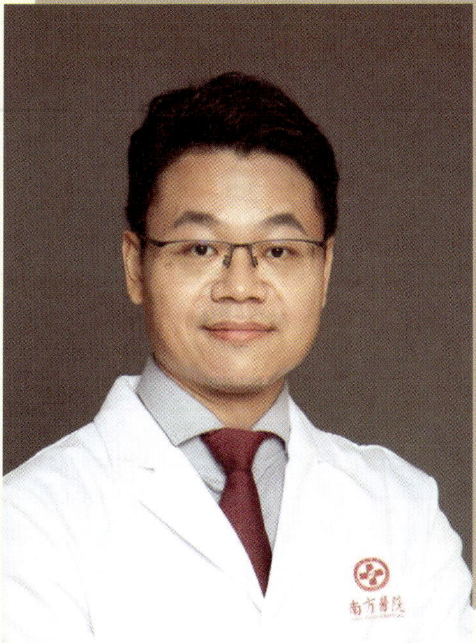

胡彦锋：以患者为中心 精准除恶疾保“胃”功能

南方医科大学南方医院普通外科科室主任、教授、主任医师
广东省医学会微创外科学分会主任委员
广东省医师协会胃肠外科医师分会常务委员

胡彦锋团队以精准微创技术为舵，引领着胃肠肿瘤治疗的新航向。从细致入微的术前规划到术中的精准操作，每一步都凝聚着对生命的尊重与敬畏。他以“精准、微创、人文”为核心理念，在胃肠外科领域开辟了一条兼具科学高度与人文温度的创新之路，成为无数患者生命中的守护者。

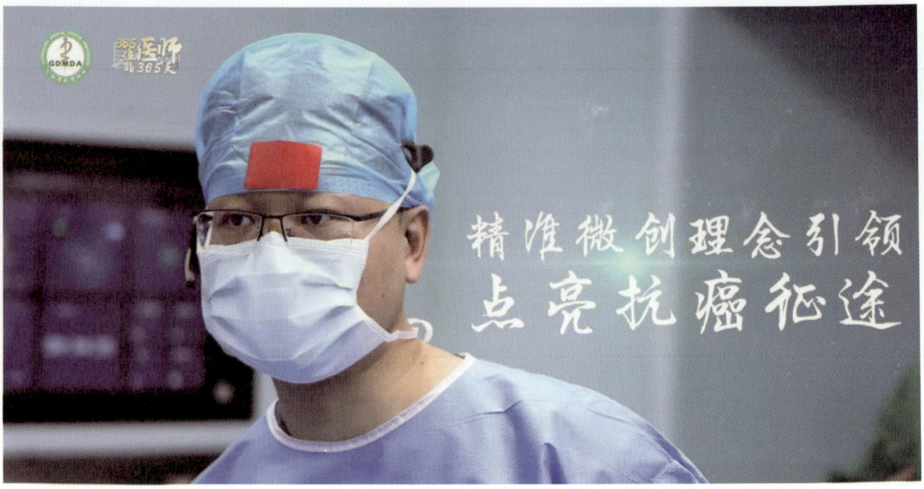

精准微创，重塑生命奇迹

在医学领域的前沿，胡彦锋团队以精准微创的理念为引领，成功完成了一例高难度肿瘤手术。患者是一位年仅13岁的女孩，体内巨大的恶性肿瘤与周边重要器官紧密粘连，手术难度极高。面对这一挑战，团队不仅突破了传统外科手术的局限，更将患者的生长发育、生活质量乃至未来生育需求放在心上。术中，团队在确保肿瘤完整切除的同时，减少对周边重要器官的损伤，保留了患者的器官功能，为其未来的生活奠定了坚实基础。

胡彦锋深知，真正的微创手术应以让患者直接获益为核心，而非仅仅满足于技术上的自我实现。一个优秀的微创外科团队应该具备系统观与全链条思维，需要众多交叉学科一起来实现。术前，团队进行详尽的病例讨论和手术规划；术中，运用精细的微创技术，实现肿瘤的完整切除和重要器官的保护。这一成就不仅彰显了胡彦锋团队在精准微创外科领域的领先地位，更为患者点亮了生命的新希望，重塑了生命的奇迹。

医患同心，共筑信任桥梁

以胃癌为代表的上消化道恶性肿瘤隐蔽且复杂，要战胜这一难缠的

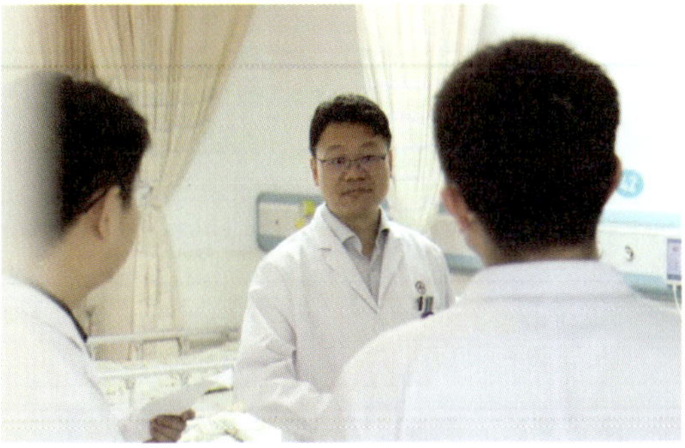

“敌人”，患者和家属是“作战团队”中必不可少的成员。如何让患者、家属与医护人员齐心奋战，胡彦锋颇有心得：“脸上有笑容，眼神有交流，查体有温度。”在详细了解每一位查房对象的情况后，他会俯下身子，仔细排查可能存在的隐患部位，轻柔有力地拍拍患者的肩膀，扶着能下地的患者走一走。这些都是他的导师李国新教授传授给普通外科团队的“朴素方法学”——用发自内心的阳光和温暖帮助患者减轻痛苦和恐惧，带来希望，获得力量。

在抗癌的征途中，胡彦锋非常理解患者及家属的心理负担与焦虑情绪。为了缓解这种压力，他采取了多种措施加强医患之间的沟通与合作。其中，基于混合现实（MR）技术的术前可视化谈话成为一项重要的创新举措。通过虚拟图像和交互模型的展示，患者和家属能够直观地了解手术方案，对手术过程有了更加清晰的认识。这种实时、交互式的沟通方式不仅增强了患者和家属的信任感，还提高了他们的手术配合度和满意度。胡彦锋教授强调，医生的同理心与有效沟通是构建和谐医患关系的关键。他通过耐心倾听、细致讲解和积极回应患者及家属的关切与疑问，成功搭建起一座信任的桥梁。在这座桥梁上，患者、家属与医护团队携手并肩，共同面对挑战，共筑抗癌的坚固防线。

从湘雅医学院的青涩学子成长为国内微创外科的先锋，胡彦锋用20年光阴诠释了“医者”二字的分量。办公室里的电子钟依旧闪烁，提醒着他“与时间赛跑”的使命；手术台上的无影灯始终明亮，照亮着每一个生命的希望。正如他所言：“医学的进步需要两种力量——科技之刃劈开迷雾，仁爱之心温暖征途。”

胃癌患者如何从微创外科技术中获益？

“手术是胃癌治疗的基石，也是胃癌患者获得治愈的最重要手段。近年来，胃癌患者对手术微创化的需求日益增长，同时希望尽可能保留胃功能。我院普通外科团队在李国新教授的带领下不断创新突破，在传统‘5孔入路’腹腔镜手术技术的基础上持续探索，形成了一套南方医院特有的微创方案。该方案通过减少腹壁穿刺孔数量、术中‘双镜定位’等技术，极限保留残胃功能，已成为部分分期偏早、肿瘤偏小、有机会避免全胃切除的胃癌患者的新选择。而‘经肚脐单孔+1’腹腔镜入路的术式更是实现了体表无瘢痕这一微创手术的极致追求，具有美观、无痛、不影响运动等优点。脐孔是人体生理性闭合的通道，可在腹部外科手术时打开作为入路，医生的手无须直接进入体内，而是利用微型摄像头、纤细的设备器械完成腹腔内精细的手术操作。在确保医疗质量的前提下，外科医生通过该通道完成包括肿瘤在内的胃切除、淋巴结清扫及消化道重建，标本经脐孔取出，美容缝合关闭脐孔，无须皮肤拆线，且不放置腹腔引流管与胃管。患者麻醉苏醒后当天即可离床活动，术后第2天恢复流质饮食，经医学评估后1周内可康复出院。”

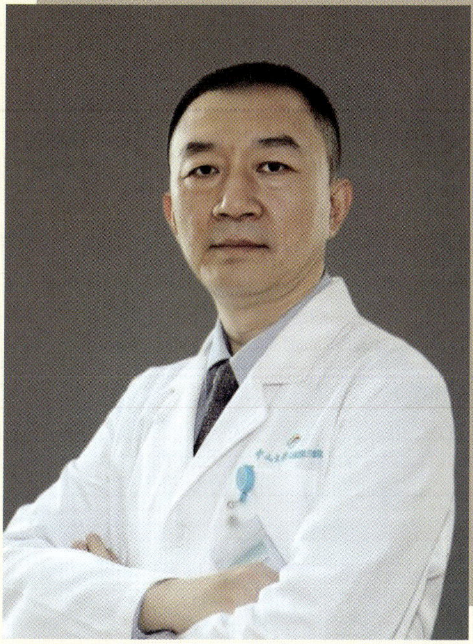

张　炎：以闭环理念重塑男性健康

中山大学附属第三医院不育与性医学科主任
国际性医学会执委
中国性学会性医学分会副主任委员
中国医师协会男科与性医学医师分会常务委员
广东省医师协会男科医师分会副主任委员
广东省性学会执行会长

作为中山大学附属第三医院不育与性医学科主任、博士生导师，张炎不仅是许多显微男科技术的开拓者，更是将“整体与闭环”理念融入男性健康管理的倡导者。从无精症显微手术的改良到勃起功能障碍（ED）的闭环治疗体系，从国际学术舞台的多次亮相到患者口中的“生命重塑者”，张炎用20余年的临床实践，书写了一部关于医学技术与人文关怀交织的传奇。

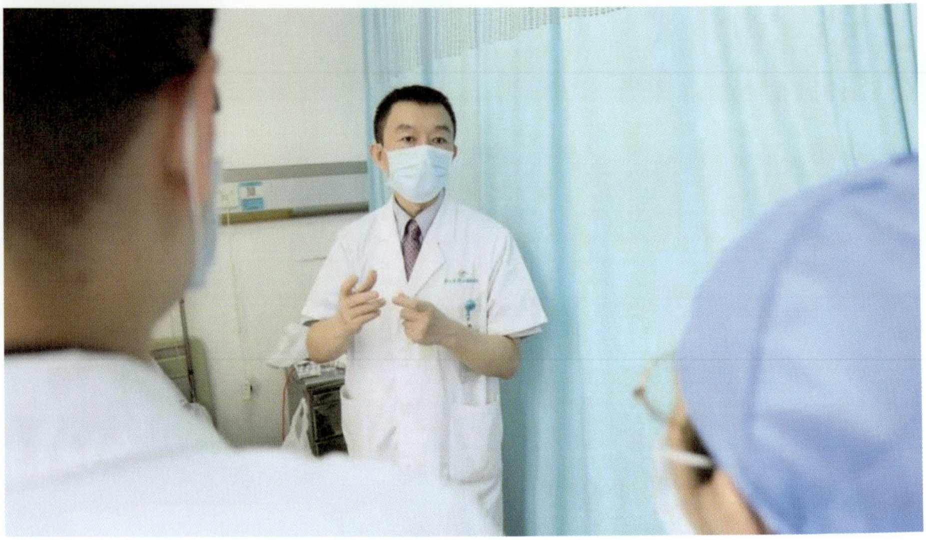

闭环治疗理念：从“单一手段”到“全周期管理”

张炎及其团队在勃起功能障碍的诊断与治疗领域，经过近20年的探索与实践，逐渐形成了一套完整而独特的闭环治疗理念。这一理念犹如一盏明灯，照亮了患者们迷茫的求医之路，也为同行提供了借鉴。它涵盖了从初始的心理咨询、性教育、物理治疗、药物治疗，直至最终的假体植入，旨在针对每位患者的具体情况，提供最适合的治疗方案。张炎教授认为，闭环理念的基本思路就是总有一个或者几个治疗选项适合患者。当然，ED的治疗不应仅局限于单一手段，应是根据病情而设立的一个综合、个性化的治疗过程。

在ED的分类上，尽管存有争议，张炎教授仍愿意将其明确划分为心理性、器质性和混合性三大类。对于心理性ED患者，首先推荐行为治疗、心理治疗以及夫妻性教育，同时辅以必要的药物治疗。这种治疗方式旨在帮助患者重建信心，改善心理状态和恢复伴侣关系，从而恢复正常的性功能。而对于器质性ED，治疗方法则更加复杂，可能需要根据患者的病情严重程度，选择药物治疗、物理治疗或手术治疗。混合性ED则需要综合考虑心理与器质性因素的比重和趋势，制订综合性的治疗方案，例

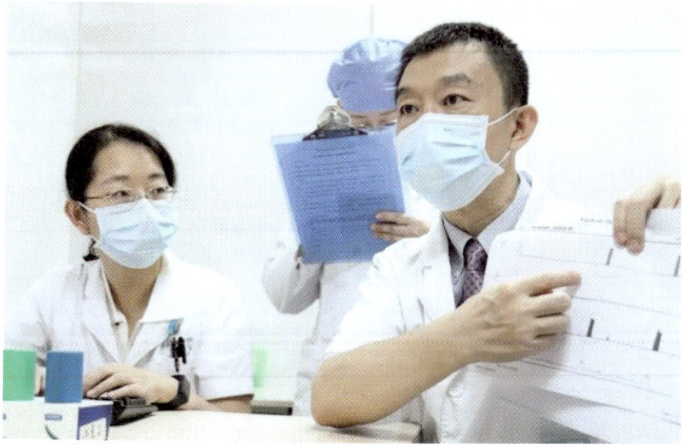

如团队曾为一名骨盆骨折后器质性勃起功能障碍合并焦虑的患者，同步开展假体植入术与心理疏导，最终实现生理与心理的双重康复。

在ED的治疗体系中，假体植入被视为三线治疗中的最后选择。当其他所有治疗方案均无法取得满意效果，且患者有强烈的治疗意愿时，张炎教授及其团队会考虑为患者实施阴茎假体植入手术。尽管手术本身并不复杂，但张炎教授强调，围手术期的处理至关重要。团队会向患者详细解释手术的每一个细节，确保患者在充分了解手术风险与收益的基础上，做出相对独立的选择。同时，团队还会通过精细的围手术期管理，降低手术后的感染率，提高患者的满意度。

在伴侣关系框架下看待性问题：让医学回归“人的温度”

在张炎的治疗体系中，伴侣从来都不是旁观者。因此，张炎及其团队在治疗ED时，不仅关注患者个人的特点，还高度重视患者“伴侣的性格特点与性观念”。他们认为，ED的治疗不应仅局限于患者本人，而应将其与伴侣视为一个整体。因此，团队在治疗过程中，会积极邀请患者伴侣参与，共同制订治疗方案，确保治疗方案既能满足患者的需求，又能兼顾伴侣的感受并取得配合。这种整体性的治疗理念，不仅有助于提升治疗效果，还能增强夫妻间的沟通与理解，促进家庭和谐。这种“患者—伴侣—医务人员”三方协同的模式，源于张炎对ED本质的深刻理解：“性功能障碍从来不只是器官的问题，也可能是关系的裂痕。我们曾经有一位圆房失败的患者，尽管做了阴茎假体植入，恢复了勃起功能，但由于情感问

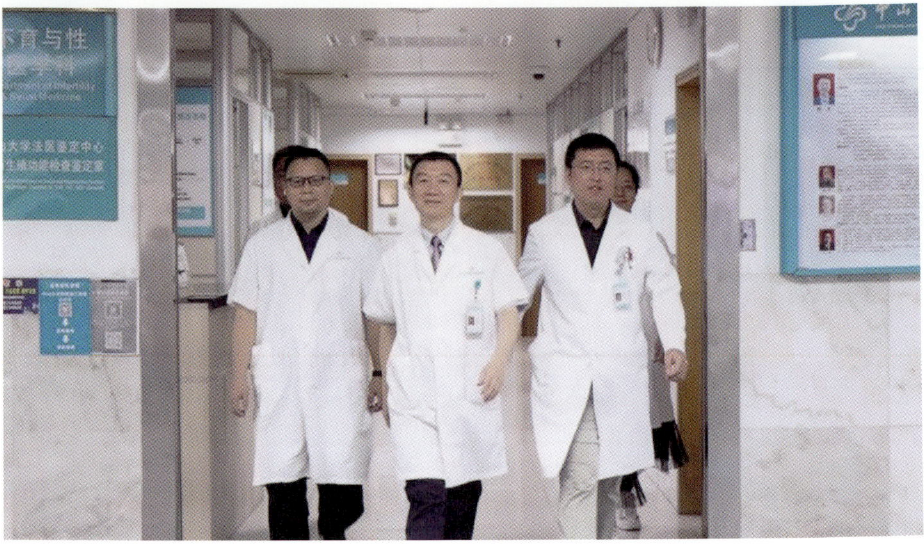

题，最后还是离婚了。”

在手术治疗方面，张炎教授及其团队展现出了高度的专业性与决断力。他们深知，对于某些患者而言，手术可能是恢复勃起能力的唯一机会。因此，在评估患者病情及手术风险后，团队会果断地建议患者接受手术治疗，避免因犹豫而错过最佳治疗时机。同时，团队还会在手术前、后提供全面的康复指导与心理支持，确保患者能够顺利度过手术期，实现最佳的治疗效果。

张炎教授及其团队在治疗ED时，始终秉持着瞄向治愈的目标。他们会对每位患者进行全面的评估，包括病情严重程度、心理状态、伴侣关系等，从而制订出个性化的治疗方案。对于心理性ED患者，团队致力于通过心理治疗与行为干预，帮助患者重建信心，争取实现传统治愈。而对于器质性ED患者，团队则会根据病情选择合适的药物治疗、物理治疗或手术治疗，力求达到最佳的治疗效果。对于需要接受假体植入手术的患者，团队也会通过精细的手术操作与围手术期管理，确保患者能够获得满意的性生活质量，实现临床治愈。

张炎说："由于现代医疗发展水平的阶段性和医生个人局限，我们不太可能治愈每一位患者，但是我们会尽力提供现有条件下先进的、个性化的治疗方案。我们不仅要治愈疾病，更要修复被疾病击碎的生活信念和受损的伴侣关系。这是现代医学的使命，更是医者永恒的追求。"在张炎身上，人们看到的不仅是一位技艺精湛的外科医生，更是一位用医学之光温暖生命的摆渡人。

如何提高阴茎假体植入患者的术后满意度？

"其实阴茎假体植入并不复杂，但是对于围手术期的处理，我们团队还是比较谨慎的，比如患者和伴侣的期望值、患者血糖的控制、尿道狭窄的控制、尿道感染的控制，以及皮肤准备的时机等术前工作，还有拔除引流管的时机、观察伤口恢复情况，以及其他术后注意事项，这一系列的术前术后的'琐事'，我们都会和患者详细沟通。因为只有做好每一个环节，才能提高手术成功率，提高患者的满意度，因此对于围手术期管理，我们团队已经形成了一套完整的体系。"

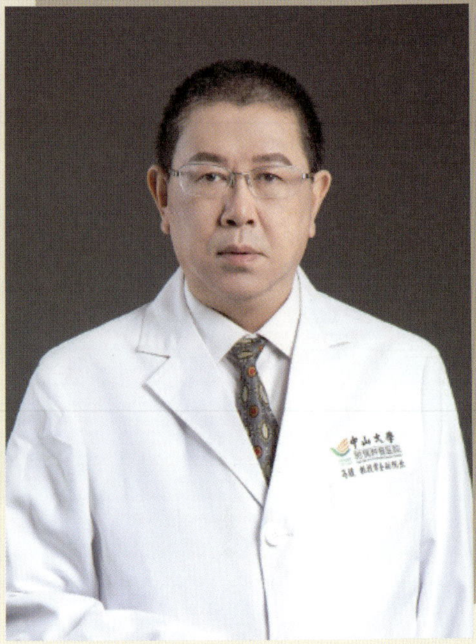

马 骏：要让鼻咽癌成为历史

中国科学院院士

中山大学肿瘤防治中心常务副主任/常务副院长

中国临床肿瘤学会（CSCO）鼻咽癌专家委员会主任委员

中国抗癌协会（CAC）鼻咽癌专业委员会主任委员

20世纪80年代，华南大地被鼻咽癌的阴影笼罩。在中山大学肿瘤防治中心的诊室里，年轻的马骏目睹了无数患者在病痛中挣扎，放疗技术的滞后让许多生命在绝望中消逝，诊室走廊里回荡着此起彼伏的咳嗽声，那是病痛的呻吟，更是对生命的无奈叹息。马骏心想，作为一名医生，他肩负着拯救生命的重任，而改变现状的唯一途径，就是掌握更先进的技术和理念。

带着“走出去，带回来”的嘱托，马骏踏上了跨洋求索之路。学成归国后，他着手建立鼻咽癌临床数据库，这不仅是对当时医疗困境的有力回应，更是为未来的研究点亮了航标灯。那些系统化的病例档案，如同一颗颗希望的种子，孕育着未来影响国际医疗界的中国方案。马骏院士用行动证明，只有不断突破自我，才能为患者带来新的希望。

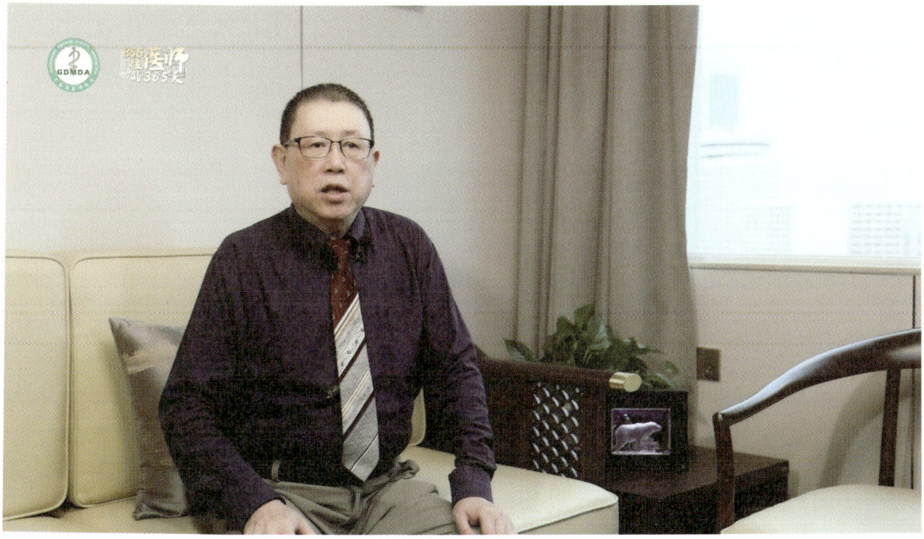

深耕鼻咽癌研究，奠定坚实科研基础

科研之路漫长且充满挑战，但马骏院士深知，科学研究需要耐心和细心，他带领团队在鼻咽癌的诊断、放射技术和综合治疗方案上精耕细作，用无数个日夜的坚守，换来了一个个突破性的成果。在诊断方面，他们提出了对国际鼻咽癌临床分期标准的改进建议，这些建议被国际分期标准采纳，并促成了多项修订，纠正了30%的患者的不合理分期，避免了治疗不足或过度治疗的问题。在放疗技术方面，他们建立了鼻咽癌局部侵犯的“危险地形图”，掌握了鼻咽癌淋巴结转移规律，并绘制了头颈部正常器官的保护图谱，为精准放疗提供了有力保障。

马骏院士表示：“近年来，我们着力于在不降低疗效的前提下，筛选合适的低危患者，通过减小照射范围的方式降低患者的治疗毒性，提高患者的生活质量。”这些研究成果不仅提高了鼻咽癌的治疗效果，还显著降低了患者的治疗毒性，提高了他们的生活质量。

马骏院士及其团队通过努力，不仅收获了无数奖项，包括国家科学技术进步奖二等奖的“三满贯”（2009年、2015年和2023年）等，还在4年内实现医学四大顶刊的大满贯，更重要的是，他们的研究成果被写入国际和国内鼻咽癌治疗指南，成为新诊断鼻咽癌患者标准治疗的推荐方案。马骏院士用他的智慧和坚守，为鼻咽癌的防治事业奠定了坚实的基础。

肩负重任，培养科研新生力量

2023年，马骏院士获选中国科学院生命科学与医学学部院士，这是我国科学技术领域最高的学术称号，对他而言既是极大的激励和鼓舞，也意味着肩负更重的责任。在继续科研征途的同时，他也将培养年轻的科研工作者作为重要工作之一。

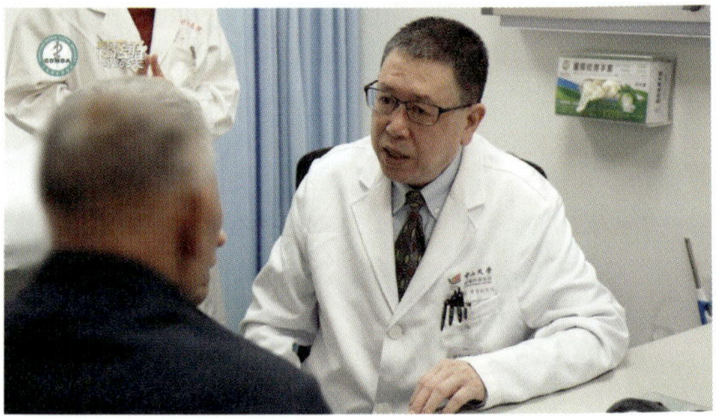

马骏院士鼓励学生从研究生阶段就深入参与各项研究，通过项目历练和锤打，为鼻咽癌科学研究培养优秀人才。他认为，只有让更多的年轻人参与到科研工作中来，才能为学科未来发展打下坚实基础。在他的带领下，越来越多的年轻人投身于鼻咽癌研究领域，为这一领域的未来发展注入了新的活力。

展望未来，让鼻咽癌成为历史

对于鼻咽癌研究的未来，马骏院士充满了期待。他曾坚定地说："要让鼻咽癌成为历史。"目前，初诊非转移性鼻咽癌的治疗疗效已经有了长足的进步，5年生存率达到80%～90%。然而，马骏院士并不满足于此。他深知，想要在这个高位上继续提高疗效，重点就在于如何精准识别高危患者，并为他们加强治疗。为了实现这一目标，马骏院士将继续带领团队深入鼻咽癌的分期研究，结合最新的诊疗进展，为患者提供更为精准的预后分层。同时，他们还将深入基础研究，破解肿瘤治疗抵抗和复发转移的机制，从而找到更多针对性的治疗办法。

“我们从小就学过愚公移山、夸父逐日、精卫填海的故事，这些故事都讲述了主人公为了实现自己的目标去挑战不可能，用自己的决心和坚韧不拔的意志去践行理想。在医学科研领域，我们只是起步稍晚，但是只要踏实肯学，埋头肯干，就没有无法完成的挑战。”在马骏坚定的目光中，闪烁着的是不畏权威，甚至是挑战权威的光芒。他用决心和坚韧不拔的意志去践行理想，带领我国鼻咽癌防治水平实现从“跟跑”到“领跑”的跨越。

面对广东地区高发的恶性肿瘤，通过您的努力，鼻咽癌诊治发展在数十年间实现了质的飞跃，能否结合您个人的从医经历分享您在国内鼻咽癌诊治发展过程中最难忘的一个瞬间？

“我最难忘的瞬间莫过于从业之初在鼻咽癌门诊看到的景象。20世纪80年代中期，我从中南大学湘雅医学院本科毕业后被分配到广州的中山大学肿瘤防治中心就职。初出茅庐，我自视甚高，觉得自己肩负着治病救人、拯救病患于水火之中的重任，然而现实给我上了沉重的一课。在广东，鼻咽癌是较为常见的肿瘤。但是在那个年代，鼻咽癌的诊疗技术很落后，患者的生存率只有50%左右，我在门诊看到很多四五十岁、正值壮年的男性，一朝得病，全家都垮掉了。可以说，我目睹了一个个鼻咽癌患者因为疾病的折磨和治疗带来的经济负担导致的家破人亡的惨剧。我相信经历过那个年代的鼻咽癌医疗同行们，都有这样一个目标和决心：希望能够通过努力，改变这些患者的结局，挽救他们的生命和家庭。”

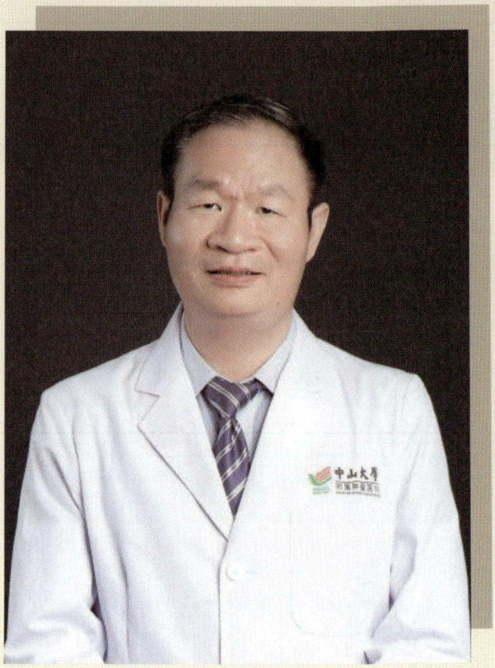

麦海强：鼻咽癌科研先行者 打造中国金标准

中山大学肿瘤防治中心院长助理、鼻咽科主任
国家杰出青年科学基金获得者
中国抗癌协会鼻咽癌整合康复专业委员会主任委员
广东省医师协会放射治疗医师分会委员

在鼻咽癌免疫治疗的道路上，麦海强教授无疑是一位杰出的领路人。他破冰前行，研发出全球首个晚期鼻咽癌免疫疗法，为患者点亮新生的曙光；他拾级而上，以患者之心为己心，引领鼻咽癌个体化综合治疗的发展潮流。在他的推动下，中国标准如晨曦般照亮全球，让世界共享这份来自东方的智慧与光芒。

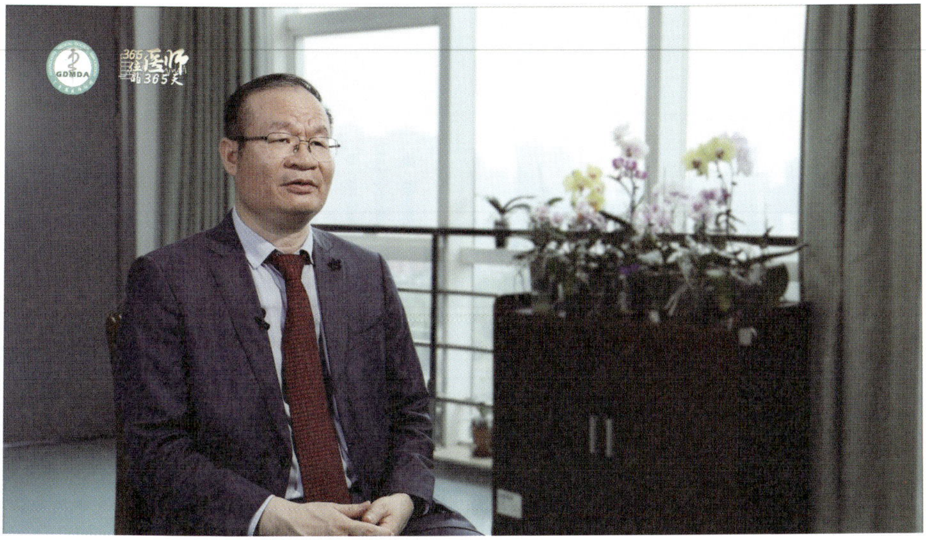

鼻咽癌免疫治疗破坚冰

鼻咽癌，这一在全球范围内广泛存在的恶性肿瘤，在中国尤为高发，华南地区更是鼻咽癌的“重灾区”。鼻咽癌患者不仅面临着疾病的巨大威胁，还常常因为治疗手段有限、生活质量不高而陷入困境。面对这一严峻挑战，麦海强教授从学生时代起，便全身心地投入鼻咽癌的临床研究中。他深知，放化疗虽然是目前鼻咽癌的主要治疗手段，但治疗效果并不理想，复发和转移的问题始终困扰着患者。

幸运的是，随着国内生物制药领域的飞速发展，鼻咽癌治疗的瓶颈终于被突破。麦海强敏锐地捕捉到这一机遇，带领团队投身于鼻咽癌免疫治疗的研究中。免疫治疗作为一种全新的治疗策略，其原理是通过调节免疫微环境，解除肿瘤细胞对免疫细胞的免疫抑制，从而调动免疫细胞来杀伤肿瘤细胞。这一原理为鼻咽癌的治疗提供了新的思路。2021年，麦海强等科研先行者带领团队应用本土创新药设计和开发的全球首个晚期鼻咽癌免疫治疗方案，并在中国率先投入使用，这一方案的落地，不仅标志着中国在鼻咽癌免疫治疗领域的重大突破，更为全球鼻咽癌患者带来了新的希望。

中国化标准领航潮

在麦海强教授等人的带领下，中国团队在鼻咽癌免疫治疗领域取得了显著成果。他们使用我国首个获准开展临床试验的国产PD-1抗体特瑞普利单抗进行临床研究，从一开始的单药治疗一线及以上方案失败的复发/转移鼻咽癌的客观缓解率就已达到30%以上，到后来逐步与标准化疗联用作为一线方案治疗复发/转移鼻咽癌患者，不仅提高了肿瘤缓解率，还延长了患者生存期。

麦海强团队研发的鼻咽癌免疫治疗方案，不仅在国内取得了显著的疗效，更在国际上赢得了广泛的认可。相关研究成果被国际顶级期刊*Nature Medicine*封面推荐，长期生存结果报告也发表在了《美国医学会杂志》（*JAMA*）上。2023年10月，这项来自中国的治疗方案更是通过了美国药监部门FDA的上市批准，实现了中国鼻咽癌免疫治疗药物的首次“出海”。这一里程碑式的成就，不仅为中国鼻咽癌患者提供了更多的治疗选择，更为中国生物医药产业在国际舞台上赢得了更多的尊重和话语权。

麦海强教授表示，他们将继续深化与国内外同行的交流与合作，共同推动鼻咽癌免疫治疗领域的发展。他们相信，通过不断的努力和创新，中

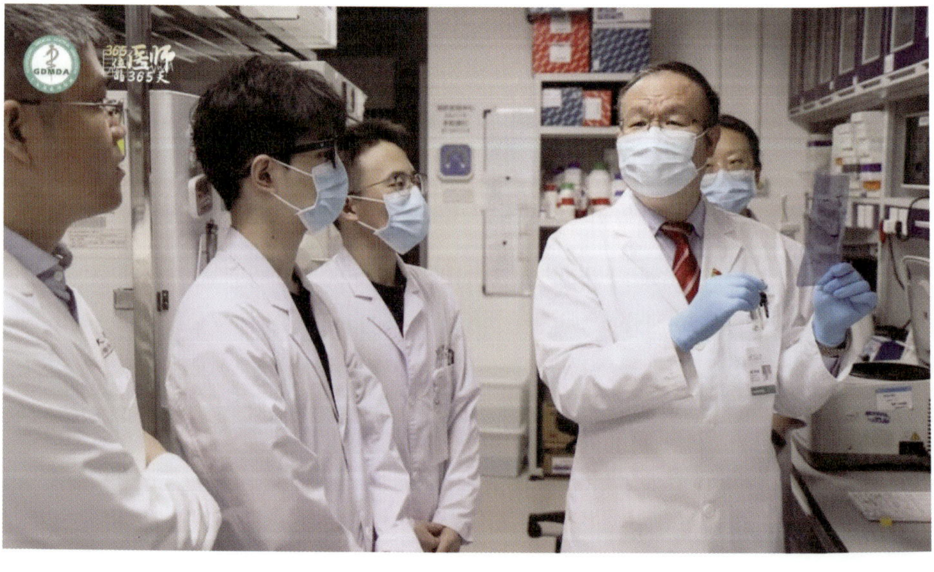

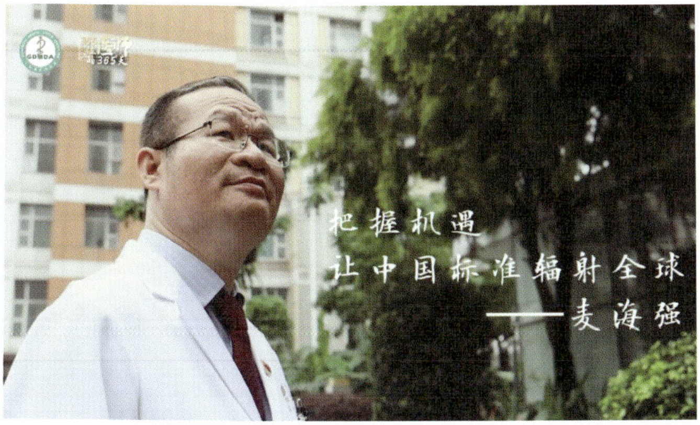

国的鼻咽癌免疫治疗经验将引领国际标准，为全球鼻咽癌患者带来更好的治疗效果和生活质量。

个体化治疗展未来

尽管鼻咽癌治疗已取得显著进展，但患者的忧患并未彻底消除，仍有部分患者面临复发或转移的风险。麦海强及其团队正致力于继续开展转化研究，寻找那些治疗后复发或转移的患者的一些生物学行为背后的更深层次的内在机制，以此作为治疗新靶点并进行临床干预，以提高这部分患者的生存率。

同时，麦海强也关注到放化疗给长期存活患者带来的一些副作用，如口干、听力下降、放射性脑病等，这些副作用严重影响了患者的生活质量。因此，他们正努力优化放疗技术和化疗方案，依据患者个体属性制订个体化综合治疗方案，减毒增效，力求在保证疗效的同时，减少副作用，以减轻患者的痛苦，提高患者的生活质量。在探索鼻咽癌治疗的发展道路上，麦海强教授团队将继续把握发展机遇，突破临床治疗困局，推动鼻咽癌个体化综合治疗模式的发展，让中国标准辐射全球，为全球鼻咽癌患者带来更多的希望与福音。

对于您个人而言，从事鼻咽癌研究的契机是什么呢？

“对我个人来说，这一选择深深植根于我们医院的蓬勃发展之中。经过60年的积淀，我们医院在医疗、教学与科研领域均已达到国内一流的水平，未来更是朝着国际顶尖的目标迈进。医院的快速发展，特别是其卓越的平台，为我提供了广阔的研究空间。

尤为值得一提的是，医院对临床研究的极度重视，成为我投身鼻咽癌研究的又一重要契机。当许多医疗机构还在探索临床试验的初步阶段时，我们医院已在这一领域进行了深远的布局。我们拥有完善的GCP中心及专业的临床试验统计与分析团队。同时，医院通过一系列管理绩效措施，积极鼓励医护人员参与临床试验。

此外，医院领导层的前瞻性理念对我影响深远。他们认为，作为一家大型教学医院，我们不应仅仅满足于跟随国际治疗方案，而应致力于创新，让全球学者和患者都能采纳我们的方案。这不仅有助于提升我们的治疗效果，使我们的治疗方案更加贴合中国患者的实际需求，更有望将我们的方案推向全球，为更多患者带来新的希望。这种高远的格局意识，使我深感肩负重任，也激励我不断前行。”

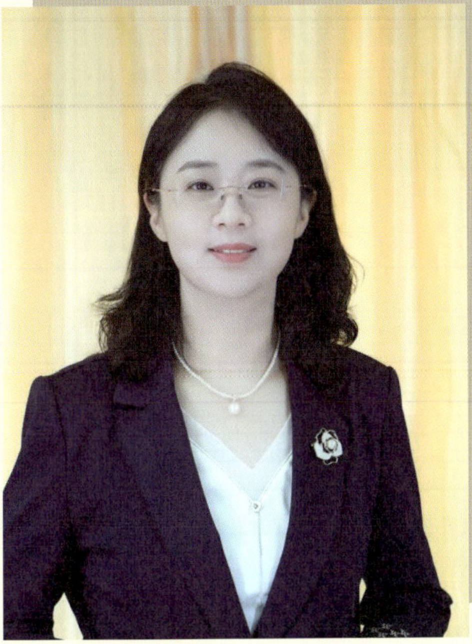

周　清：让肺癌变成慢性病

广东省人民医院肿瘤医院院长
广东省肺癌研究所副所长
广东省医师协会临床试验专业委员会主任委员

在医学的浩瀚星空中，周清如同一颗璀璨的星辰，用20余载光阴为肺癌患者指引希望的方向。她是一位在肺癌临床研究领域工作20多年的专家，她见证了肺癌治疗从化疗时代到精准医学时代的飞速发展，目睹了很多患者生存时间的显著延长。面对肺癌治疗从化疗时代到靶向治疗时代再到免疫治疗时代的跨越，她不仅是见证者，更是积极的参与者与推动者。

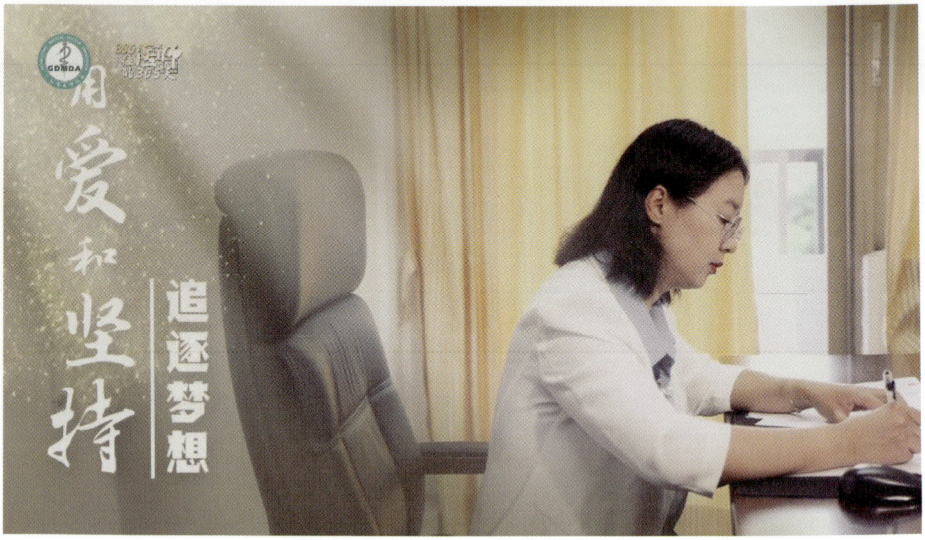

探索肺癌耐药机制　为生命续航

在肺癌领域，随着精准靶向治疗的深入发展，患者的生存获益不断被延长，但在靶向药物的治疗过程中不可避免地会发生耐药，因此耐药问题已成为临床治疗的关键挑战。然而，周清及其团队始终将“以患者为中心”的理念贯穿于研究中，致力于为每一位患者量身定制个性化的治疗方案，精准诊疗，帮助他们延长生存期并提高生活质量。周清指出，精准认识靶向药物的耐药机制，不仅是为了攻克科学难题，更是为了患者的全程管理，让患者获得更好的治疗效果和更长的生存时间。通过20多年的临床研究，周清团队探索了一系列克服耐药的有效策略，这些策略基于对每位患者病情的深入分析，确保治疗方案能够最大限度地满足患者的个体化需求，真正实现患者高质量的长期生存。

在周清看来，耐药机制的研究并非孤立于患者之外的科学探索，而是与患者的生存希望紧密相连。她带领团队通过精准医疗的手段，不断优化治疗方案，帮助患者的生存期从“月”延长至“年”，让肺癌逐渐从“绝症”向“慢性病”转变。这一过程充分体现了“以患者为中心”的研究理念，即每一项科学突破都应以改善患者的生活质量和生存获益为最终目标。

以“患者为中心”的临床试验革新　为希望打开一扇窗

在周清看来，医学研究不是冰冷的数字或论文，而应是医患携手共赴生命远征。因此，她积极推动“以患者为中心”的临床试验模式，力求打破传统临床试验的壁垒，让更多患者能够参与到最前沿的治疗中来。

在医学领域，临床试验是一个至关重要的环节。通过临床试验，可以测试新药和新治疗模式的有效性和安全性。这些试验通常需要患者参与，让他们有机会提前尝试新药或新疗法，有时甚至可以让他们提前3～5年或更长时间使用这些药物或治疗方法。

周清团队所在的广东省肺癌研究所（简称“肺研所”），从2004年开始进行了200多项国际和国内的多中心临床试验。这些实验的结果不仅改写了国内外的临床指南，也改变了医生们的临床实践，为患者带来更多生存获益。因此，可以说临床试验是引领医学进步的重要手段。

然而，临床试验也有其局限性。由于每个试验都有严格的入选和排除标准，一些患者可能无法参与其中。为了解决这个问题，周清也在不断探索新的临床试验模式。比如，肺研所最近发表了一种新型的临床试验模式，这种模式更加注重患者的需求和利益。他们尝试放宽试验的入选标准，让更多的患者有机会参与并从中受益。这种新型的临床试验模式有望改变传统的严格入选标准，成为未来临床试验的新趋势。

对于医生这份职业，关于她在每个日日夜夜的工作与付出，她有自己的理解：在这份事业里不仅要治病救人，更需要交付爱心、耐心，给患者传递爱和温暖，其实也给了我们正面的情绪价值。她用自己的爱心与耐心，为患者带去温暖与希望，同时也从患者身上汲取了无尽的力量与勇气。正是这种爱与坚持，让她在肺癌治疗的道路上越走越远，也让她的梦想逐渐照进了现实。

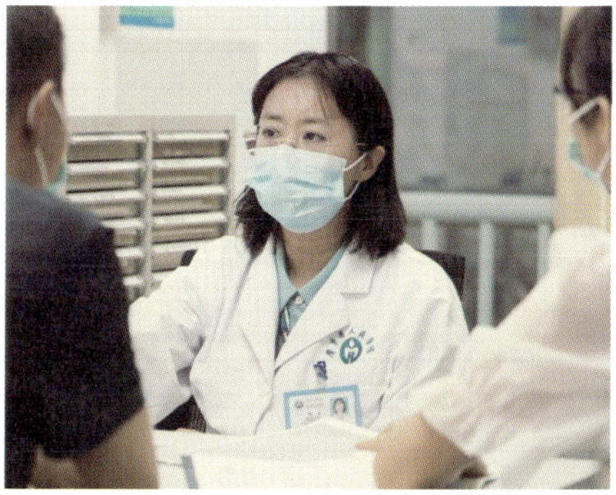

如今，周清已然成为肺癌治疗领域的领军人物之一，但她的脚步从未停歇。她深知，肺癌治疗的路还很长，需要更多的探索与创新。只要不懈地努力，“让肺癌变成慢性病”这个梦想就会逐步实现。

在抗肿瘤的这场战斗中，临床试验发挥的作用是什么？

“临床试验是开发新药、探索新的治疗模式的重要手段和途径，临床试验可以有机会让患者提前3～5年甚至更长的时间接触到新药和新的治疗模式。我们肺研所从2004年开始牵头设计开展了200多项国际、国内多中心的临床试验。这些临床试验的结果不仅改写了国内、国际很多的临床指南，也改变了我们的临床实践，成为新的治疗标准，所以可以说临床试验是我们引领新的治疗模式的一个重要的手段。当然临床试验也有一些弊端，比如说每个临床试验都有非常严格的入选和排除标准，就把一些患者排除在临床试验之外。所以，我们也正在探索一些新的临床试验模式，比如说2023年8月，我们对外公布我们设计开展的新型临床试验——‘以患者为中心’。这就是说我们要去尝试如何能够有效地在一定程度上放宽临床试验的入排标准，让更多的患者能够进入临床试验中来，让更多的患者能够在临床试验中获益。所以，这种新型的临床试验的设计可以在未来改变我们传统的严格入排的临床试验，成为未来的一种新型临床试验。”

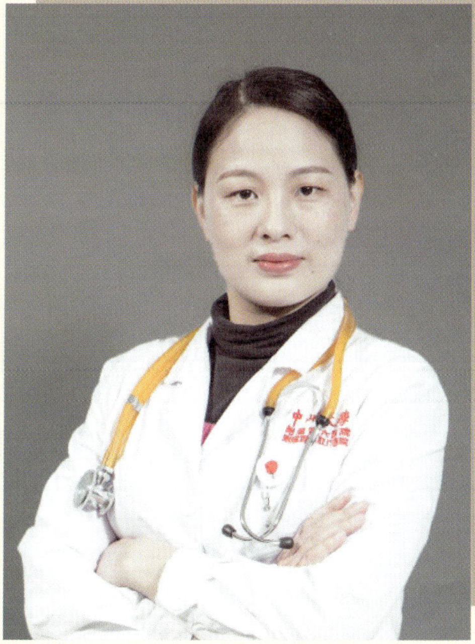

邓艳红：
巾帼英雄　筑梦世界舞台

中山大学附属第六医院副院长
中国抗癌协会整合肿瘤学分会副主任委员
广东省医学会肿瘤学分会副主任委员

在消化道疾病防治的征途上，邓艳红以其深厚的医学造诣、不懈的创新精神以及深切的人文关怀，默默耕耘20余载，成为无数胃肠道肿瘤患者心中的“守护神”。面对我国结直肠癌发病率逐年攀升，且多数患者确诊时已步入中晚期的严峻现实，邓艳红以精湛的医术和科学严谨的探索精神推动了我国结直肠癌临床诊断与治疗进入国际前沿水平。同时她以一颗仁心，温暖着每一位患者的心灵，让他们在与病魔的斗争中，看到了希望的光芒。

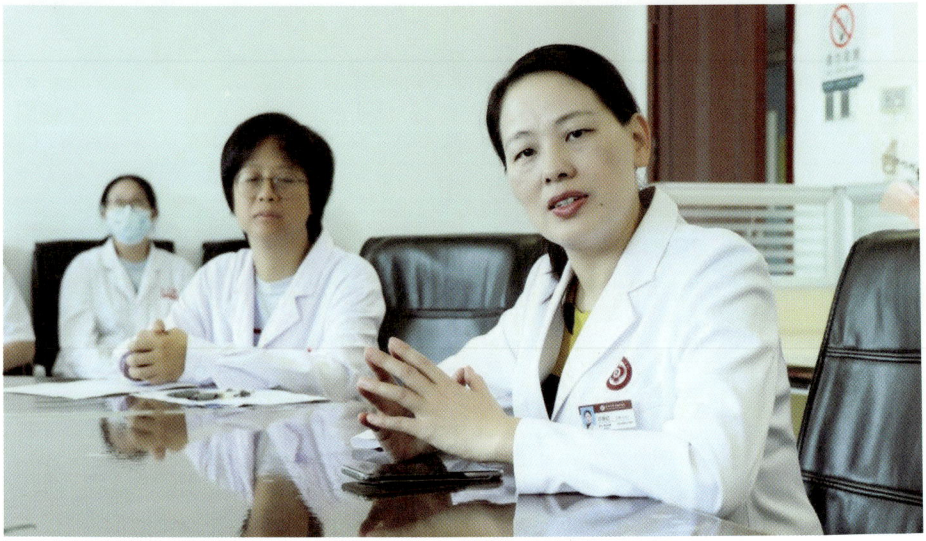

患者的需求是医学研究深耕的动力

美国临床肿瘤学会（ASCO）年会是全球肿瘤学领域最重要的会议之一，每年吸引来自世界各地的数万名肿瘤学家、研究人员、医护人员和政策制定者参加。会议期间，与会者可以分享最新的研究成果、探讨最新的治疗方法和策略，以及了解癌症研究和护理的最新进展。邓艳红团队在医学研究领域深耕多年，特别是在FOLFOX方案对照同期放化疗新辅助治疗直肠腺癌患者的随机对照临床试验（FOWARC研究）上取得了举世瞩目的成就。从2011年至2023年，他们主导的这项研究历经10年随访，其间三度（分别为2015年、2018年、2023年）荣获美国临床肿瘤学会的口头报告邀请。ASCO年会作为肿瘤学领域的顶级盛会，其认可标志着邓艳红团队研究成果的国际影响力。这项研究不仅为直肠癌治疗提供了新的思路，即单纯新辅助化疗可能部分取代放化疗，还展示了中国研究团队在世界舞台上的实力与潜力。通过科学的循证医学证据，他们成功解决了临床难题，推动了医学的进步与发展。

以患者为中心的医学人文关怀

在繁忙的医疗工作中，邓艳红始终不忘对患者的人文关怀。她深知，每一位患者都承载着家庭的希望和痛苦，因此她总是以极大的耐心和同理心去倾听患者的需求和感受。在接诊过程中，她不仅关注患者的病情和治疗方案，还关注患者的心理状态和生活质量。她经常与患者进行深入的交流，了解他们的家庭情况、工作经历和兴趣爱好，从而制订出更加贴近患者实际需求的个性化治疗方案。邓艳红自2007年起便致力于胃肠道肿瘤的临床科研与药物研发，这一选择源自她对患者深切的关心与责任。面对当时临床研究接受度低、筛选病例耗时漫长等重重困难，她从未轻言放弃。患者的痛苦与绝望成为她前进的动力，促使她不断突破瓶颈，坚持科研探索。在她的带领下，团队不仅成功完成了FOWARC研究，还在其他领域，如结肠癌的新辅助化疗（OPTICAL研究）、结直肠癌新辅助免疫治疗（PICC研究）等领域取得佳绩。此外，邓艳红课题组还荣获了2023年CSCO基金会科研课题成果展示会唯一的临床领域一等奖，这是对她多年不懈努力与卓越贡献的最高肯定。

在邓艳红看来，医学不仅仅是技术的较量，更是情感的交流。她深知，面对癌症，患者往往承受着巨大的心理压力和恐惧。因此，她始终将人文关怀贯穿于诊疗的全过程，用温暖的话语、坚定的眼神传递着希望和力量。每当有患者前来就诊时，邓艳红都会耐心倾听他们的担忧和疑问，用通俗易懂的语言为他们解释病情和治疗方案。她深知，对于患者来说，医生的每一句话都至关重要，因此她总是力求做到言简意赅、准确无误。在她的悉心照料下，许多患者逐渐摆脱了恐惧和焦虑，重拾了生活的信心和勇气。

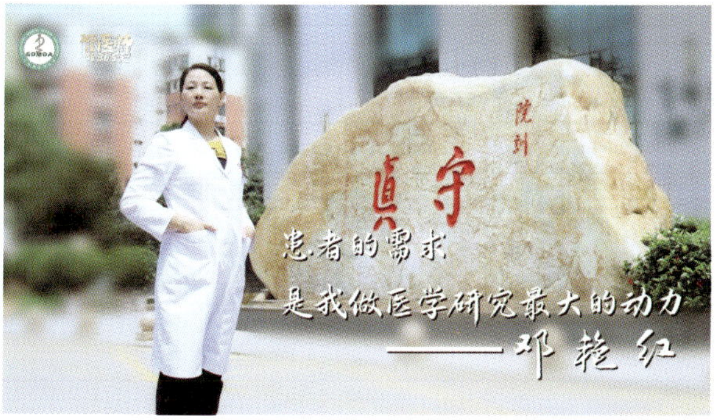
真守
患者的需求
是我做医学研究最大的动力
——邓艳红

从医学科研创新到医学人文关怀，从临床诊疗到临床科研，邓艳红以其匠心独运、仁心仁术，为消化道肿瘤患者撑起了一片蓝天。她深知，医学的进步应始终以患者为中心，通过不断优化诊疗策略、提升服务质量，让每一位患者都能在战胜疾病的同时，重拾生命的色彩。在未来的日子里，邓艳红将继续以她的智慧和决心，引领中山大学附属第六医院乃至全国的肠道疾病防治事业迈向更加辉煌的明天。

FOWARC研究三次受邀ASCO口头报告，对您和团队有什么重要意义？

“一方面，登上这个舞台意味着我们的研究成果得到了广泛的认可和关注。这是一个展示我们团队实力和研究成果的绝佳机会，让我们有机会与更多的同行交流、分享心得，共同推动医学领域的发展。这一时刻，不仅是对我们过去努力的肯定，更是对未来持续探索的激励。另一方面，这些荣誉的获得也代表了我们研究者发起的一种新的研究模式被国际社会认可。与以往很多会议主要报告新药不同，我们的研究并非基于新药或企业支持，而是完全源于临床实践中的真实问题。我们团队深入临床一线，直面患者的需求和痛点，以此作为研究的出发点和驱动力。这种以临床问题为导向的研究模式，旨在解决临床上的实际问题，提升医疗服务的质量和效率。

通过这种模式，我们希望能够打破传统研究的束缚，推动医学研究更加贴近临床、贴近患者。同时，我们也期待能够激励更多的研究者关注临床实践中的真实问题，共同探索更加高效、实用的研究方法和技术，为医学领域的进步贡献自己的力量。”

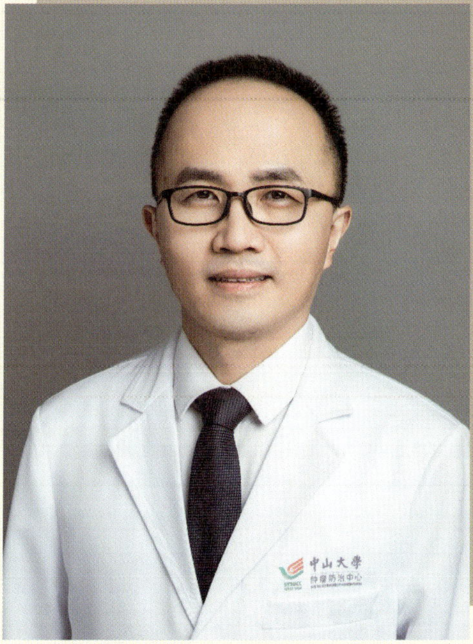

梁　洋：个性化精准治疗照亮患者生命之路

中山大学附属肿瘤医院血液肿瘤科科室主任
华南肿瘤学国家重点实验室课题组长
中华医学会血液学分会浆细胞疾病学组委员
广东省医师协会血液科医师分会副主任委员

在血液肿瘤治疗的漫长征途中，中山大学附属肿瘤医院血液肿瘤科梁洋主任，不断耕耘，不断创新，为患者寻找最佳治疗方案。受到老龄化、外部环境等因素影响，我国血液肿瘤发病率逐年攀升，治疗难度也日益增大，梁洋凭借对医学的深刻理解和不懈追求，不仅在临床治疗上取得了显著成效，更在科研创新、患者关怀等方面树立了典范，为无数血液肿瘤患者点亮了生命之光。

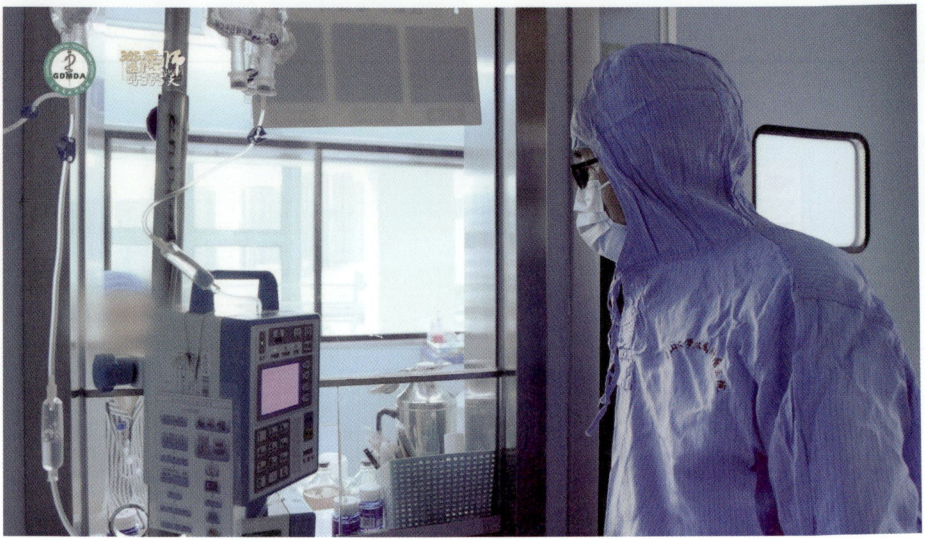

科研引领，创新疗法提升治疗效果

血液肿瘤，包括白血病、淋巴瘤、多发性骨髓瘤及骨髓增生异常肿瘤等，以其复杂性和难治性著称。据世界卫生组织统计，全球每年新增血液肿瘤患者数量庞大，而我国作为人口大国，面临的形势尤为严峻。梁洋深知，传统的治疗手段已难以满足当前患者的需求，唯有不断创新，方能突破瓶颈。

针对我国血液肿瘤患者发病特点，梁洋带领团队深入探索，开展了一系列具有开创性的临床研究。他的主要研究方向为恶性血液病的精准治疗及发病机制研究，2018年他带领团队在骨髓增生异常综合征（MDS）分子标志物研究方面获得重要进展，首次在世界范围内报道核糖核酸（RNA）剪切元件突变的致病机制，并为精准靶向治疗指出方向。

在MDS的诊治方面，梁洋更是走在了国际前列。2022年，梁洋团队在国际顶级医学期刊*Nature Reviews Disease Primers*上发表题为“骨髓增生异常综合征”的文章，并对MDS进行了精准的分型，这有助于推进MDS的个性化精准治疗。MDS为常见的髓系恶性血液肿瘤，多累及中老年人以及曾经接受过放化疗的肿瘤长期生存者，在总体人群中，MDS发病率为

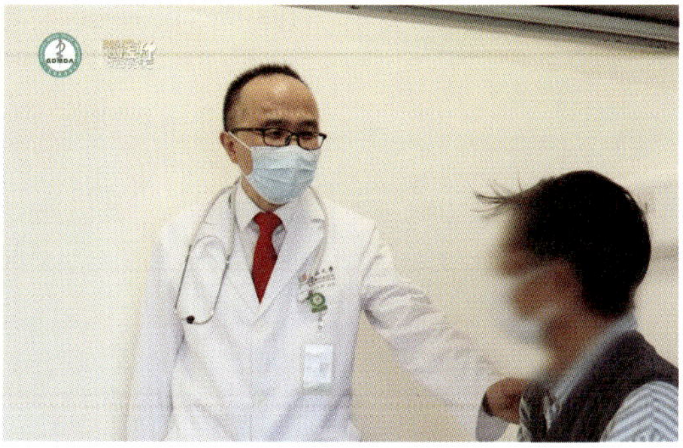

5/10万~12/10万人口，50岁以上的MDS病例占全部患者的50%~70%。

目前，造血干细胞移植是唯一有可能根治MDS的治疗技术，但这项技术仍有优化空间，可以通过造血干细胞移植获得痊愈的患者只有不到10%。梁洋团队将最新的世界卫生组织髓系血液肿瘤分型和国际专家共识分型进行比较，旨在更加精准地诊断该疾病并分类。同时，他们结合分子生物学研究，发现两大类基因（RNA剪切元件和甲基化基因）在MDS中均有高频突变，而免疫和代谢等多种因素也在MDS的发病过程中起到重要作用。这些研究成果为MDS的个体化精准诊治提供了坚实的理论基础。

基于这些研究成果，梁洋团队开展了针对MDS的个体化精准治疗。他们根据危险程度，把MDS分型为6种，从轻到重，采用不同的治疗方案。中位以下患者的治疗，可以从提高生活质量开始，患者恢复正常生活后，就可以进行第二步治疗，用药物延缓疾病进展；最后才是进行根治性治疗，也就是造血干细胞移植。中位以上的患者治疗方案过程则是反过来，如果年龄等因素都合适，首选进行造血干细胞移植，先降低患者病情危险程度，接下来才能延缓疾病进展，最后实现提高患者生活质量的目标。

人文关怀，让治疗充满温度

在梁洋的诊疗理念中，医学不仅仅是科学，更是人文。他深知，血液肿瘤患者往往承受着巨大的心理压力，焦虑、恐惧、绝望等负面情绪如影随形。因此，他在治疗中始终注重患者的心理需求，倡导“医病更医心”的治疗理念。梁洋经常利用业余时间，与患者进行深入交流，倾听他们的心声，解答他们的疑惑。他鼓励患者保持积极乐观的心态，相信自己能够战胜病魔。在他的努力下，许多患者从最初的绝望中走出来，以更加积极的心态面对治疗和生活。

回望过去，梁洋在血液肿瘤治疗的道路上留下了坚实的足迹。他用自己的智慧和汗水，为患者带来了生命的希望。展望未来，他将继续秉承“以人为本、科技引领”的理念，不断探索新的治疗方法和手段，为更多血液肿瘤患者点亮生命之光。

在治疗过程中，与患者的沟通为何特别重要？

“在治疗的整个过程中，与患者的沟通是十分重要的。患上恶性血液肿瘤疾病，对患者和患者家庭而言，在心理、经济上都是毁灭性的打击，所以我们必须与患者和患者家属仔细沟通病情，让他们对患者的病情有正确的认知。有了最初的信任，我们才能为患者提供比较精准的诊断方案，综合考虑患者多方面因素，对患者实现个体化精准诊治。

个性化精准诊治需要患者的配合，所以除了临床上的医疗行为，我们更需要做的是耐心与患者沟通，对患者关心、关怀，让患者从心理到行动上都能信任、认可、配合治疗，从而使治疗取得良好进展，这才是个性化精准诊治给患者带来的最大获益。”

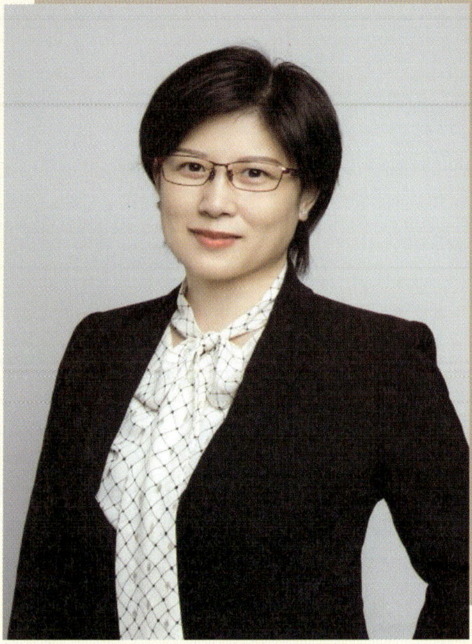

金　时：不懈努力为肿瘤征途和患者带来转机与希望

中国医学科学院肿瘤医院深圳医院肿瘤内科病区主任
世界华人医师协会胸部肿瘤专业委员会青委会秘书长
广东省医师协会临床试验专业委员会常委

金时，作为肿瘤专科医院的杰出医生，一直奋斗在抗癌的征途上。面对每位带着沉重心情踏入医院大门的患者，她用温暖的笑容、耐心的倾听，敏锐洞察每一个细微的需求。更重要的是，她坚持不懈地致力于通过系统的临床研究，探寻肿瘤背后的科学规律，力求为绝望中的患者打开一扇扇希望之窗。

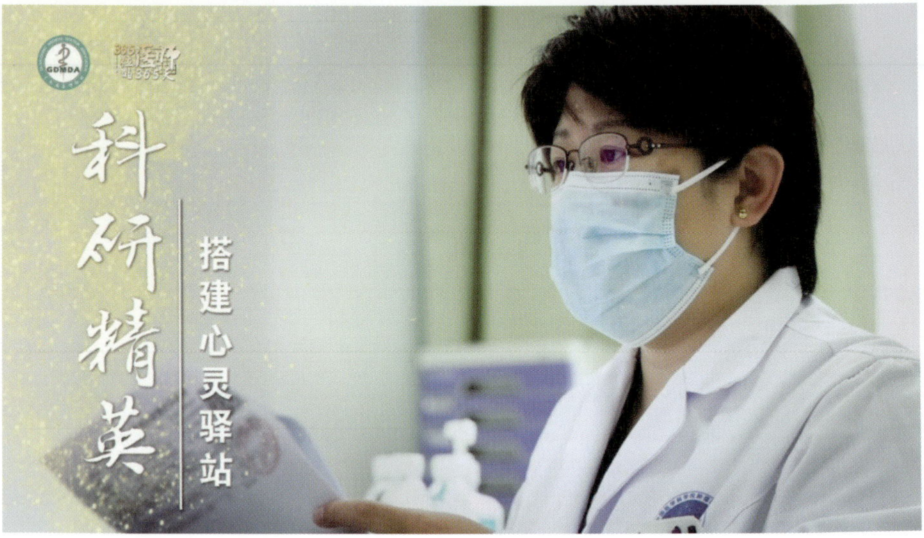

科研转化，为患者打开希望之窗

自2018年来到深圳，金时凭借出色能力申报的杰出青年基金资助，深入推动肺癌治疗领域科研临床转化项目，坚持精准化与个体化治疗的方向，对肺癌患者的转移机制及免疫治疗机制进行了大量的相关基础研究。为此，金时的临床工作重心聚焦于两大类型临床科学研究：一类是关于新药的临床研究项目，探索新药疗效与安全性；另一类是临床前的基础科学研究，旨在解决耐药性等难题，如她当前正专注研究的TCR-T细胞疗法，力图为肿瘤治疗另辟蹊径，为肿瘤患者谋求生命“出路”。在她看来，临床研究是从患者需求出发，针对患者治疗过程中的症状和反应，通过研究提高临床治疗效果，解决患者的痛苦；基础研究则从肿瘤的生物学行为出发，通过研究肿瘤特性，找到攻克肿瘤的方法，从根本上解决问题。两者的出发点虽不同，但目标是一致的，都是希望找到肿瘤的发病机制，并攻克它，从而找到更有效的治疗方法，为患者带来更好的治疗效果，提高患者的生活质量。

心灵慰藉，共筑生命驿站

在肿瘤治疗的道路上，金时教授深知，心理支持与临床治疗同等重要。肿瘤患者常常伴随着抑郁与焦虑，这些心理因素若得不到有效疏导，将严重影响治疗效果及疾病进程。在疏导措施上，除了常规的患者管理手段，金时认为更应特别注重患者的人文和心理关怀。为此，她所在的中心特别设置了留言区与休息区，为患者打造一个心灵的避风港。此外，她还带领团队制作宣教视频、做科普直播，开展常规的线下患教活动，不仅普及肺癌知识，还分享治疗经验，通过实际案例和欢乐温暖的患教互动，给予患者治疗的信心与力量。

无论在门诊还是在病房，接受患者的倾诉是肿瘤专科医生的重要工作之一。金时时常耐心倾听患者的忧虑，用认真专注的态度和温暖的话语驱散他们心中的阴霾，让患者在治疗之路上感受到医护人员无限的关怀和支持，可以更加坚韧与勇敢地面对治疗过程中的痛苦和焦虑。金时认为，70%的肿瘤患者之所以会得病，绝大多数都是心理出了问题。长期的精神因素刺激，会导致身体发生改变，进而引发严重疾病。因此，在治疗过程中，医生不仅要关注患者的身体状况，更要关注他们的心理状态。

“我会尝试与患者进行家常式的沟通，了解他们的想法和感受。同时，我们还会对患者进行心理评估，并根据评估结果给予他们相应的心理疏导。我认为，科普知识虽然重要，但在信息爆炸的时代，过多的信息反而可能加重患者的焦虑。”金时及其团队在提供科普知识的同时，更注重患者的心理感受，帮助他们建立积极、乐观的心态，从而更好地面对疾病和治疗。金时教授用行动证明，心灵的慰藉是治疗的一部分，而她的关怀和支持则是患者生命中的重要力量。

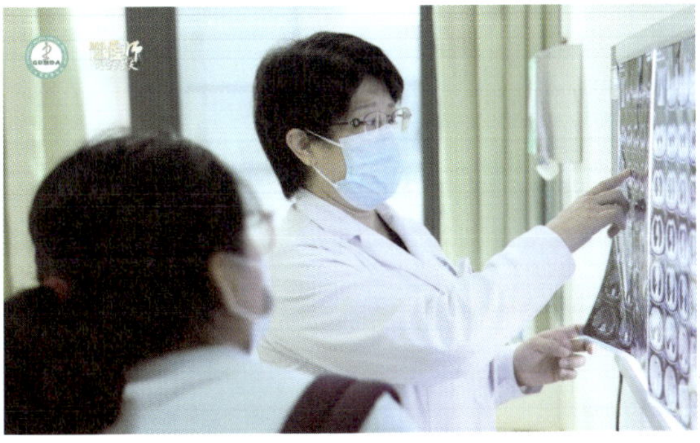

科研的探索，如在黑暗中披荆斩棘，为患者驱散疾病的阴霾；心灵的慰藉，似春日暖阳，给予患者直面病魔的力量。金时坚定地行走在这条充满挑战与希望的道路上，她深知，每一次的努力，都可能成为患者生命中的转折点。

肿瘤患者治疗过程漫长而痛苦，作为肿瘤内科医生如何通过患者管理手段给予患者更多支持和引导？

“在患者管理方面，我们一直在积极探索和实践各种手段。其中，患者教育是我们的一项重要工作。我们团队在固定的平台——肿瘤资讯上，定期梳理肺癌常见的知识点，并制作成节目。这个节目已经持续播出2年多，目前已经完成了20多期。

患者教育的效果主要体现在两个方面。首先，它帮助我们把肺癌的所有常见问题都梳理得清清楚楚，患者可以根据自己的需要，随时找到相关的知识点进行学习。比如，他们可以通过回放功能，找到自己关心的靶点问题，或者学习常见的不良反应处理方法。这样，患者就能更好地了解自己的病情，减轻焦虑和恐惧。

其次，我们还通过印发出入院指导、药物不良反应卡片等方式，加强患者的教育工作。同时，医护之间的沟通也非常重要，我们把患者教育融入住院和出院的各个环节中，确保患者能够得到及时、有效的指导。”

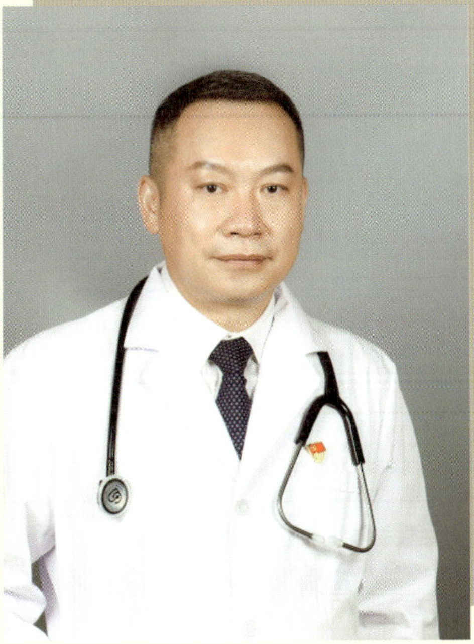

龚四堂：
坚守希望的儿童健康“守门人”

广州市妇女儿童医疗中心教授

广东省医学会儿科学分会名誉主任委员

中国医师协会儿科医师分会第五届委员会候任会长

2023年国家重点研发计划重点专项首席专家

晨曦微露，广州市妇女儿童医疗中心的儿科诊室里，已是一片忙碌景象。抱着婴儿的母亲心急如焚，3岁患儿因腹痛蜷缩在父亲肩头，诊室外电子屏上的候诊人数已滚动至三位数。这里是中国儿科诊疗的缩影，也是儿科主任龚四堂深耕30余载的“战场”。在这个被称为“哑科”的领域，他用听诊器倾听生命最初的震颤，以科研之光照亮儿童功能性胃肠病的迷雾。

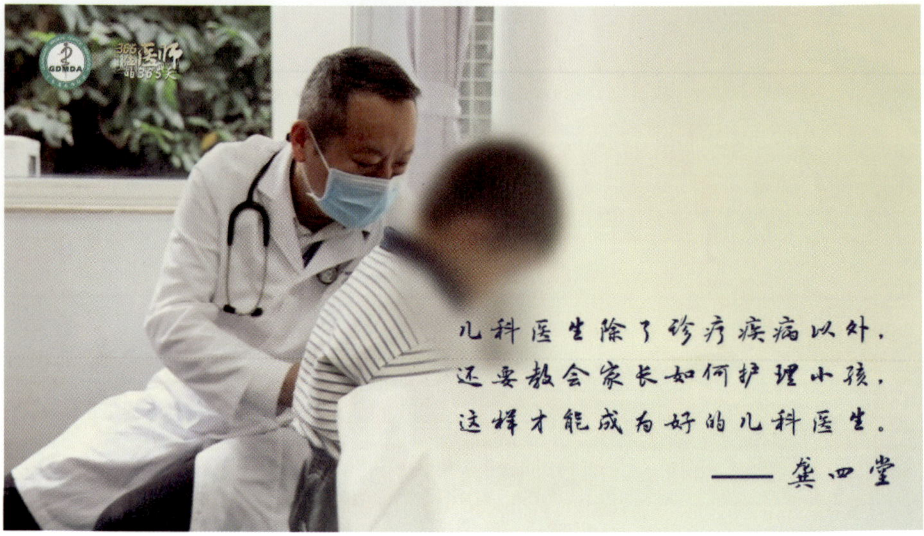

创新引领，填补儿科空白

儿科，常被称作“哑科”，这里的患者是那些还无法清晰描述自身症状的儿童。面对这些稚嫩的小生命，与家长的沟通成为儿科医生最重要的工作之一。龚四堂教授的门诊，总是熙熙攘攘，来自各地的家长带着患儿慕名而来，他们的眼中满是焦急与期待，希望能在这里找到孩子健康的希望。在经年累月的临床实践中，龚四堂凭借着敏锐的观察力和对儿科事业的深厚热爱，注意到了一个在3岁前婴幼儿生长发育中存在的共性问题。常见的消化类疾病，分为器质性疾病和功能性疾病。器质性疾病如胃溃疡、病理性腹泻等，均可以通过常规检查，找到清晰的病因，因此对症治疗往往都有针对性的解决办法；但在最广泛的消化病领域，存在着功能性消化疾病，这类疾病患者往往主诉清晰，病痛部位明确，但无法通过常规检查找到清晰的病因。从生理病理角度上说，患者“没有病”，但患者却实实在在地持续存在着腹痛、呕吐、腹泻、消化不良等情况。这类问题在临床中出现得越来越普遍，在2017年发布的国际诊疗罗马标准Ⅳ中，将这一类疾病归类为功能性胃肠病，分为功能性消化不良、功能性呕吐、功能性腹泻、功能性腹痛等多个症状。然而，该标准并不能完全解释婴幼儿消化功能紊乱的所有表现，并且由于婴幼儿无法正确表达餐后饱胀、疼痛等症状，不完全适用于罗马Ⅳ标准中儿童功能性消化不良的标准。

在2021年，龚四堂联合全国70多名专家经过多次讨论和修订，《婴幼儿功能性消化不良综合征诊断共识》终于发布。这一成果的背后，是龚四堂和团队成员们无数个日夜的心血凝聚。这份共识意见首次系统提出“婴幼儿功能性消化不良综合征”的核心特征，具有重大的意义。首先，这是全国唯一的专门针对婴幼儿功能性消化不良制定的专家共识，是中国的儿科消化科医生和中医科的医生共同制定的标准。它弥补了国际对婴幼儿消化不良的诊疗标准空缺，填补了罗马标准中儿童功能性胃肠病的空白，为儿科医生在面对这类疾病时提供了明确的诊断依据和指导方向，使得原本模糊不清的病症有了清晰的界定。其次，将病名规范后，更有利于对患者的管理。这类疾病的发生发展与婴幼儿身体发育不成熟密切相关，随着时间推移会逐渐好转；通过这份共识意见，医生们能够教会家长科学合理地管理孩子的病情，避免过度医疗，让孩子在自然的成长过程中恢复健康。最后，它极大地缓解了家长的压力，让家长们不再因孩子的病情而焦虑不安，也使患儿能够得到更好的康复，真正助力患儿健康成长。

培育未来，寄语儿科新星

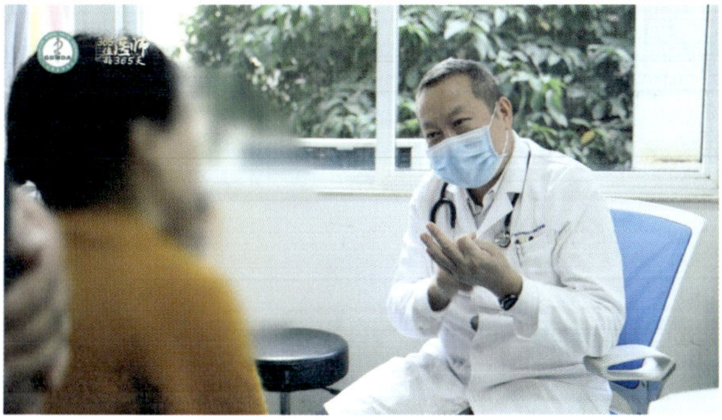

龚四堂深知，儿科事业的发展需要源源不断的新生力量。因此，他不仅在临床工作中兢兢业业，还十分注重对儿科医学生和年轻儿科医生的培养。在他眼中，热爱是从事儿科事业的首要条件。只有真正热爱学医，热爱儿科这个专业，才能在面对儿科工作中的种种挑战时，始终保持热情和初心。他强调，年轻的儿科医生必须学会学习，既要不断提高自己的临床技能，熟练掌握各种诊断和治疗方法，又要养成阅读文献的习惯，及时了解国际前沿的医学动态和研究成果，拓宽自己的知识面和视野。同时，毅力和勤奋也是不可或缺的品质。儿科工作任务繁重，面对的是脆弱的小生命，每一个决策都关乎着孩子的未来，这就需要医生们有足够的毅力去坚持，用勤奋的态度不断提升自己。龚四堂还对年轻的儿科医生提出了“五个一”的要求：掌握一门课，这门课可以是儿科的某个细分领域，深入钻研，成为这个领域的专家；掌握一种技能，无论是先进的医疗技术还是与患儿及家长沟通的技巧，都能为临床工作提供有力支持；学习一种新技术，紧跟医学发展的步伐，不断更新自己的知识体系；掌握一门外语，便于与国际接轨，学习国外先进的儿科医疗经验；撰写一篇文章，通过总结临床经验和研究成果，不仅能提升自己的学术水平，还能为儿科领域的发展贡献自己的智慧。

请您为年轻的临床医生支招，如何提升科研能力？

“一名优秀的临床医生，需要有科研思维。把临床经验转化成科研，再将科研成果运用于临床，这种科研思维尤其值得年轻医生学习。在‘非典’时期、三聚氰胺事件上，我们的诊疗病例很多，但是没有科研意识，触觉不敏锐，一篇好文章都写不出来。因此，从新冠疫情接诊第一个病例开始，我们就已经做好了充分的准备。”

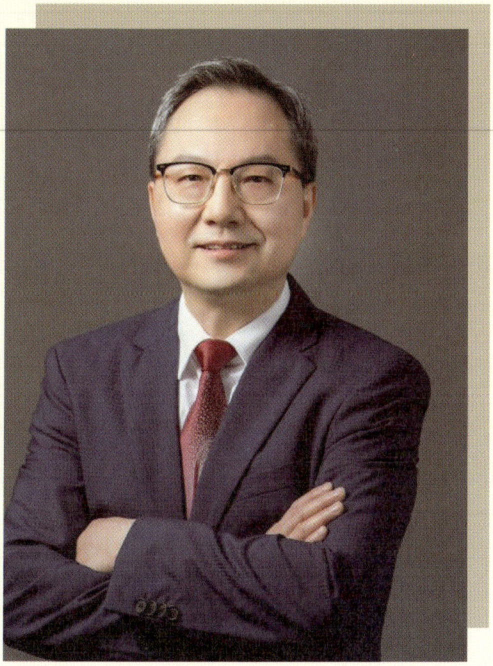

文飞球：在医疗技术的世界里没有终点只有进取和突破

深圳市儿童医院血液肿瘤科二级教授、学术带头人
广东省医师协会儿科医师分会名誉主任委员

文飞球，一位在医疗技术领域永不止步的探索者，他的信念如炬，照亮了在医疗技术世界里不断前行的道路。在他看来，医疗技术没有终点，只有无尽的进取与突破。十年磨一剑，他引领深圳市儿童医院血液肿瘤科从默默无闻到全国瞩目，成为患者心中的生命绿洲。他远赴海外，汲取国际先进技术与理念，回国后倾囊相授，带领团队攀登技术高峰。他跨国合作，与世界顶级医院并肩作战，共同书写医疗技术的新篇章。

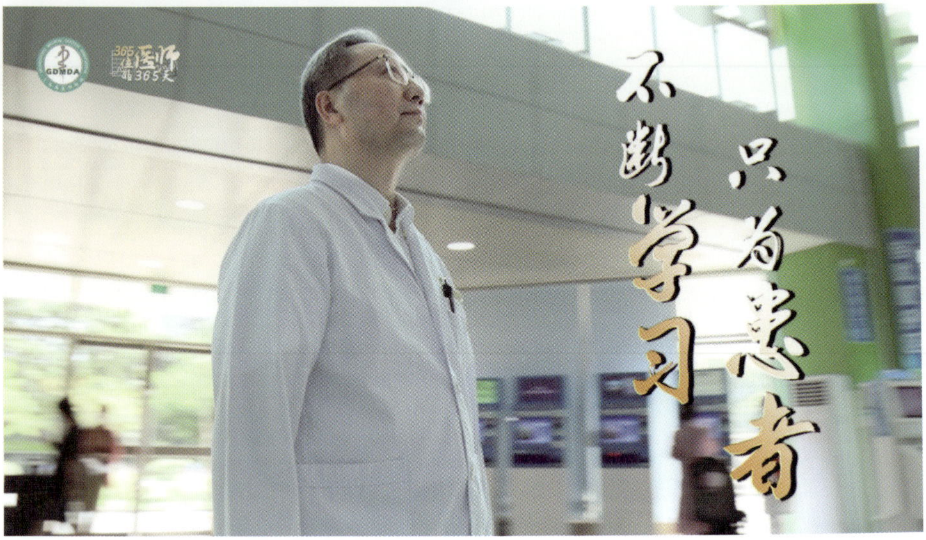

十年磨一剑：打造全国领先科室

深圳市儿童医院血液肿瘤科，在文飞球的带领下，从10年前50%～70%的本地患者外流，到如今不仅留住了95%的本地患者，还吸引了来自广东省以外城市、覆盖全国近20个省（区、市）75%的患者前来就诊。这一转变的背后，是文飞球带领团队十年如一日的辛勤耕耘和不懈努力，把深圳市儿童医院血液肿瘤科打磨成了一把“好剑”。

文飞球深知，要想让患者安心留在本地就医，就必须在医疗技术和服务质量上下足功夫。因此，他带领团队不断学习、钻研，不断突破技术瓶颈，提升服务质量。从最初的模仿和跟随国外先进诊疗方案，到如今的自主创新，深圳市儿童医院血液肿瘤科已经形成了自己独特的诊疗体系和技术优势。

如今，深圳市儿童医院血液肿瘤科已经成为亚专科齐全、人才梯队完备、国内一流的品牌学科，同时也是广东省高水平临床重点专科儿科学带头人单位、国家卫生健康委儿童白血病定点治疗单位和国家儿童实体瘤区域诊治中心、国家药物临床试验基地。作为国内最大的儿童造血干细胞移植中心，科室开展的儿童造血干细胞移植术和白血病、淋巴瘤及儿童实体

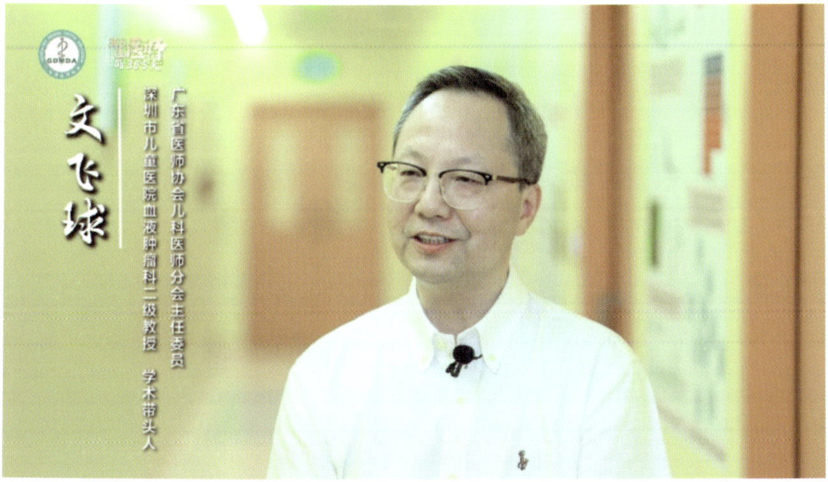
文飞球
广东省医师协会儿科医师分会主任委员
深圳市儿童医院血液肿瘤科二级教授　学术带头人

瘤现代诊断和治疗等，均达到了国内先进水平。同时，科室还建立了儿童血液肿瘤分子诊断平台，为患者提供了更为精准、高效的诊疗服务。病区的规模也在不断扩大，目前已经发展到拥有26个移植仓，160多个床位，每年的造血干细胞移植的数量也在不断增长，从刚开始的个位数上升到如今的300例，位居全国儿科第一位。

学海无涯：深造学习先进技术与医疗理念

文飞球深知，只有不断学习才能更好地服务患者。因此，他始终保持着对知识的渴望和对学习的热情，不断寻求提升自己的机会。早在多年前，文飞球就意识到国内在血液肿瘤领域的诊疗方案与国际先进水平还存在一定的差距。为了掌握更先进的医疗技术，他毅然决定前往美国留学深造，先后在拉什大学和西北大学主攻血液肿瘤领域。留学期间，他深入学习了国外先进的诊疗方案和技术，同时结合自身的实际情况，不断探索和创新，努力将所学知识运用到临床实践中，造福更多的患者。

这段留学经历不仅让他掌握了先进的医疗技术，更让他深刻领悟到国外先进的医疗理念和以人为本的服务精神。文飞球回忆说：“国外的医疗理念和技术给我留下了非常深刻的印象。他们不仅注重技术的提升，更注重患者的体验和感受。这种以人为本的服务理念，让我深受启发。”他深刻意识到，除了医疗技术需要紧跟国际步伐，更要在医疗服务理念上与国际接轨，深化“以人为本的、以患者为中心”的服务理念。

回国后，文飞球积极将所学知识运用到临床实践中。他结合实际情况，努力将先进的医疗技术和服务理念融入日常工作中。他感召医生同行们不仅要加强对疾病治疗的理解和提升医疗技术，切实解决患者的问题，还要不断学习与患者有效沟通的技巧，用心倾听患者的需求和诉求，赢得患者的信任，努力构建和谐融洽的医患关系。

不断进取：跨国合作助力大湾区医疗高质量发展

文飞球不仅注重科室的发展和建设，更关注整个大湾区医疗事业的高质量发展。在深圳市委、市政府和医院领导的大力支持下，文飞球带领团队积极参与医疗卫生“三名工程”建设。借助这一平台，深圳市儿童医院血液肿瘤科与世界顶级儿童医院——加拿大多伦多大学病童医院建立了深度的合作关系。这是该院“三名工程”首度引入的重量级国际大咖，也是

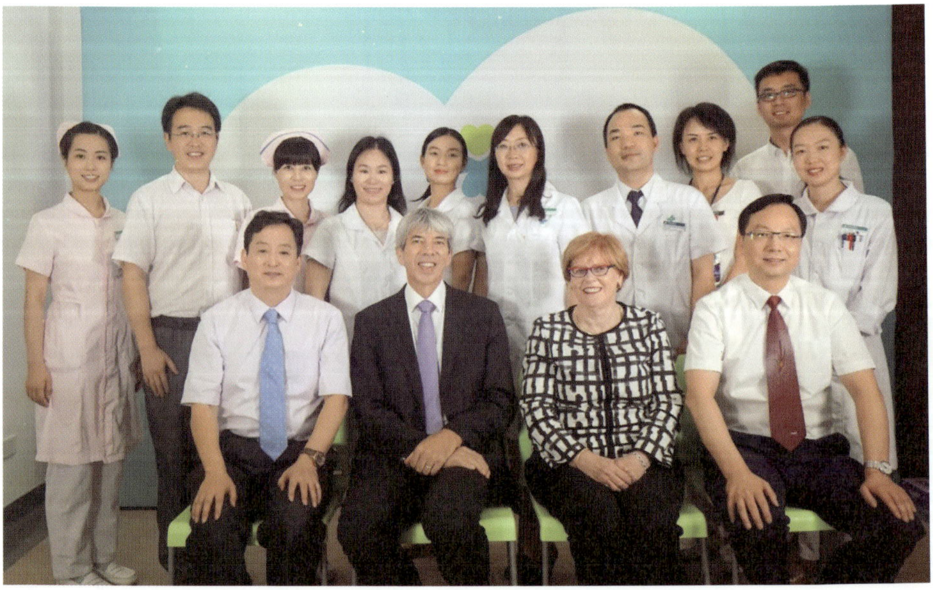

多伦多大学病童医院首次在海外的深度合作。在合作过程中，深圳市儿童医院血液肿瘤科的骨干人员得到了全面的培训和提升，不但拓宽了他们的视野和思路，还提升了他们的专业素养和技能水平。这一合作不单单为深圳市儿童医院血液肿瘤科带来了先进的技术和管理经验，提升了科室的整体实力，也为大湾区乃至全国的儿科医学的高质量发展注入了新的活力。

此外，文飞球还非常注重与大湾区其他医疗机构的合作与交流。他积极参与大湾区儿科医学领域的学术交流活动，与同行共同探讨儿科医学的发展趋势和挑战。同时，他也积极推动深圳市儿童医院与大湾区其他医疗机构的合作与交流，共同探索儿科医学领域的新技术和新方法。这些努力不仅促进了大湾区儿科医学领域的交流与合作，也为深圳市儿童医院乃至整个大湾区的医疗事业高质量发展做出了重要贡献。

如何让医患沟通更顺畅？

“首先，最重要的还是要帮助患者解决问题，重视医疗技术。只有对疾病的治疗诊断更深刻，对患者的说服力才会更强，而且患者也会更信任你。其次，我们要不断学习沟通技巧，在诊疗的全过程中体现医生对患者的人文关怀。最后，无论是沟通，还是专业技术，这些都是学问，都需要我们用心去学习。”

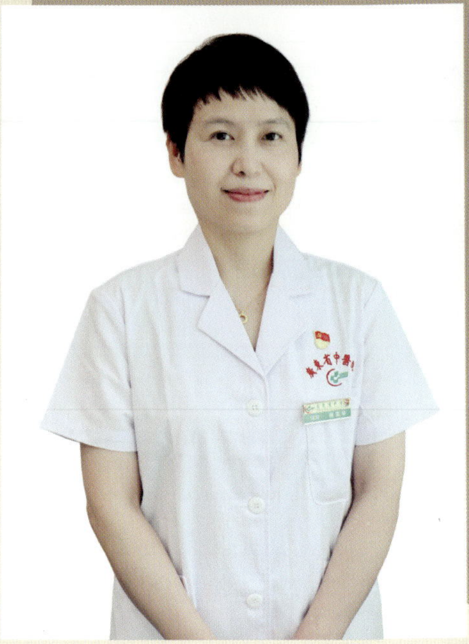

杨京华：为孩子将来的健康打好基础是儿科医生的责任

广东省中医院儿科主任
第四批全国中医临床优秀人才
广东省中医药学会儿童保健专业委员会主任委员
广东省临床医学会儿科呼吸专业委员会副主任委员

在儿科的世界里，杨京华教授宛如一位温柔而坚定的守护者，用她的爱与专业为无数孩子的健康成长保驾护航。她被众多小朋友们亲切地称为“杨妈妈”，她一直致力于儿童健康事业，特别是病毒感染和慢性呼吸系统疾病，除提供个性化的诊疗方案外，还专注于创新治疗方法的研究与应用。她擅长运用中医的“望闻问切”四诊合参，将传统的中医智慧与现代医学研究相结合，取得了诸如“健儿解毒方”治疗病毒感染等成果。在儿科这片充满希望的土地上，杨京华教授用25年的坚守，诠释了什么是儿科医生的责任与担当，也让我们看到了中医智慧在现代儿科领域的独特魅力。

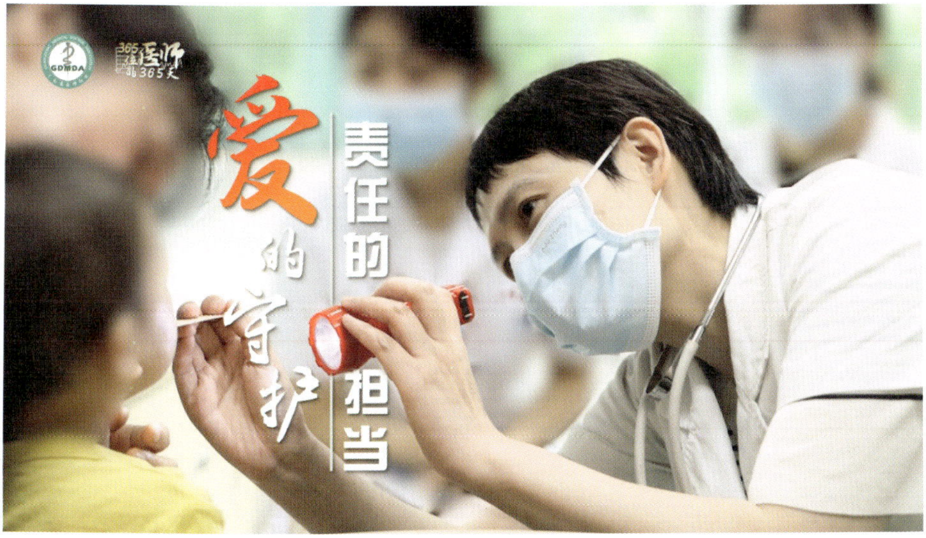

爱的守护者：“杨妈妈”的个性化中医诊治

在繁忙的广东省中医院儿科门诊里，有一位被孩子们亲切地称为“杨妈妈”的医生——杨京华。她的诊室见证了无数孩子的成长，从最初的小小身躯到如今的高大健康，每一个变化都凝聚着杨京华无私的关爱与专业的医术。

儿科，被许多医生称为“哑科”，因为孩子们往往无法清晰地表达自己的不适。但杨京华教授却用自己的方式，与孩子们建立了一座特殊的沟通桥梁。杨京华深知儿科疾病的特殊性，尤其注重通过“望”诊和“闻”诊来细致观察患儿，即便在孩子们哭闹间也不放过任何细微的变化。她以中医的独特视角，通过观察孩子们的整体状况，结合精神面貌与形体动作，来为孩子们提供个性化的诊疗方案，尤其在儿童病毒感染性疾病的治疗上，展现了中医药的显著优势。

责任与担当：科研突破与临床创新

面对儿童易感的感染性疾病，如流感、手足口病等，杨京华及其团队

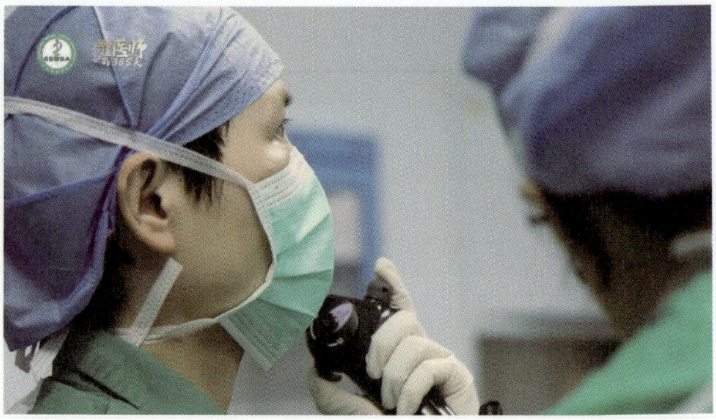

并没有止步于临床治疗，而是深入科研，结合疫情防控期间积累的宝贵经验，成功凝练出“新冠健儿解毒方”，被纳入《新型冠状病毒感染诊疗方案（试行第十版）》，并以4 000万元金额实现转让，现已申请国家专利。而这一方剂不仅在抗击疫情感染中展现出突出的疗效，还广泛应用于其他儿童常见的病毒感染性疾病的治疗，充分体现了中医“异病同治”的智慧。

此外，对于闭塞性细支气管炎等慢性呼吸道疾病，杨京华更是倾注了大量心血。她不仅关注患儿的病情治疗，深入研究疾病的特点和创新治疗方法，更在精神上给予患儿无限的支持与鼓励，陪伴他们走过一个又一个难关，为他们的健康成长奠定了坚实的基础。

爱的传递：儿科医生的使命与情怀

在儿科领域默默扎根25年，杨京华教授深耕临床一线，带领儿科年服务门诊患者近30万人次、住院患者近1 800人次。在她看来，儿科医生的角色不仅仅局限于孩子们健康的守护者，他们更是孩子们成长道路上不可或缺的陪伴者。对于杨京华来说，陪伴孩子们打败病魔只是第一步，更重要的是要陪伴他们走好0～18岁的每一段成长路程，为他们未来的健康打下坚实的基础。她认为，作为儿科医生，一个最基本的条件便是要从内心去接纳孩子、喜欢孩子。而同孩子们相处是不需要技巧的，因为他们接收的信息是非常直接而简单的，需要直白地去表达你对他们的关心，并且表现出对他们的尊重。在与孩子交流的过程中，杨京华坦言：“当我们在向孩子输出的时候，孩子向医生输出的可能会更多，这是我从医这么多年来最大的一个感慨。”在这种相互的关系中，杨京华感受到了孩子们所带来的温暖与力量。带着这份对孩子们深沉的爱与责任，杨京华在危急关头总能迅速地收起柔软的内心，用理智和专业知识力挽狂澜；而每当看到孩子们病情好转、露出笑容时，她又再次显露出了柔软的内心和无尽的成就感。在她看来，孩子们病情转好的笑容是克服一切困难与挑战的最佳回报。

您的整个团队长期坚持做儿童健康的科普，对您来说坚持宣传的动力是什么呢？

“我认为这个工作是能让孩子从根本上获益的一件事情。首先，很多疾病的发生，都与生活习惯息息相关。所以，我在做健康科普的时候，更多的是希望让孩子与家长有一个健康的概念，比如什么叫作健康，从中医的角度又怎么去认识它？这需要从娃娃抓起，让健康的理念根深蒂固地植入孩子的生活当中，这不仅仅有利于降低儿童时期疾病的发生概率，更有利于他们终身的健康，这是儿科医生的责任。其次，科普在与患者的沟通交流中起着重要作用。我们医生需要通过科普减少家长因对疾病认识不足而产生的焦虑和恐惧，减少过度医疗，并把中医药的理念融入其中。最后，我们希望通过做健康宣教，让孩子们感受中医这一传统文化的魅力。所以，我们也坚持在小学宣讲饮食的中医药文化，包括我们说餐桌上的中医等。我们拍摄的《儿童健康饮食100问》，就是一个很好的例子。以上这三个方面是我觉得做健康宣教非常重要的动力。”

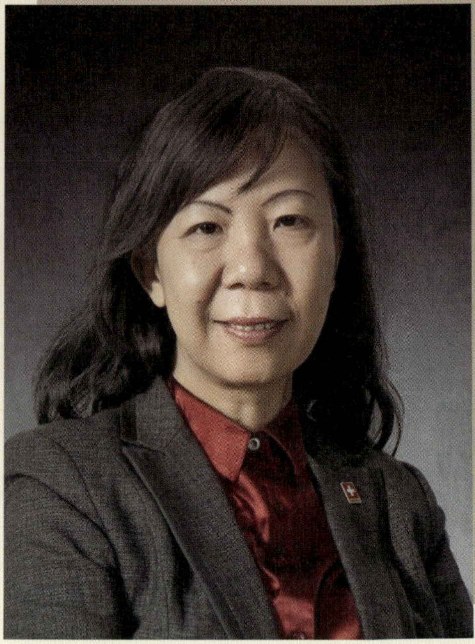

罗颂平：仁心仁术济苍生　授业传道育后人

广州中医药大学第一附属医院岭南妇科病研究所所长
国家中医药领军人才“岐黄学者”
国家重点学科中医妇科学学科带头人
首批全国老中医药专家罗元恺教授学术经验继承人

罗颂平，岭南罗氏妇科第三代学术继承人，她不仅擅长女性助孕、安胎，更致力于中医妇科的传承与发展。她长期专注于生殖健康与生殖障碍的中医药研究，推动中医药更好地服务基层和广大群众，以仁心仁术济苍生，以授业传道育后人，展现了中医人的担当与风采。

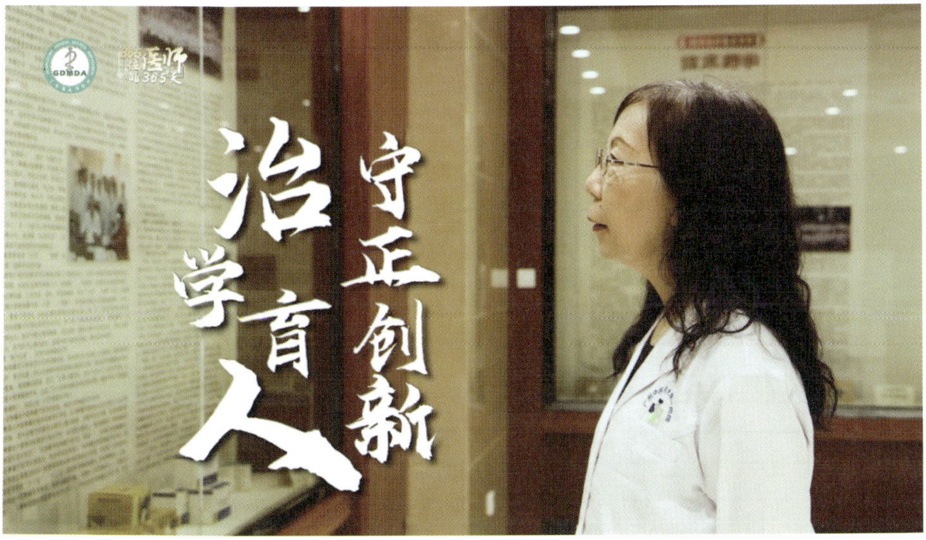

薪火相传：罗氏妇科的传承者

岭南罗氏妇科以新中国第一位中医教授罗元恺为代表性医家。他在1982年提出“肾—天癸—冲任—子宫轴”是女性生殖调节的核心。罗颂平是罗元恺教授的女儿，作为岭南罗氏妇科流派学术继承人，罗颂平不仅具有家传、师承的特点，还有研究生教育和出国访学的经历。她传承了岭南罗氏妇科流派的精粹，擅长女性助孕、安胎诊疗。她又掌握了现代研究方法，继续书写着这一古老中医流派的辉煌篇章。传统中医和现代医学研究在她看来并无冲突，且相得益彰。

自国家中医药管理局立项以来，罗颂平便带领团队遍植传承之树，在广东、福建、青海、香港乃至北美等地，设立了12个传承工作站，照亮了中医传承之路。疫情防控期间，罗颂平带领团队以线上讲座为桥梁，跨越时空界限，向世界传播岭南罗氏妇科。她通过28讲岭南罗氏妇科精髓，加之疫情前的积淀，共计31讲，惠及全球超过40万的中医同仁，影响力跨越了国界，充分彰显了中医文化的博大精深，向国际发出中医之声，推动了中医文化走向世界。“我们还于2018年申报了广东省非遗项目，并通过非遗项目向社会大众进行各种形式的推广，达到中医文化传承的目的。”

罗颂平更以非物质文化遗产的名义，将岭南罗氏妇科的智慧结晶，通过义诊、展览、讲座等多种形式呈现于世人面前，让这一古老的中医文化在新时代焕发出新的生机与活力。

匠心育人：中医教育的领航者

罗颂平不仅是一位中医妇科的医生，更是一位授业传道的学者。多年来，罗颂平始终坚守在教育一线，她以医者之心，学者之魂，深耕教育沃土，致力于培育中医妇科未来的种子。她深知，中医的精髓在于传承，核心是“传承精华、守正创新”。故而在教学中，她积极倡导学生“读经典、学原著、跟名师、做临床”，让学生们在实践中领悟中医的博大精深。罗颂平以身作则，治学严谨，因材施教，为中医妇科领域输送了一批又一批高素质的专业人才。她满怀希望地说道：“希望把接力棒交到我们的学生手上，他们能把中医的精华继续传承和发扬光大，继续攀登新的高峰。”如今，她的学生遍布世界各地，成为中医妇科领域的中坚力量。他们将中医的智慧与温暖传递给更多的人，让更多的人受益于中医的神奇疗

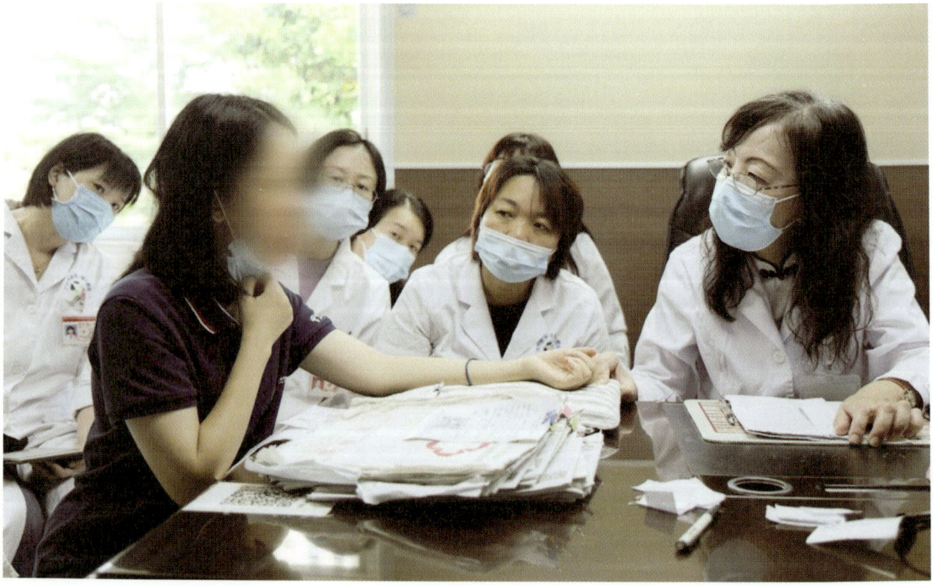

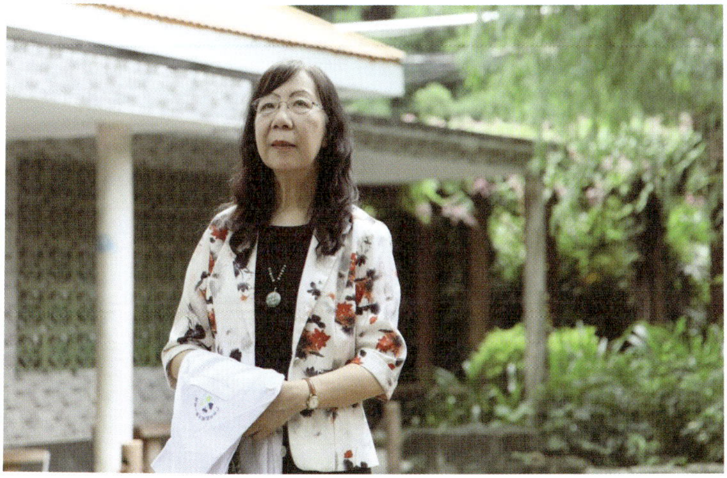

效，使得中医妇科学在全球范围内得到更广泛的传播与认可。

罗颂平认为，中医的研究若要在时代的浪潮中保持蓬勃的生命力，就必须与时俱进。在她看来，传统中医虽底蕴深厚，但现代医学的科研方法同样具有不可忽视的价值。于是，她勇敢地迈出探索的步伐，积极利用多种现代科研方法，为中医研究注入全新的活力。她融合了多种现代的科研方法，大力提倡中西医结合，在临床实践中，她巧妙地融合中西医之长，为患者提供更全面、更有效的治疗方案；在学术研究领域，她积极推动中西医理论的交流与碰撞，力求挖掘出更多治疗疑难病症的新方法。在她的不懈努力下，广州中医药大学的中医学凭借着深厚的学术积淀与创新的发展模式，成功成为教育部重点学科。

心怀医者慈悲心，罗颂平以精湛的医术为患者带去“新生命”；学贯中西勇于担当，罗颂平以儒雅之姿带领中医妇科走向世界，福泽世人。她不仅在医学领域孜孜不倦地追求卓越，更以一颗仁心，致力于减轻患者的痛苦，让世界听见来自“中医的好声音”。家学渊源、出国研修，让罗颂平更坚定肩负流派传承发展、传播推广的责任，投身专科发展的终身事业中。

您已经在教学、科研、临床等方面取得了丰硕的成果，在未来您希望如何给患者提供更多的服务？

“我今年67岁了，可我总觉得自己还有很多事能做、想做。在我心里，一直给自己定了个‘勤奋者’的标签。就拿我运营的公众号来说，每周2篇推文，6年来雷打不动，而且每一篇都是我亲自撰写。坚持这么久，我是想着，这是一个给大众科普中医药知识的很好的窗口，能把咱们中医的‘好声音’传递出去，让更多人了解中医、受益于中医。

除了做科普，我也一直没放下学术研究，20多年来，我始终保持着思考和独立撰写论文的习惯。我是打心底里热爱这个事业，每次深入钻研、探寻医学的新发现，都让我特别满足。现在，罗氏妇科的妇儿中心也搭建起来了，看着它一点点成长，我满心都是期待。未来，妇儿中心会继续为更多患者服务，为大家的健康保驾护航，这也是我一直坚持、努力的意义所在。”

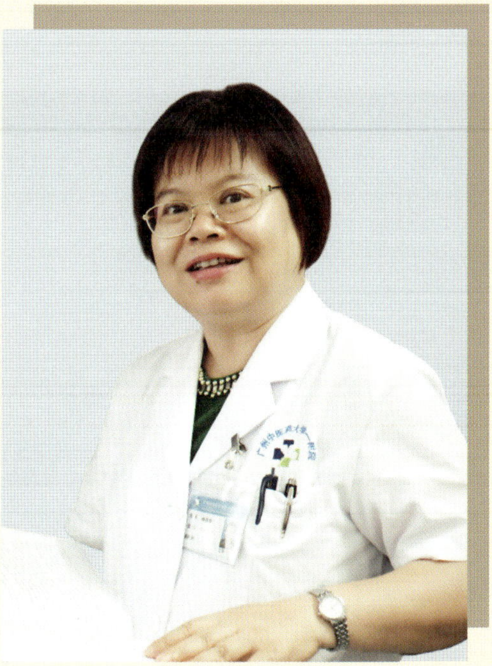

林丽珠：
杏林春暖　中医肿瘤大医

广州中医药大学第一附属医院岭南肿瘤研究所所长
国家临床重点专科、国家中医药管理局重点专科学术带头人
世界中医药学会联合会癌症姑息治疗研究专业委员会会长

在中医肿瘤治疗的广阔天地中，林丽珠教授宛如一位手持杏林之笔的丹青妙手，用38载的坚守与奉献，为无数患者绘就了生命的希望画卷。她以精湛的医术和无私的奉献，治愈了无数患者的病痛，赢得了广泛的赞誉。面对肿瘤这一人类健康的大敌，林丽珠始终坚守在抗击肿瘤的第一线，用她的智慧和爱心为患者点亮了希望之光。

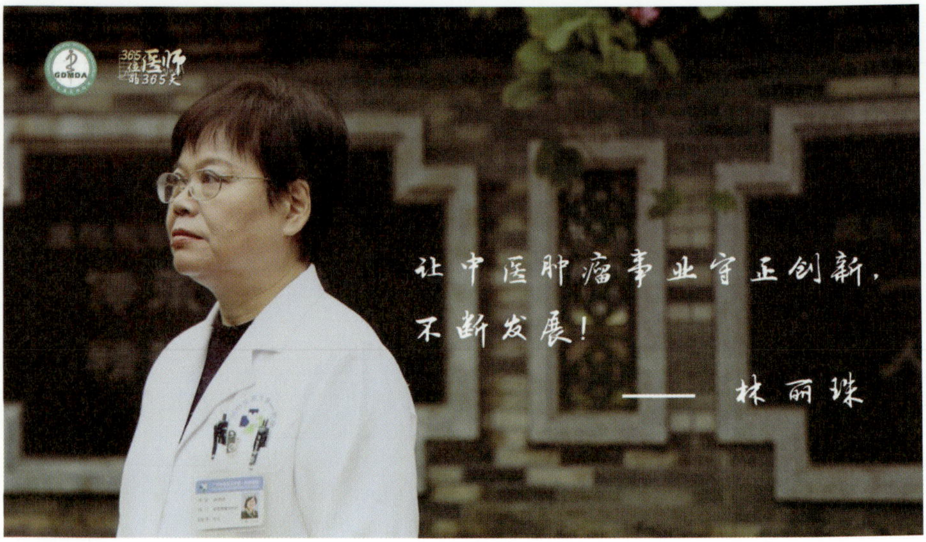

十年如一日坚守，中西医结合治愈肿瘤患者

肿瘤，这种令人闻风丧胆的疾病，是人类健康的大敌。然而，在林丽珠教授眼中，肿瘤并非不可战胜。她曾表示："肿瘤治疗是一场持久战，患者需要的是信心和希望。我们不仅要关注肿瘤的大小，更要关注患者的生活质量。中医的'扶正祛邪'理念与西医的精准治疗相结合，往往能带来意想不到的效果。"

林丽珠教授在中西医结合治疗肿瘤的道路上，已经走了很远。她深知，肿瘤治疗需要综合运用多种手段，才能取得最佳效果。她积极倡导中西医结合治疗肿瘤，充分发挥中医辨证论治和整体观念的优势，同时批判性吸收西医治疗的先进技术和手段。中医的辨证论治讲究"三因治病"，即因人、因时、因地。"因人"需要看患者的个体化情况，"因时"需要看患者的疾病到了什么阶段及注意节气、昼夜的不同，而"因地"则看诸如南北方的地域差异等。

在林丽珠的努力下，许多中晚期肿瘤患者得以重获新生。周伯就是其中的一位受益者。身患滤泡性淋巴瘤后转化为弥漫大B淋巴瘤的他，在林丽珠的精心治疗下，病情得到了长期稳定控制，生活质量也得到了显著提高。这背后，是林丽珠长达11年的坚持和付出。她用自己的实际行动，诠释了医者仁心的真谛。

推动中医肿瘤诊疗发展，培育人才与传承

林丽珠不仅关注患者的个体治疗，更致力于推动中医肿瘤专科的整体发展。1987年，在国医大师周岱翰教授的带领下，她参与创建了广州中医药大学第一附属医院肿瘤中心，经过三代人的不懈努力，将其打造成国家临床重点专科。她建立了一套中西医结合的辨证论治理论体系，在治疗肿瘤的中医理法方药和食疗方面也做了大量的研究。这些成就的取得，离不开林丽珠在专科建设和人才培养方面的卓越贡献。

林丽珠深知，中医肿瘤学科的发展离不开人才的支撑。她在国医大师周岱翰教授的带领下，率先在全国开设了肿瘤本科班方向的课程，并建立了博士点，为中医肿瘤学科的传承发展培育了大量优秀人才，为中医肿瘤学科的传承发展注入了新的活力。同时，她还通过编写国家级规划教材、出版专著和《中医肿瘤食疗学》、“健康中国——中医药防治肿瘤丛书”等系列科普书籍的方式，初步建立了中医肿瘤学科的理论体系，为临床实

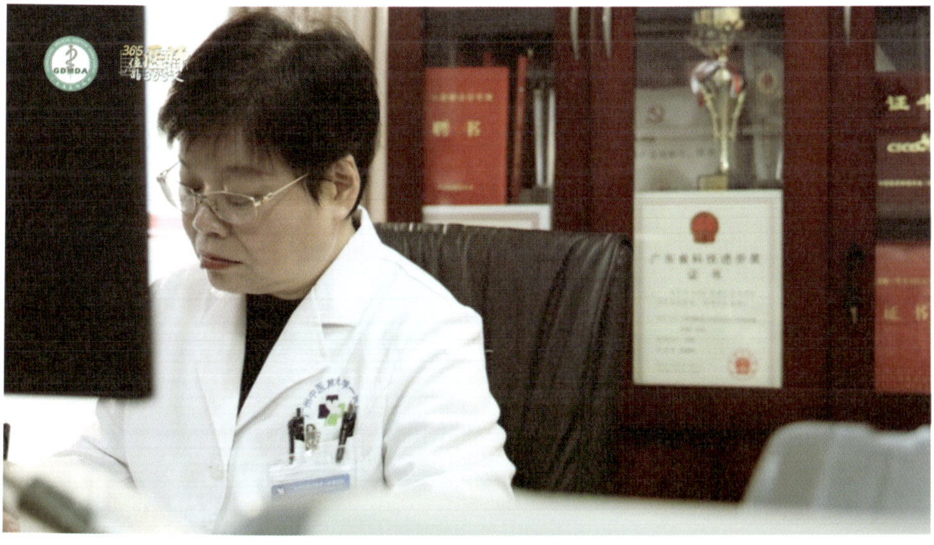

践提供了有力的指导。

“中医肿瘤学科的发展，离不开一代代人的努力。我们不仅要传承经典，更要不断创新。通过培养更多优秀的中医肿瘤学科人才，才能让这一学科走得更远。”林丽珠教授用她的智慧和远见，为中医肿瘤的传承发展注入了新的活力。

科研与人文关怀并重，坚持守正创新

林丽珠在科研领域取得了令人瞩目的成就。她主持了40余项各级科研课题，包括国家自然科学基金和科技部重大项目等，相关研究成果多次荣获省部级奖励。这些科研创新不仅推动了中医肿瘤治疗水平的提升，更为患者带来了更显著的治疗效果和生活质量的改善。

在关注患者身体健康的同时，林丽珠始终将患者的心理健康置于同等重要的位置。她强调“身心同治”，认为医病更要医心。特别是在中晚期患者的治疗中，她尤为注重营造温馨和谐的医患关系氛围。为此，她成立了肿瘤患者康复俱乐部和志愿者服务队，为患者提供全方位的人文关怀与支持，极大地缓解了患者的焦虑情绪，帮助他们以更积极的态度面对疾病与生活。在治疗方案的选择上，林丽珠也秉持“医患共同决策”民主原则，详细地向患者解释每一种可能的治疗方案，并尊重患者的选择，让患者在治疗过程中拥有更多的主动权。

林丽珠曾分享过一个感人的故事：一位年轻的乳腺癌患者在确诊后一度陷入绝望，通过中西医结合的治疗方案、心理疏导以及康复俱乐部的活动，这位患者不仅病情得到了控制，更重新找到了生活的意义。如今，她已康复并成为一名志愿者，用自己的经历鼓励其他患者，传递希望与力量。

林丽珠以她的医术和爱心，为无数患者点燃了生命的希望。她不仅是一位医术精湛的医者，更是一位心怀患者、教书育人的楷模。在她的引领下，中医肿瘤专科建设不断取得新的突破，中医药的美名也远播海内外。她坚信，尽管中医肿瘤治疗的道路充满挑战，但只要坚守初心，心怀患者，就一定能为更多患者带来希望。未来，她将继续传承中医经典，守正创新，为推动中医肿瘤事业的发展贡献自己的智慧与力量。

您认为中西医结合治疗肿瘤的关键是什么？

“中西医结合治疗肿瘤的关键是知己知彼、取长补短。发挥中医药辨证论治、整体观念的治疗特色和优势的同时，批判性地吸收西医治疗中给患者带来获益的技术和手段。比如西药治疗过程中可能出现的耐药性和副作用等问题，会对患者的生活质量带来很大影响，而针对西医手段中的这些不足，中医恰恰可以弥补，不仅可以减毒，还可以增效。”

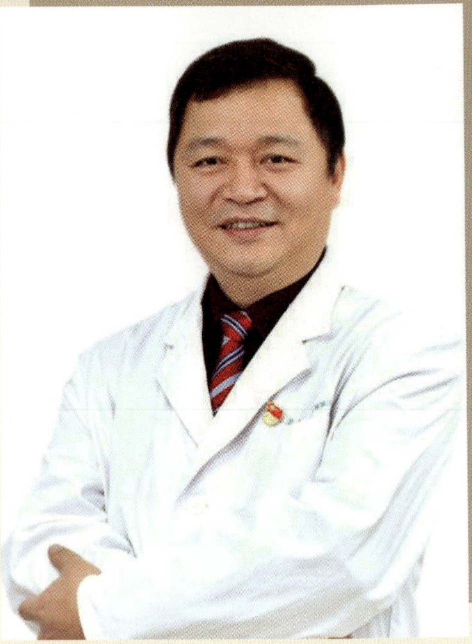

崇雨田：
零距离沟通　让看病充满人情味

中山大学附属第三医院感染性疾病科党支部书记
广东省医师协会肝病专科医师分会名誉主任委员

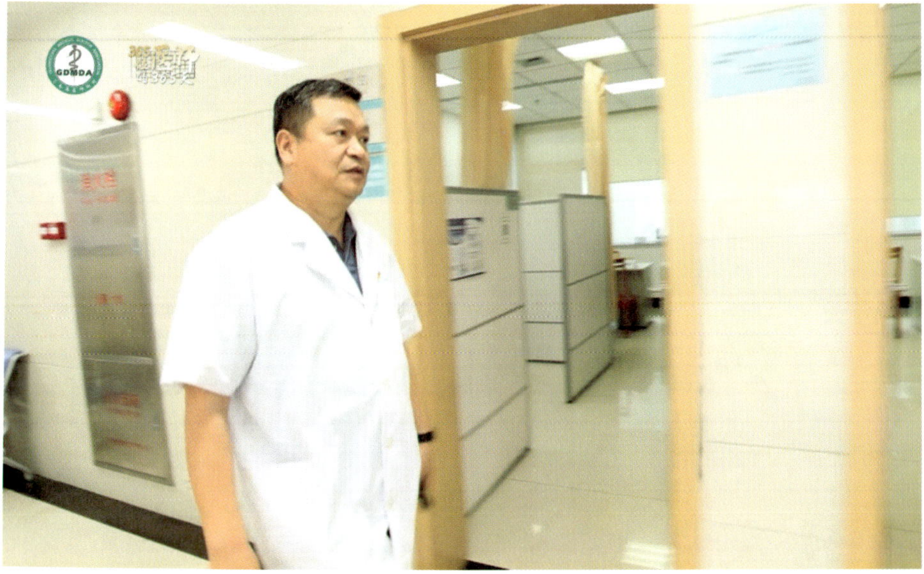

情系患者无远近：让“看病”充满人情味

在这片医疗的热土上，有一位医者，他的名字与温暖、责任紧密相连。作为中国肝病领域的知名专家，中山大学附属第三医院（以下简称“中山三院”）的崇雨田不仅以其精湛的医术赢得了业界的认可，更以他那无微不至的关怀，让“看病”这件本应充满痛苦与焦虑的事情，变得温馨而充满人情味。

中国的乙肝病毒携带者数量庞大，据统计，这一群体人数已超过8 600万。在华南地区，老百姓间流传着一句口头禅：“看肝病，到三院。”这不仅是对中山三院医疗水平的认可，更是对崇雨田及其团队多年努力的肯定。每个周日的早晨，当城市尚未完全苏醒，崇雨田的诊室已门庭若市。自2008年建立随访门诊以来，这里成为许多患者心中的避风港。超过3 000名患者被纳入了他的随访队列，他们中的许多人，与崇雨田建立起了超越医患关系的深厚情谊。

崇雨田深知，看病对于患者而言，往往伴随着身心的双重压力。因此，他努力让自己的诊室成为患者心灵的慰藉之地。即便升任副院长后，管理任务繁重，他依然坚持开设周日门诊，牺牲个人休息时间，只为让那些平日忙碌或远道而来的患者能够得到及时的治疗与关怀。更令人动容的是，就算是加班门诊，崇雨田坚持只收取30元的挂号费，用实际行动减轻了患者的经济负担。

病历如山，爱如细流汇成海

走进崇雨田的办公室，一排排整齐排列的病历柜映入眼帘，这里是时间的见证，也是爱的累积。每一份病历背后，都是一个故事，一段旅程。在纸质病历时代，崇雨田需要亲手翻阅、整理这些宝贵的资料，确保每一次复诊都能准确对接患者的病史。即使面对海量的信息，他也从不遗漏，哪怕是多年未复诊的患者病历，也被妥善保存，以备不时之需。这份坚持，不仅体现了医者的专业与严谨，更透露出对每一位患者的尊重与珍视。崇雨田的随访工作不仅限于病历管理，更重要的是，通过长期的跟踪观察，他及时发现并挽救了200多名小肝癌患者的生命。这些成功的案例，是他对医学事业的执着追求，也是对患者生命的高度负责。

随着科技的进步，崇雨田也与时俱进，利用现代通信手段优化患者管理。从最初的短信通知，到后来使用飞信分组管理数千名患者，他开创先河，展现了医者的人文关怀与现代科技的完美融合。为了满足更多患者的需求，崇雨田开设了微信服务号，4 800多位好友，每一个请求，每一条信息，他都尽力回复，无论是预约复诊、转诊咨询，还是入院安排，崇雨田都亲力亲为，确保每位患者都能得到及时有效的帮助。

崇雨田的朋友圈，更是成为患者获取就诊信息的重要渠道。他会提前两周公布停诊及外出出诊的时间、地点，让外地患者能够提前规划，减少奔波之苦。这种超越地域限制的关怀，让“看病难”的问题在一定程度上得到了缓解。

天南海北总是情：开辟“第二诊室”

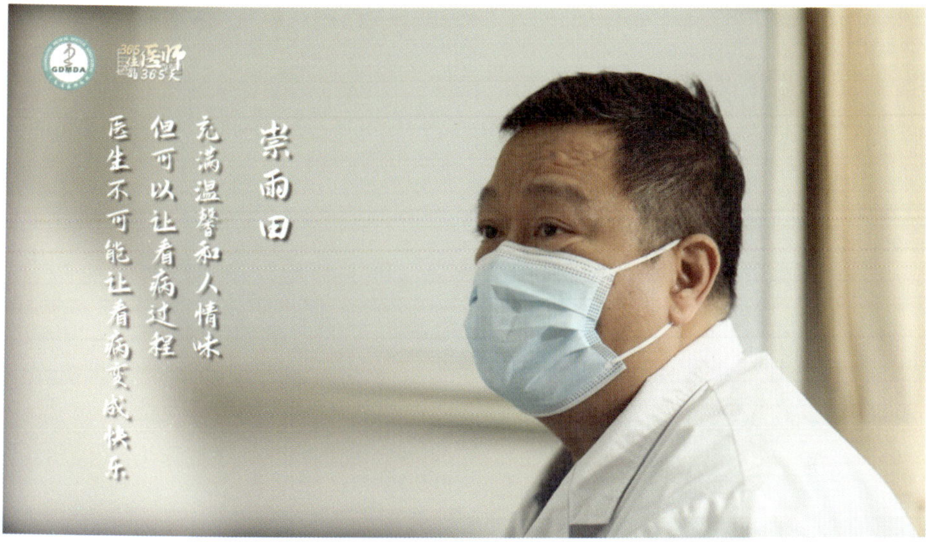

2020年，疫情的暴发给全球医疗系统带来了前所未有的挑战。面对这一突如其来的危机，崇雨田迅速反应，利用互联网技术的优势，主持开发了中山三院互联网医院，这一创新举措，不仅为当时无法线下就诊的患者提供了及时有效的医疗服务，也成为崇雨田“第二诊室”的起点。

“第二诊室”不仅是一个虚拟的医疗空间，更是崇雨田作为医者传递大爱、连接天南海北患者的桥梁。在这里，没有地域的限制，没有时间的阻碍，只有患者与医生之间最真挚的信任与交流。每当崇雨田公布外出出诊计划时，总能收到来自全国各地患者的询问，他们渴望得到崇教授的亲自诊疗，这份信任与期待，成为他不断前行的动力。

崇雨田的故事，是每一位坚守在医疗岗位上的工作者的缩影。他用实际行动诠释了“医者父母心”的真谛，将对患者的深情厚谊融入每一个细节。无论是面对面的交流，还是跨越时空的线上诊疗，崇雨田始终如一，以细心与用心，为患者搭建起一座座通往健康的桥梁。

互联网医院的建立，对于患者和医生来说，都有哪些意义？

“互联网医院的建立，彻底打破了传统医疗模式的局限。患者只需在线挂号、预约检查、开具处方，原本需要耗时3天的就诊流程，现在半天即可完成。这不仅极大地提高了就诊效率，更为外地患者节省了时间和费用，减少了旅途劳顿。

对于我们医生来说，无论身处何地，只要能联网，就能随时为患者看诊，这种前所未有的便捷性，让医疗服务真正做到了‘随时随地’。互联网医院不仅方便了患者，也为我们提供了更多元化的诊疗手段。通过线上交流，我们能够更深入地了解患者的心理状态，给予更加个性化的治疗建议和心理支持。这种全方位的关怀，让看病的过程变得更加人性化，也让患者感受到了前所未有的温暖与希望。”

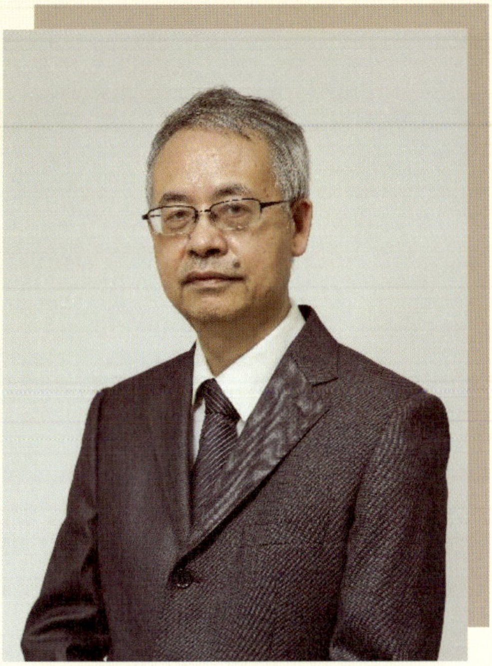

孙志佳：
薪火传承　守护呼吸自由

广州中医药大学第三附属医院呼吸内科主任医师
中华中医药学会肺系病分会常务委员
广东省医师协会呼吸科医师分会常务委员

生命，存在于一呼一吸之间。孙志佳用中西医结合的智慧为患者点亮生命的灯塔，以非凡的医术和不懈的努力，为呼吸疾病患者点燃了新的治疗希望，解决了无数患者的呼吸难题，让他们的生命重新绽放光彩。他用自己的行动诠释着医者仁心的真谛，不断推动着呼吸系统疾病诊疗事业的进步与发展，向下一代传承中医学的火炬。

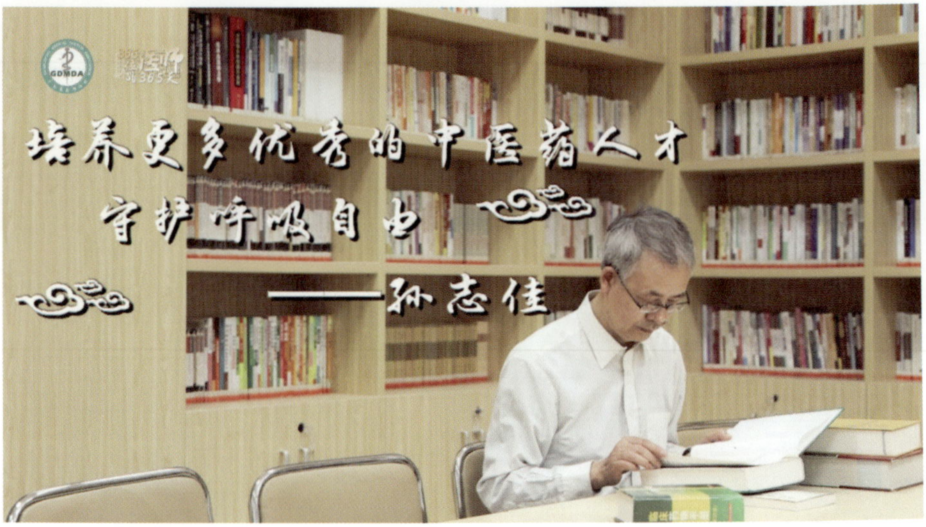
培养更多优秀的中医药人才
守护呼吸自由
——孙志佳

中西医结合：慢性阻塞性肺疾病诊疗的法宝

在慢性阻塞性肺疾病（慢阻肺）等常见呼吸系统疾病的诊疗领域，中西医融合展现出了其独特的优势与魅力。孙志佳作为这一领域的专家，他指出，虽然慢阻肺是一种不可逆的疾病，难以根治，但经过规范系统的治疗和日常调护，症状是可以控制的。例如西医在控制当前症状、处理急性发作方面表现卓越，尤其是抗生素、雾化吸入及非药物治疗手段，如氧疗和机械通气，为患者提供了及时有效的救治。

同时，在慢阻肺病情发展的各个阶段，中医药都可以全程干预，且疗效可观。孙志佳表示，中医讲究整体观念、辨证论治，实际上是根据患者的情况给予个性化治疗方案，尤其是按中医治未病的理论，在缓解期用药，以“培土生金、健脾补肺”为主要治疗理念，以参苓白术散、二陈汤合三子养亲汤为代表方，减少患者急性发作的频率与严重程度，有效降低了住院与急性就诊的次数。这种中西医结合的治疗模式，不仅提升了患者的治疗效果，还显著改善了他们的生活质量，为慢阻肺等顽疾的诊疗开辟了新的路径。孙志佳用他的智慧和经验，让中西医结合成为慢阻肺诊疗的“法宝”，为患者带来了新的希望。

用心细心诊疗：屡解呼吸系统顽疾

在常见病中见真章，也常向呼吸科疑难杂症发起挑战。从医37载，孙志佳不仅专注于各类呼吸系统疾病如慢阻肺、支气管哮喘、各种急慢性咳嗽等疾病的中西医诊治，对于不明原因的咳嗽、呼吸系统疾病等也有丰富的临床经验。

咳嗽是极为常见的病症，既简单又复杂，所谓“咳嗽不是病，咳起来要人命”。孙志佳团队曾收治过一位特殊患者，21岁的小伙子咳嗽持续10多年，近4年每年都因肺炎住院治疗。多年来疾病始终没有断根，反而越发严重，此次求诊是因为病情严重到咯出鲜血。孙志佳分析，这一年轻患者多年来同一地方反复出现肺炎，必然是特殊原因所致，有可能是先天性肺发育不良，也有可能是气道异物、支气管肿瘤等，必须详细进行体检和询问病史。从近期的工作情况、生活状态，到出现症状的时间及当时发生的异常事件都需了解，经详细询问病史，孙志佳得知患者在10多年前曾因贪玩吞入过一个小的玩具零件。他当即为患者进行支气管镜检查，并在其气管内取出一个直径0.8 cm大小的异物，正是这一异物刺激气管产生炎症，导致患者10多年来反复肺炎发作、咯血。找到病根，并进行针对性抗感染治疗，患者很快便恢复健康。拨开迷雾，终见真章，多年来孙志佳始

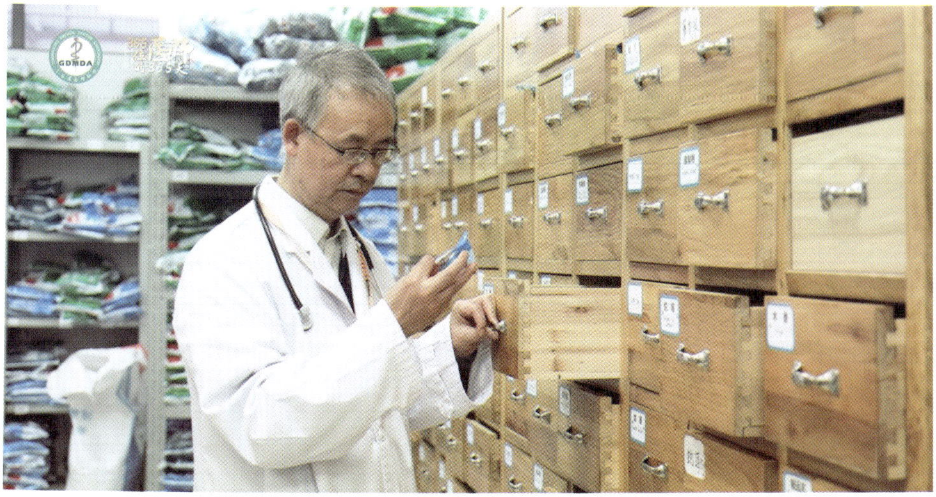

终坚持用心、细心地问诊，总能抓住疾病的蛛丝马迹，屡屡破解困扰患者多年的呼吸系统顽疾，让患者重拾畅快淋漓的呼吸自由。

规范化教育：中医药学传承的新篇章

在致力于临床诊疗的同时，孙志佳也肩负起培养新一代呼吸科中医药人才的任务。有别于传统的中医师承教育，规范化的教育模式更能让学生打好根基、博采众长。因此，孙志佳倡导并实施规范化教育模式，旨在打破传统师承教育的局限，通过系统化、标准化的教学流程，让学生能够广泛吸收更多名师的经验精髓，收获过硬的基础理论、基础知识和基本技能。

规范化教育不仅注重知识的传授，更强调教学成果的检验与反馈。以教学查房为例，孙志佳引入病例讨论环节，老师、学生的双向交流、反馈，检验日常教学、学习成果，查漏补缺，能够很好地把临床和基础结合起来，让学生在实践中学习、在反思中成长，既掌握了专业技能，又培养了良好的医德医风。他坚信，通过这样的教育模式，能够培养出更多医术精湛、医德高尚的中医药人才，为守护人类的呼吸自由贡献力量。

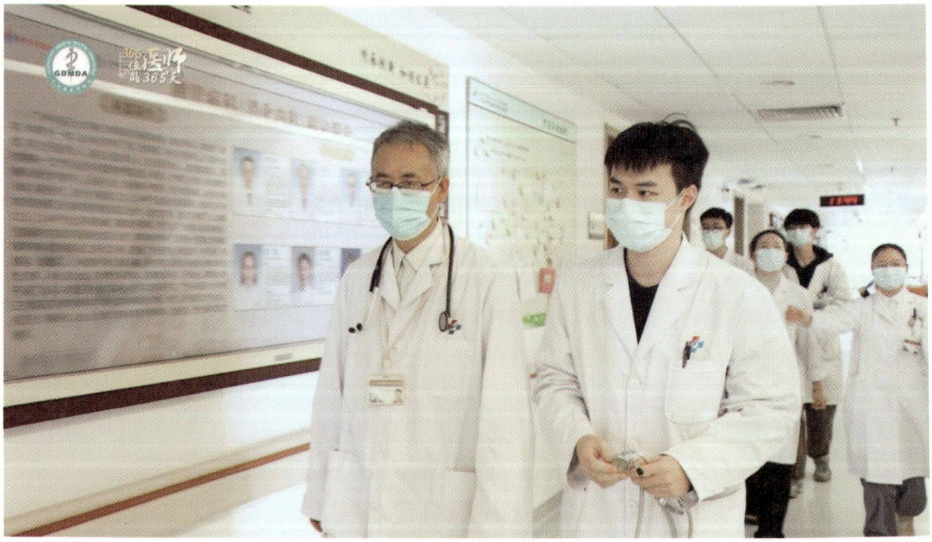

孙志佳始终坚信，对于患者，仁爱的医者付出的是精湛医术、真心真情，收获的是信任与感激。对于学生，倾囊相授，不断更新人才培养模式，使传统中医药学薪火相传，带领更多优秀的中医药人才，解人所忧，救人危难，走上守护呼吸自由这一健康事业。

若要有效控制慢阻肺等呼吸系统慢性疾病，往往需要长期跟踪、随诊，作为医生如何获得患者的信任，建立长期和谐的医患关系呢？

“我认为建立良好的医患互信关系主要有两点，一是实实在在地解决患者的问题，让他们真正获益。以慢阻肺为例，这种疾病无法根治，很多病情控制不佳的患者症状反复加重，严重影响肺功能，大大降低生活质量，还要经常住院治疗。若我们通过中西医融合的方法控制当前症状，同时减少发作的次数和减轻发作的严重程度，让患者看到确切的疗效，患者自然更愿意信任医生。另外很重要的一点是做好医患沟通工作，作为医生，我们既要愿意沟通，也要用通俗易懂的方式、语言让患者更好地了解自身病情，让沟通更有质量、更加顺畅。做好这两点，对于建立良好的医患互信关系有着极大的推动作用。”

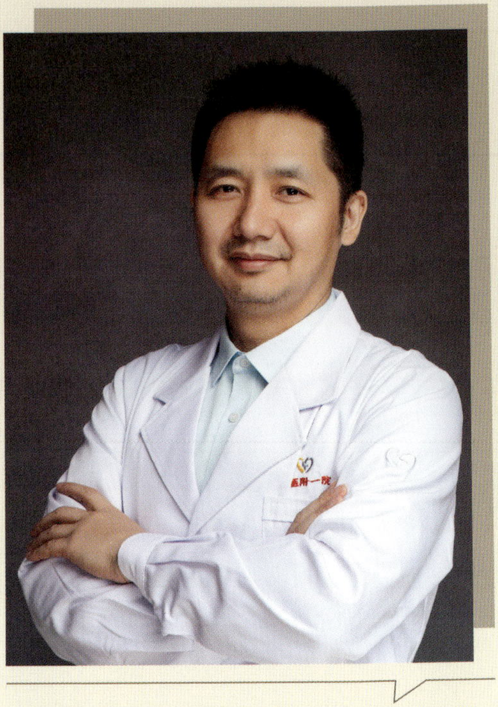

周承志：破冰前行 为重症肺癌患者点亮生命之光

广州医科大学附属第一医院副院长

中华医学会呼吸病学分会肺癌学组副组长

广东省呼吸与健康学会肿瘤专业委员会主任委员

广东省医师协会肿瘤重症专业委员会主任委员

20余载岁月，周承志始终坚守在医疗一线，用精湛的医术和深厚的医学造诣，为重症肺癌患者带来了前所未有的治疗希望和生存质量的提升。在我国肺癌发病率和死亡率持续上升的严峻形势下，他用自己的实际行动诠释了医者仁心的真谛，证明了最高明的医术不仅仅是切除病灶，更是让患者在战胜病魔的同时，重获生活的尊严和质量。

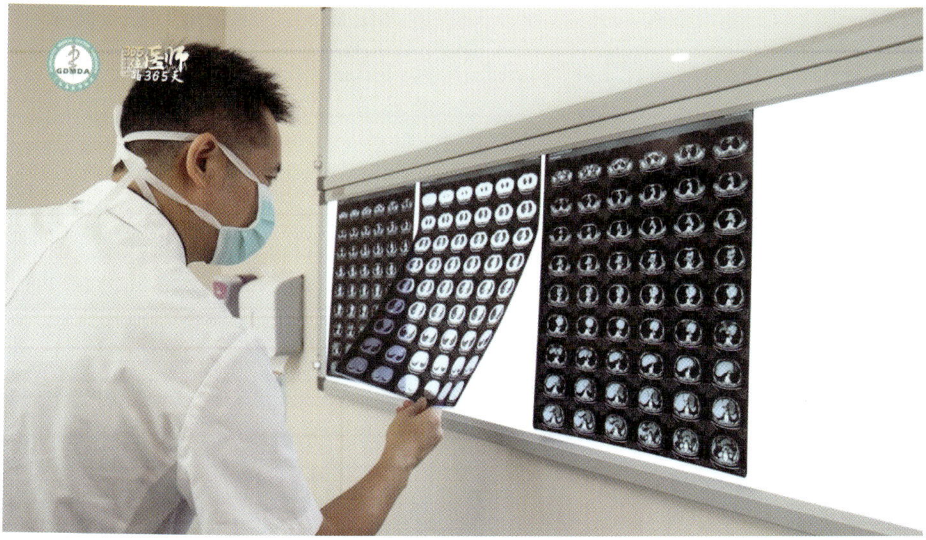

创新治疗策略，改写重症肺癌患者命运

重症肺癌是指因各种急、慢性合并疾病，或肿瘤本身原因，或治疗不良事件所导致的患者PS评分（生活状态评分）阶段性地处于2分到4分之间，但是存在极大可能性，通过动态精准检测，结合现有生命支持技术和肿瘤治疗手段协同处理后，得到生存获益和/或PS评分改善的肺癌患者。周承志认为，这种肺癌的重症不是指终末期肺癌患者，而是那些具有可逆性，有积极治疗价值的、阶段性地处于重症状态的肺癌患者。针对患者PS评分，通过综合评估，医生能够比较准确地判断患者的状态，并有针对性地制订治疗方案。

重症肺癌和中晚期肺癌虽然都代表了肺癌的不同阶段，但两者在治疗理念上存在一定的区别。重症肺癌是一个更为综合的概念，它不仅仅考虑肿瘤的分期，还涵盖了患者的整体状况、治疗反应以及并发症等多个方面。重症肺癌患者往往病情复杂，治疗难度大，需要多学科协作和个体化治疗。此外，重症肺癌患者可能伴有多种急慢性合并症，这些合并症可能进一步加剧患者的病情，增加治疗的难度。他认为，重症肺癌患者不应该被放弃，重症肺癌治疗的目的主要是延长患者的生存期，提高患者的生活质量，并尽可能控制疾病的进展。由于重症肺癌患者的病情复杂且治疗难度大，因此治疗往往需要多学科协作和制订个体化治疗方案。

癌肺同治：打破恶性循环的关键

随着医学的发展，针对肺癌本身的治疗手段日益丰富。从传统的放疗、化疗到新兴的靶向治疗和免疫治疗，每一种治疗手段都为患者带来了新的希望。同时，检测方法与诊疗技术的提高，使得医生能够更准确地找到患者的特殊基因突变或免疫标志物，从而选择更高效、低毒的治疗方案。此外，生命支持技术扮演着至关重要的角色。从呼吸机到人工肝、人工肾，再到ECMO等高端生命支持设备，这些技术的不断进步为危重患者提供了强有力的生命保障。周承志指出，完全可以综合利用这些技术，积极创造条件，逆转患者病情，延长患者的生存期。

针对重症肺癌患者，周承志综合运用多项前沿的治疗技术，包括精准放疗、免疫治疗和基因靶向治疗等。他深知，传统的手术和化疗虽然能在一定程度上延长患者的生存期，但对于重症肺癌患者来说，往往伴随多种并发症或其他重症情况，使得肿瘤的治疗更为棘手。因此，他致力于寻找更加精准、有效的治疗方式，以减轻患者的痛苦，提高其生活质量。在他的带领下，广州医科大学附属第一医院的重症肺癌治疗水平取得了显著的提升。许多原本被判定为“无药可救”的重症肺癌患者，在这里重新找到了生命的希望。他们的病情不仅得到了有效控制，生活质量也显著提升。

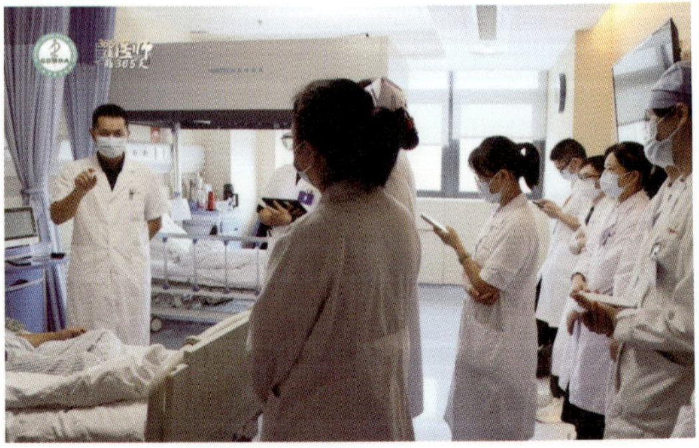

周承志在重症肺癌的治疗中还提出了“癌肺同治”的理念。他认为，既要处理肿瘤本身，也要关注肿瘤以外的其他疾病，如慢阻肺、肺栓塞等，以及肿瘤治疗过程中可能发生的并发症，及时处理这些问题

才能打破肿瘤与并发症之间的恶性循环，逆转重症状态，延长生存期并提高患者的生活质量。这一理念在实践中取得了显著成效，为众多患者带来了福音。

面对未来，周承志充满了信心和期待。他将继续深入研究重症肺癌的发病机制和治疗方法，努力寻找更加精准、有效的治疗方式。同时，他还将积极推动医院与国际知名医疗机构和科研机构开展更广泛的合作与交流，共同推动重症肺癌治疗领域的进步和发展。他期待，通过各方的共同努力，能够建立起更加完善的重症肺癌治疗体系，让更多患者受益。

您创建了重症肺癌联盟，请问您创建这个联盟的初心是什么？

"为了推动重症肺癌治疗的进一步发展，我们牵头成立了重症肺癌联盟——专病联盟。这一联盟汇聚了全国众多医院的精英力量，共同探索重症肺癌的治疗新路径。通过交流沟通与资源共享，联盟成员不断提升自身的诊疗水平，同时也为患者提供了更加优质、高效的医疗服务。重症肺癌的概念只是抛砖引玉。我们过去认为肿瘤患者的重症状态就是终末期的理念要彻底地改变，重症肺癌应关注患者整体，提倡平台式、多元化手段的治疗，这不仅仅针对肺癌，对整个肿瘤领域而言都是一个新的启发。"

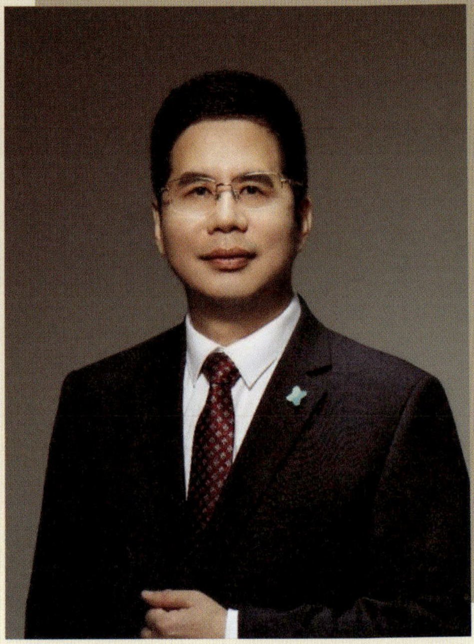

刘华锋：
强专科提效能　展大医担当

广东医科大学附属医院党委副书记、副院长（主持工作）
国家临床重点专科（肾病内科）建设单位学科带头人
省市共建细胞自噬与重大慢性非传染性疾病研究广东省重点实验室负责人

面对粤西地区肾脏病诊疗水平相对落后的局面，刘华锋在肾病治疗领域开创了新篇章，从三级防控体系的构建到患者管理的精细化，每一步都彰显了他对患者生命的深切责任，用科学管理的光芒照亮患者的康复之路。作为医院掌舵人，刘华锋带领全院职工聚焦患者需求，全力提升医疗技术和服务水平，展现大医担当。

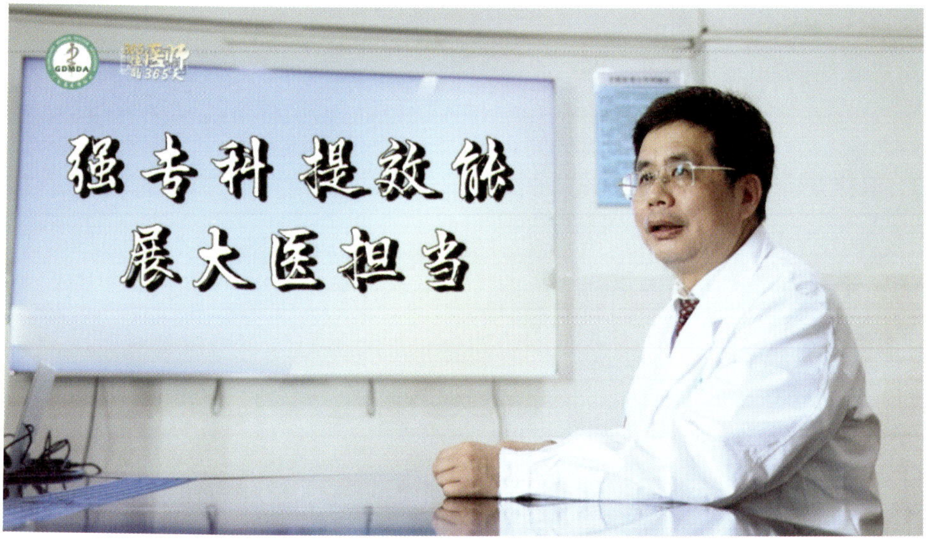

构建三级防控体系，引领尿毒症防控新篇章

自入职广东医科大学附属医院起，刘华锋就坚定了“做好粤西地区尿毒症防控”的决心。他回忆，从刚来粤西至今，肾脏疾病的疾病谱都在不断发生变化，这也使得他在不断地改善治疗方案，并预判未来湛江及周边地区尿毒症患者群体将逐步扩大。刘华锋带领科室提升肾脏透析服务能力，让更多尿毒症患者得到及时的治疗。

在满足尿毒症患者治疗需求后，2010年刘华锋将目光聚焦于尿毒症的防控工作上。尿毒症是慢性肾脏病的终末期阶段，除了少量肾移植之外，患者基本只能依靠透析维持生命。即使如今透析治疗已纳入医保范畴，但对于一般家庭来说，依然是一笔不小的负担。因此，刘华锋致力于尿毒症防控，让更多肾病患者延迟透析甚至不用透析，从根本上减轻透析患者巨大的家庭和社会负担。

针对粤西地区县级医院肾病专科发展缓慢甚至很多县级医院缺少肾病专科的情况，他主导构建了市、县、镇三级医院的慢性肾脏病防控体系，通过主编防治手册，提升基层医生对肾脏病的认知，实现了慢性肾脏病的早期发现、筛查与规范化治疗，有效减少了漏诊、误诊与误治情况。至今，这一体系已成功筛选出万余例慢性肾脏病早期患者，为尿毒症防控筑起了坚固防线。

强化患者管理，驱动建设国家临床重点专科

在慢性肾脏病的漫漫防治之路上，随着疾病知晓率的提升和早期筛查工作的推进，刘华锋医生及其团队所面临的是日益庞大的慢性肾脏病患者群体。这不仅是医疗工作者肩头沉甸甸的责任，更是推动医疗服务不断优化升级的动力源泉。

面对这一严峻挑战，刘华锋医生及其团队深知，粗放式的管理无法满足患者复杂多样的治疗需求。于是，他们开启了一场精细化管理的探索之旅。通过建立完善的患者随访制度，团队成员定期与患者沟通，了解患者的病情变化、生活习惯以及治疗过程中的各种反应。从患者的饮食偏好，到日常的运动情况，再到药物服用的依从性，每一个细节都被详细记录在随访库中。同时，为了深入研究不同类型慢性肾脏病的发病机制、治疗效果及预后情况，刘华锋团队精心建立了多个专病队列，如IgA肾病、狼疮性肾炎等。在IgA肾病队列中，研究人员详细记录患者的基因信息、免疫

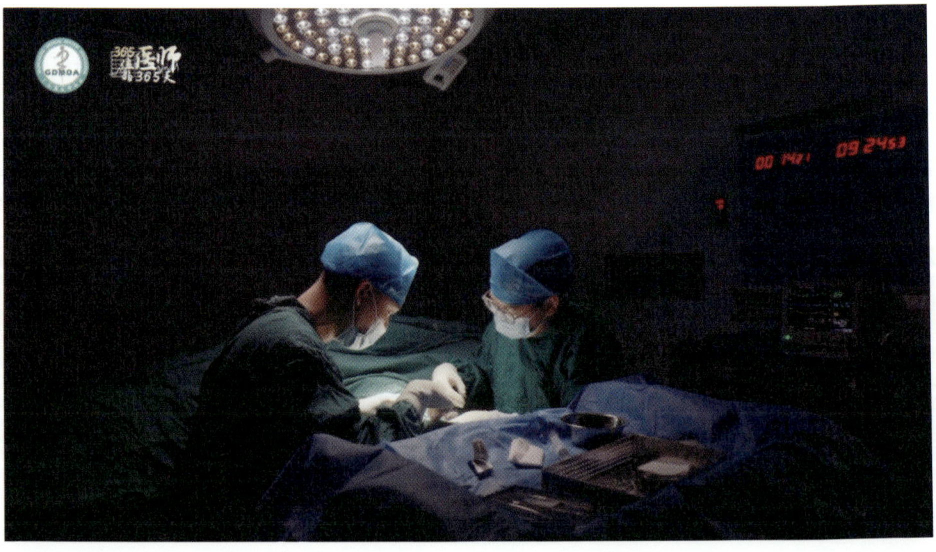

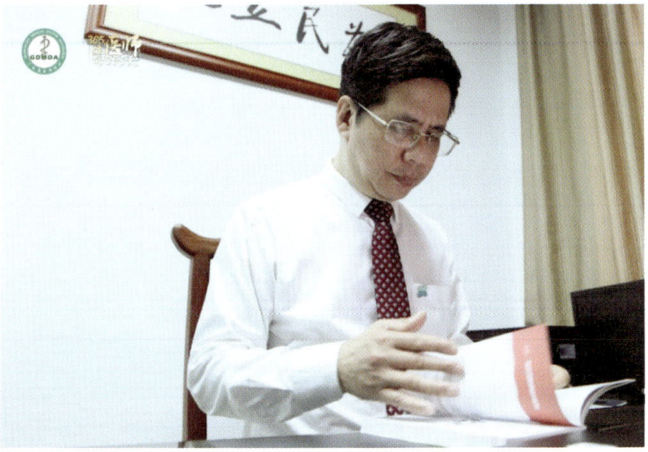

指标以及长期的治疗效果反馈，通过对这些数据的深入挖掘，试图找到影响疾病发展的关键因素，为开发更有效的治疗方案提供科学依据。这种管理与科研并进的策略，不仅推动了专科诊疗水平的提升，还促进了学科的整体发展。

刘华锋制定的中长期发展规划正逐步成为现实，广东医科大学附属医院肾病内科，现已发展成为年门诊量约11万人次的大型肾病防治中心，医院肾病内科也成为粤西地区首个国家临床重点专科建设单位。

以患者获得感为导向，提升医院服务能力

临床解决患者病痛，医院管理则提高服务水平，刘华锋总能兼而顾之。在他看来，对医院来说，高质量发展意味着高效低耗；对患者来说，高质量的医疗服务意味着在同样的资源条件下获得更优质、更安全、更便捷的服务。

刘华锋注重优化医院管理流程，组织开发就医预约管理系统，极大地改善了患者的就医体验。医院在不增加床位的情况下，实现了业务量的显著增长与住院次均费用的降低，真正实现了医疗资源的高效利用。从前，粤西地区的患者查出疑难杂症，想要接受国内一流水平的规范治疗，往往只能到省城大医院去。如今，越来越多的本地患者不用出远门，在家门口就可接受高水平的诊疗服务，彰显了医院管理与专科建设的卓越成就。

32年如一日地扎根粤西地区，刘华锋为粤西人民肾脏病卫生事业的发展默默奉献。作为医院行政主官，他主持建设了粤西唯一的省级区域医疗中心，助力优质医疗资源的平衡布局。跬步千里，多维度高效能惠泽患者，未来刘华锋仍将不懈奋斗，为中华民族伟大复兴不断夯实健康基础做出更大的贡献。

如何提升粤西地区肾脏疾病的诊治能力?

"我们通过下沉镇级医院进行培训，并出版慢性肾脏病防治指南，提升基层医生对肾脏病的认识，实现早期识别、早期发现慢性肾脏病患者，让病情处于早期的患者可以在县级医院得到及时的治疗，若是疑难危重型的病例，则可转介到我们医院进一步治疗。我们认为患者的临床诊治不仅要确诊是肾炎，还要判断出肾炎的分类分型、病情的轻重、病情活动度和治疗药物的适宜种类及剂量等，这就必须提高肾活检病理诊断技术。为此，我们医院到县级医院培训、指导肾脏穿刺活检技术，让更多县级医院由过去无法独立完成肾活检等技术水平，到能够独立完成和越来越娴熟地运用该技术，同时还将该技术推广到周边的兄弟医院，大大提高了慢性肾脏病检出率，尽早诊治患者，降低患者病情恶化的可能。目前，我们在做好尿毒症防控、慢性肾脏病管理的同时，向疑难危重肾脏病、危重肾脏病发起攻坚，继续锤炼学科的核心竞争力，为更多肾脏病患者带去福音。"

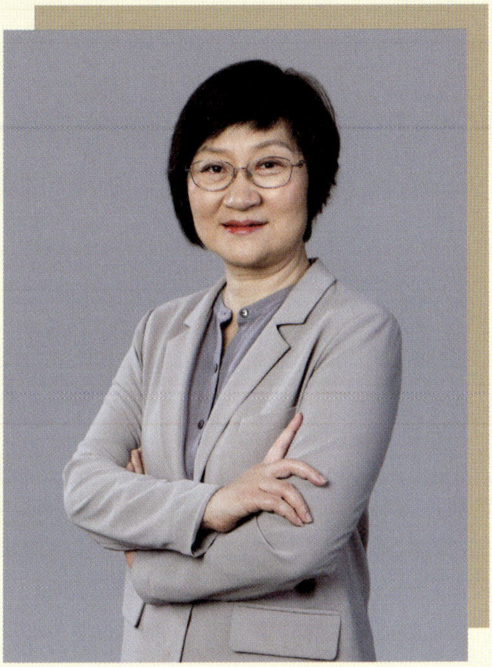

陈　烨：科研创新　守护肠道健康

南方医科大学深圳医院副院长、消化学科带头人、整合微生态诊疗中心主任
中华医学会消化病学分会常务委员、幽门螺杆菌学组组长
广东省医师协会消化科医师分会主任委员

作为南方医科大学深圳医院的副院长，陈烨不仅肩负着管理重任，更是消化科学术领域的领军人物和整合微生态诊疗中心的创建者。陈烨以精湛的医术和对医学事业的无限热爱，为消化系统疾病的治疗与研究开辟了新的天地，也为我国消化健康事业的发展贡献了不可磨灭的力量。

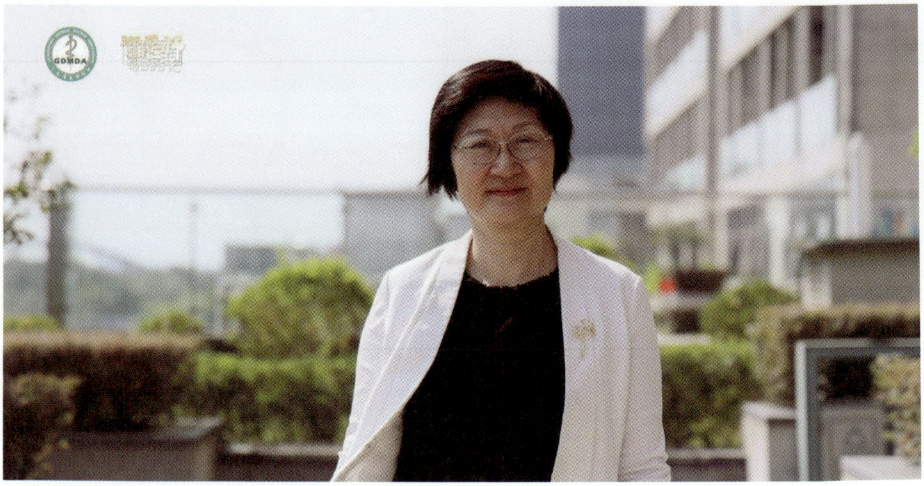

科研引领，推动消化科学术进步

作为消化科学术带头人，陈烨深知科研创新是推动学科发展的关键所在。她带领团队，紧跟国际医学前沿，不断探索消化系统疾病的新疗法、新技术。在她的引领下，南方医科大学深圳医院消化内科在临床诊疗和学术研究上均取得了显著成就，成为国内消化领域的一支重要力量。

陈烨尤为关注消化系统疾病与微生态之间千丝万缕的微妙关系。在她看来，人体内的微生物群落宛如一个庞大而复杂的生态系统，与人体健康紧密相连，而微生态失衡往往就是疾病发生的导火索。为了深入探究这一领域，陈烨带领团队开展了大量微生态诊疗的相关研究。通过精准检测患者体内的微生物群落变化，发现了许多与疾病相关的微生物标志物，为疾病的早期诊断和病情监测提供了新的指标。

在她的推动下，整合微生态诊疗中心应运而生。该中心集科研、教学、临床于一体，汇聚了多学科的专业人才，致力于微生态诊疗技术的研发与应用。通过引进国际先进的检测设备和治疗手段，中心为消化系统疾病患者提供了更加精准、个性化的诊疗服务。许多原本被认为难以治愈的消化系统疾病患者，在中心接受治疗后，病情得到了有效控制，生活质量得到了显著提高。

创新技术，守护肠道健康

陈烨有不少追随她多年的患者，张姨便是其中之一。张姨反复腹泻20年，已严重影响正常生活。她被确诊为溃疡性结肠炎后，用了不少药物，仍无法摆脱腹泻，张姨辗转找到了当时还在南方医院的陈烨，经再次诊断后，陈烨建议她做肠菌移植。首次肠菌移植后，张姨腹泻次数明显减少到每天2～3次，而且不带黏液、没有便血。张姨看到了希望，她跟随陈烨的治疗方案，从广州到深圳，陆续接受了几次肠菌移植。

肠道菌群移植（FMT）是将健康人粪便中的功能菌群，经过上消化道、下消化道等路径移植到患者胃肠道内，重建患者失衡的肠道微生态环境，来治疗肠内疾病或者肠外疾病的一种技术体系。目前该项技术已纳入《全国医疗服务项目技术规范（2023年版）》，成为新增医疗项目。陈烨认为，这项技术理论上可以治疗所有跟肠道菌群失衡相关的疾病，主要包括艰难梭菌感染、炎症性肠病、肠易激综合征，代谢相关的肥胖、糖尿病、脂肪肝等，以及跟脑肠轴相关的孤独症、阿尔茨海默病、焦虑抑郁等，这些疾病均报道可以通过菌群移植得到治愈或缓解。目前报道的肠菌移植治疗有效的疾病已超过80种。

陈烨团队是国内最早开展肠道菌群移植术的团队之一，已建立供体筛选、菌液制备储存、肠镜下导入、治疗随访、测序、肠道功能检测等FMT全流程。另外，陈烨团队对于FMT适应证的把握非常严格和准确，只有通过常规治疗无效的患者，经过谨慎、规范的临床评估后才会为患者进行FMT治疗。在陈烨看来，医学不仅是科学的探索，更是对生命的尊重和守护。她始终将患者的利益放在首位，以精湛的医术和无私的爱心，为每一位患者带来希望与温暖。

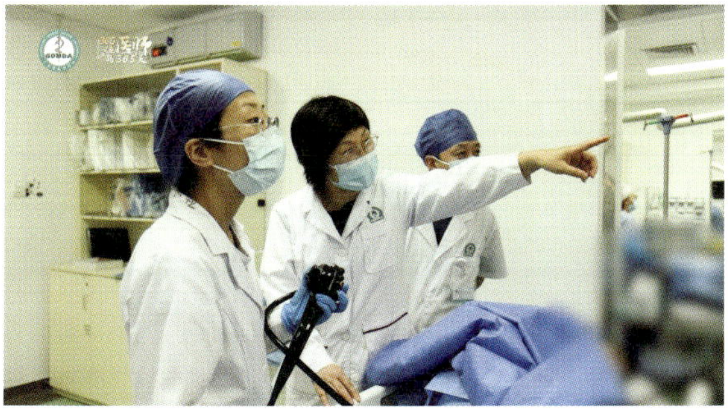

陈烨的故事是每一位在医疗战线默默奉献的医生的缩影。他们以精湛的医术、无私的爱心和坚定的担当，守护着每一个生命，为社会的健康与和谐贡献着自己的力量。在未来的日子里，相信陈烨将继续以科技为翼、以仁心为灯，照亮更多患者的康复之路，为我国消化健康事业的发展书写更加辉煌的篇章。

目前肠道菌群移植（FMT）适应证是否逐步扩大？未来这项技术将如何发展？

“我们也希望FMT这项技术造福更多患者，因此多年来我们一直在谨慎扩大FMT的适应证。我们已完成炎症性肠病、肠易激综合征、糖尿病、移植物抗宿主病等疾病的临床研究，这一类难治性患者也逐步纳入了FMT的治疗范畴。对于一些暂时不在适应证范围内的患者，如失眠、湿疹等，如果常规治疗无效，只要符合新技术伦理，我们也会为这些患者开展治疗，并列入临床队列观察，为未来扩大FMT适应证提供重要的循证医学证据。

目前FMT移植的是整体菌群，未来技术发展的一大方向是做好供体和受体之间功能群的匹配，富集有效菌群，进一步提高FMT疗效的确定性。更长远的目标或许是挖掘出与受体菌群匹配的供体有效菌株或代谢物，最终形成药品，以药品的形式加以监管，让这项技术应用更方便、精准、安全，使更多的患者从中获益，这也是我们不断努力的美好愿景。”

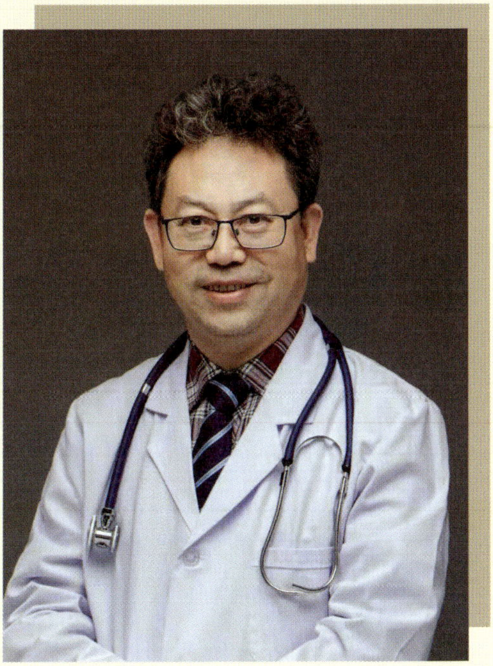

蒋龙元：
以急救之技　守生命之门

中山大学孙逸仙纪念医院急诊大科主任
广东省医师协会急诊医师分会名誉主任委员

在生死竞速的急诊战场，总有一盏长明灯照亮无数患者在生死边缘徘徊的黑暗。蒋龙元从医三十余载，擅长急危重症的诊治，尤其是心搏骤停、脓毒症多系统器官功能不全综合征等。这位经验丰富的急诊守护者，时刻准备着迎接突如其来的病患，多年来带领团队成功抢救众多急危重症患者。因为明白急诊患者的痛苦，蒋龙元既追求速度，也强调温度，始终以战士的姿态守护着生命的最后一道防线。

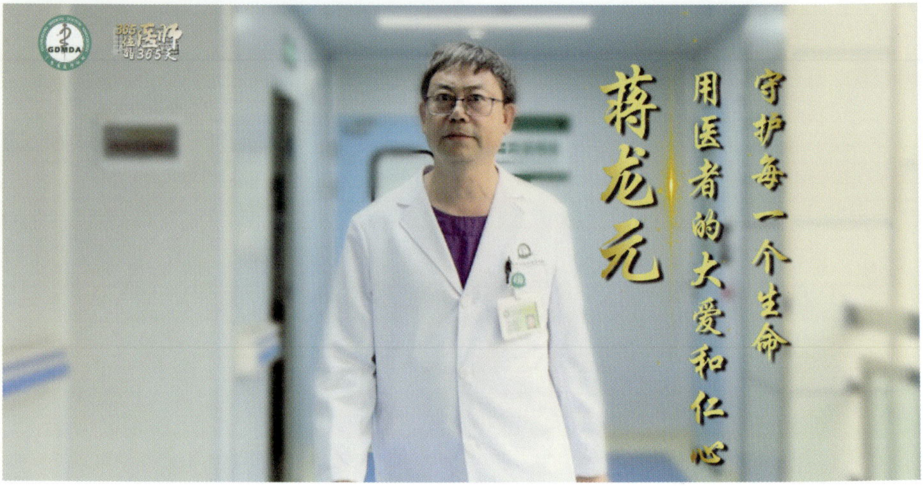
GDMDA
365位医师的365天
蒋龙元
用医者的大爱和仁心
守护每一个生命

应对急诊的生死时速，依靠强大的综合素质

医院是治病救人的地方，而急诊室更是与死神赛跑的地方。在飞来横祸中身受重伤，食物中毒导致器官衰竭，突发心肌梗死、脑梗而生命垂危，因脑出血而命若悬丝……

面对突如其来的急危重症患者，急诊原则是“先救命，再治病”。作为急诊医生，必须以最快的速度判断、分析病情，给出解决方案，利用各种治疗手段迅速稳定患者生命体征，为后续治疗争取机会，甚至要在顷刻间挽救患者生命。

蒋龙元教授深知，急诊室的生死时速，不仅需要强大的技术，更需要温暖的人文关怀。“患者病情复杂，家属情绪焦躁，甚至偶有刁难和责骂。抢救患者除了耐心和细心，也需要关心和爱心，给予更多关怀，这样才能更好地营造和谐的医患关系。”

面对不同病情的患者，蒋龙元展现出狮子般的体魄、猴子般的敏捷和大象般的耐心。他迅速分析病情，果断制订治疗方案，用精湛的医术和高效的沟通，将一个个濒临死亡的患者从死神手中夺回。蒋龙元总结道：“做急诊科的医生必须有良好的医术，要有全面的知识，同时还要有健全的体魄和良好的人文精神。”

救命是第一，保障生活质量更是关键

蒋龙元不仅关注患者的生命安全，更致力于提高患者的生活质量。他表示，救命只是第一步，还要注意保护患者的器官功能和后续康复。

例如心肌梗死发病急、危害大，胸痛中心绿色通道让心肌梗死患者在最短的时间内为适合介入治疗的安排冠脉造影、介入治疗，开通阻塞的血管。努力做到最及时、最精准的治疗，目的就是减少心脏梗死范围，减少心肌受损程度，尽量保护心肌，让患者不仅活下来，还要活得有质量。

蒋龙元提到，随着现代急诊的发展，一些大型的三甲医院、部分二级医院等，有急诊病房或ICU（重症监护室）以更好地救命、保器官，同时可以治疗一些原发的疾病，甚至可以跟一些社区联合进行后续的康复治疗。

除了日常繁重的临床诊疗、管理工作以外，蒋龙元每周都安排出门诊，就是为了更好地跟进急诊科收治患者出院后的康复情况，指导和调整治疗方案，帮助他们恢复生活质量。

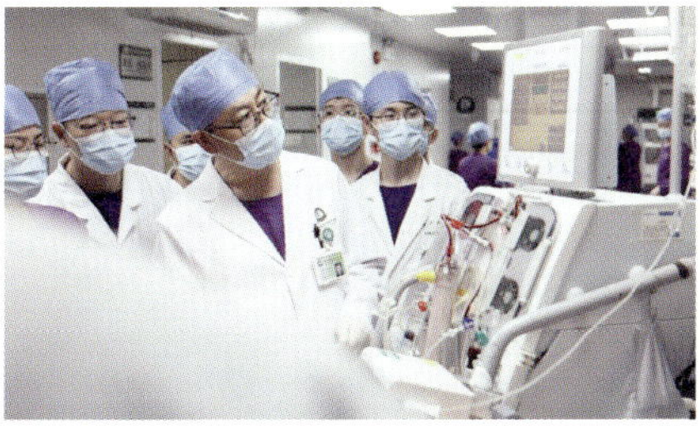

以急救之技，织密生命保护网

蒋龙元教授的急救之技，不仅在医院里发挥作用，更延伸到了社会的每一个角落。他深知，急救知识和技能的普及对于提高整个社会的急救能力至关重要。因此，他除了在院内治病救人，还会到基层医院进行急诊急救培训，传授急危重症的早期识别和急救手段，进一步夯实各级医疗机构急诊科医护人员的基础理论、基本技能及基本知识，提升临床救治水平，助力基层医疗机构急诊急救技术能力同质化。

此外，蒋龙元还主动或联合省、市红十字会到学校、机关单位、企业、运动场所讲授应急救护知识，将大爱和仁心传递给更多的人，更好地实现“救”在身边。

蒋龙元教授的急救之技，如同一张无形的保护网，覆盖了从抢救室到抢救监护室（EICU），从卒中中心到胸痛中心，从医院到社会的每一个角落。他用医者的大爱和仁心，守护着每一个生命的尊严和希望。他的热忱奉献，不仅拯救了无数生命，更传递了生命的温暖和力量。

卒中中心绿色通道发挥着哪些重要作用？

“脑栓塞发生以后，缺血时间越长，坏死的脑细胞越多，若抢救不及时，即使保住性命，大部分患者都会留下轻重不同的后遗症，严重影响日后的生活质量。因此一旦发生脑栓塞，需快速转运到有卒中救治能力的卒中中心医院，接受规范化全流程的治疗。

以我们医院为例，患者抵达急诊科后第一时间启动绿色通道，将其直接送入CT室，通过CT检查明确患者突发的是脑出血还是脑缺血，同时通知神经科等科室参与会诊，并准备好静脉溶栓药物。若排除脑出血后，符合溶栓适应证，我们可即刻协同神经科为患者开展溶栓治疗，最大限度缩短脑缺血的诊治时间，尽可能抢救尚未完全坏死的脑组织，从而减少甚至避免后遗症的发生。即使患者不适合进行溶栓治疗，也可立即进行多模态CT检查，判断是否适合开展溶血栓治疗，力求用最短时间为患者开展及时、合适、精准的治疗。”

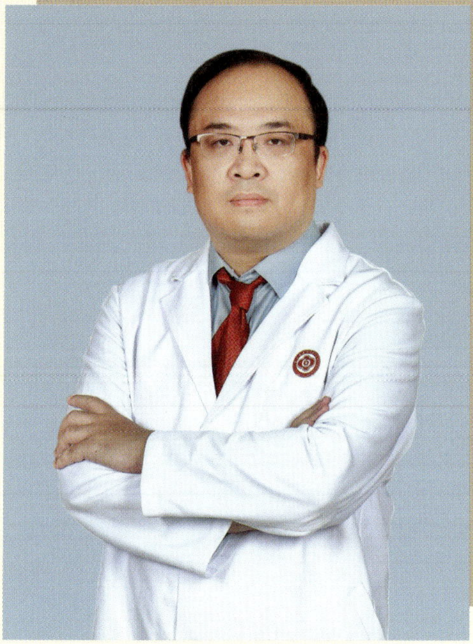

唐　健：
不懈努力
让IBD患者重拾精彩人生

中山大学附属第六医院IBD中心/消化内科副主任医师
中华医学会消化病学分会炎症性肠病学组青年俱乐部成员
中华医学会消化病学分会炎症性肠病学组心理协作组委员
广东省医师协会炎症性肠病专业委员会委员兼秘书

在消化医学领域，唐健以其深厚的医学造诣和卓越的临床成就，为无数炎症性肠病（IBD）患者带来了生命的曙光。他凭借精湛的医术、敏锐的临床洞察力，以及对医学事业的不懈追求，为IBD的治疗开辟了新的路径，让众多患者得以重拾生活的色彩与希望。面对IBD这一复杂而顽固的疾病，唐健从未退缩，而是迎难而上，不断探索和实践新的治疗方法。他凭借深厚的医学理论功底和丰富的临床经验，为患者量身定制个性化的治疗方案，显著提高了患者的缓解率和生活质量。

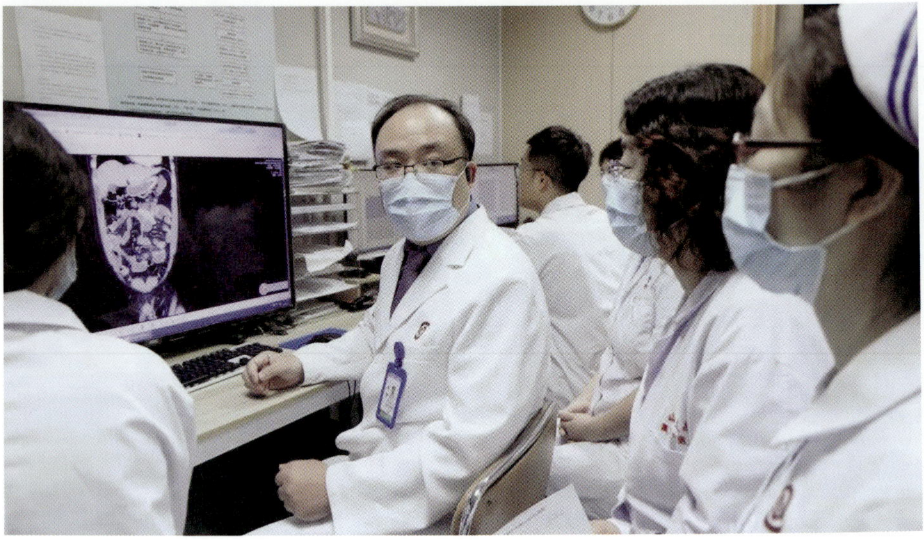

罕见病与沉重阴霾

在一个普通家庭，12岁孩子被确诊为克罗恩病，这是对家庭的沉重打击。肠瘘频繁发作，先后又经历了3次腹部大手术，身体的创伤、心理的折磨，让孩子和家人陷入无尽煎熬。孩子的病情不断恶化，15岁时，体重骤减至50多斤，造口和脓肿成为如影随形的痛苦。孩子来到中山大学附属第六医院（以下简称“中山六院”）后，迎来转机。医院采用鼻饲全肠内营养治疗，床边置管技术搭配便携式营养泵，让治疗舒适有效。医护团队凭借耐心和毅力，仅靠营养治疗，不用昂贵药物，帮孩子控制住了病情。如今，孩子已9年无症状，顺利融入社会。

全肠内营养治疗是中山六院根据中国国情创新治疗方法攻克难治性IBD的缩影。在过去，国内治疗IBD的药物可及性与西方存在很大差距，但唐健和他的团队没有因此而退缩。他们凭借着对患者的关爱和对医学事业的执着，用耐心和毅力为患者撑起了一片希望的天空。仅仅通过营养治疗，他们就能让大多数难治的患者度过最艰难的时期，实现正常学习、工作和生活。

破解疑难，引领治疗新篇章

炎症性肠病，是一种免疫系统紊乱导致的慢性肠道炎性疾病，主要包括溃疡性结肠炎和克罗恩病。曾经是“西方病”“罕见病”，但是就在最近10年，随着我们国家工业化、现代化的进程，IBD已经成为我国消化内科的主要疾病之一，目前中山六院长期随访的患者已经超过了1万例。

中山六院在IBD治疗上不断探索，不仅创新治疗方法，还在国内率先提出全周期慢病管理模式。为了让患者能够得到及时的治疗和关怀，医院开设了不限号门诊，无论患者何时前来，都能得到专业的诊疗服务。微信群的建立，更是让医患之间的沟通变得更加便捷。唐健的手机里有5 000多个患者的微信，每天工作之余，回复患者的微信留言成了他的主要任务。他总是耐心地解答患者的每一个问题，安抚他们焦虑的情绪。对唐健来说，看到患者的生活重回正轨，他满是幸福与成就感。线上随访系统和互联网医院的搭建，进一步完善了全周期慢病管理模式。通过这些平台，医生可以随时了解患者的病情变化，及时调整治疗方案。患者也可以足不出户，就能得到专业的医疗建议。这种全方位、全周期的管理模式，不仅提高了患者的治疗效果，更提升了患者的生活质量。

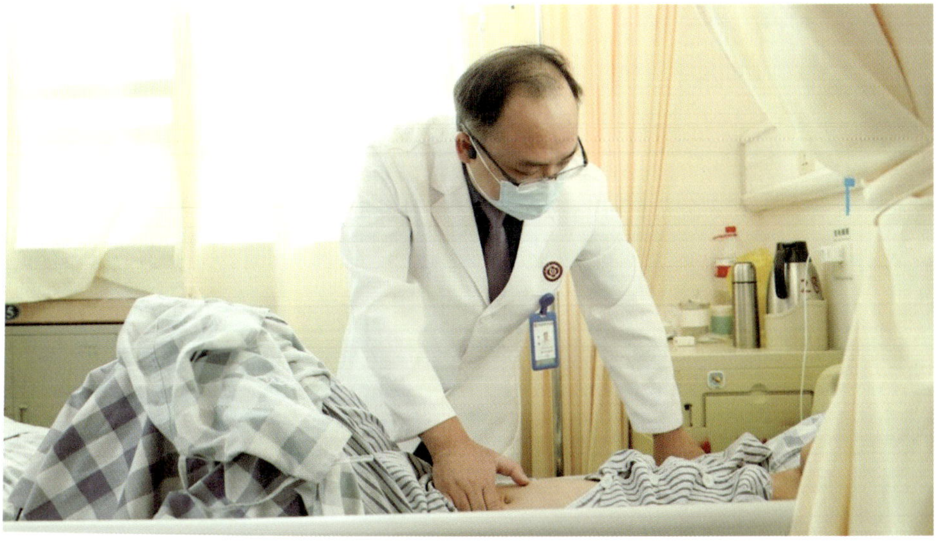

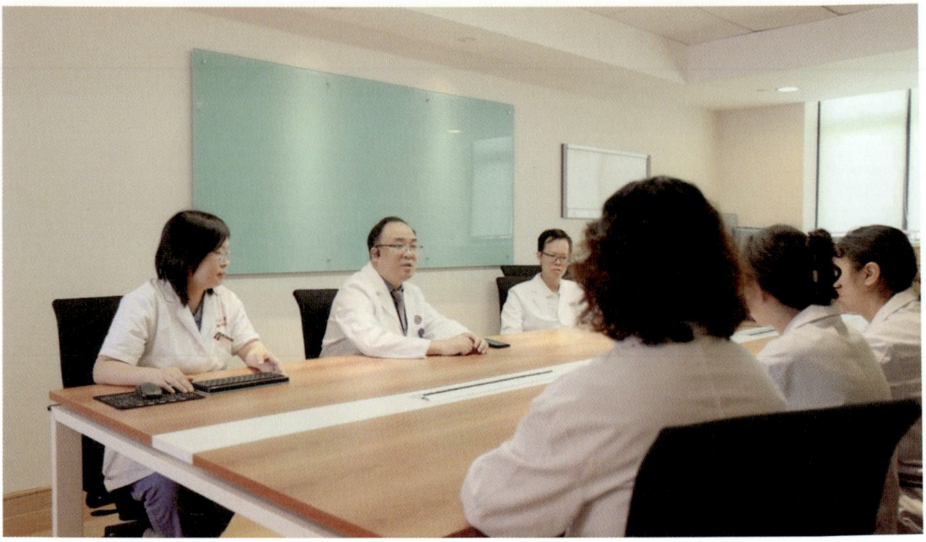

多年来，中山六院深度参与国内IBD专家共识和指南制定，积极推广治疗方案，协助各地建立专病中心。2024年，他们牵头成立广东省医师协会炎症性肠病专业委员会，旨在培养更多专病医生，让患者在本地就能得到有效治疗。10年来，他们的努力让IBD患者即便身患难以治愈的疾病，也能在心灵上得到治愈，拥有正常甚至精彩的人生。

面对未来，唐健满怀信心。他相信，随着医学科技的不断进步和临床经验的不断积累，IBD的治疗将会取得更加显著的突破。他将继续带领团队在IBD领域精耕细作，不断攀登医学高峰，为更多患者带来生命的奇迹和康复的喜悦。同时，他也希望通过自己的努力，能够推动社会对IBD这一疾病的认知和关注，让更多的人了解IBD、关爱IBD患者，共同为构建健康、和谐的社会贡献力量。

未来将在IBD诊疗上推进哪些工作？

“这些年来，我们团队在IBD领域取得了显著的成就，积极参与并推动了国内IBD诊疗水平的全面提升。我们深感荣幸地参与了国内几乎所有IBD专家共识和指南的制定工作，这些共识和指南为IBD的临床实践提供了权威、科学的指导，对于规范IBD的诊疗流程、提高诊疗质量具有重要意义。

为了将这些先进的诊疗理念和技术普及到更广泛的医疗领域，我们投入了大量的精力进行IBD治疗方案的培训和推广。我们不仅在学术会议上分享最新的研究成果和临床经验，还深入基层医疗机构，通过讲座、研讨会、工作坊等多种形式，与同行们交流互动，共同提升IBD的诊疗水平。在此基础上，我们积极协助建立了省内外多个IBD专病中心。这些中心的成立，不仅为患者提供了更加专业、便捷的医疗服务，还促进了区域内IBD诊疗资源的优化配置，实现了医疗资源的共享和互补。我们致力于让IBD患者在小病时无须远行，就能在当地得到及时、有效的治疗；而在面对大病时，则能够依托中山六院等高水平医疗机构，获得更全面、更专业的诊疗服务。

2024年，我们更是牵头成立了广东省医师协会炎症性肠病专业委员会，这是省内乃至国内第一个IBD二级学术组织。这一平台的搭建，不仅为我们团队与国内外同行之间的交流合作提供了更加广阔的舞台，更为推动IBD领域学术研究、临床实践和人才培养注入了新的活力。”

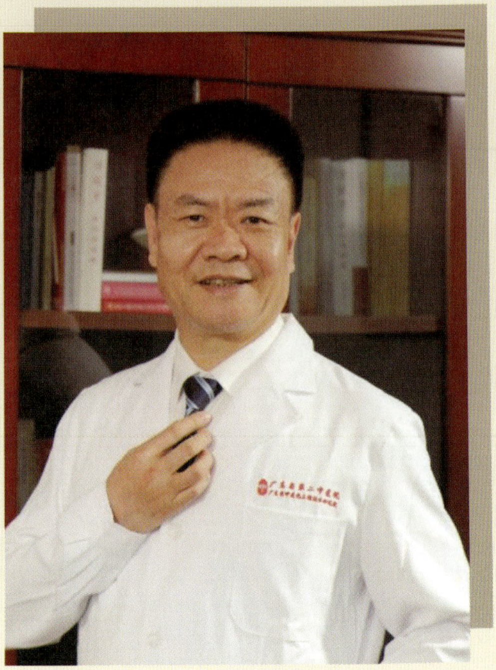

许学猛：
求真务实重创新　科普也有大作为

广东省第二中医院原副院长

国务院政府特殊津贴专家

全国老中医药专家学术经验指导老师

中国民族医药学会筋骨养护分会会长

深耕骨科38载，骨骼疼痛、难寻病根的患者日渐增多，多年的临床积累让许学猛意识到，骨骼疼痛不应只着眼于骨骼的治疗，也应关注骨骼关节“保镖”的肌肉组织。作为广东省第二中医院的资深专家，他不仅在临床治疗领域取得了卓越成就，更在科普教育领域大放异彩，被誉为“科普王”。许学猛用精湛的医术和通俗易懂的科普知识，为骨病患者搭建起了一座通往健康的桥梁，成为中医骨伤科领域不可或缺的科普领袖和医学先锋。

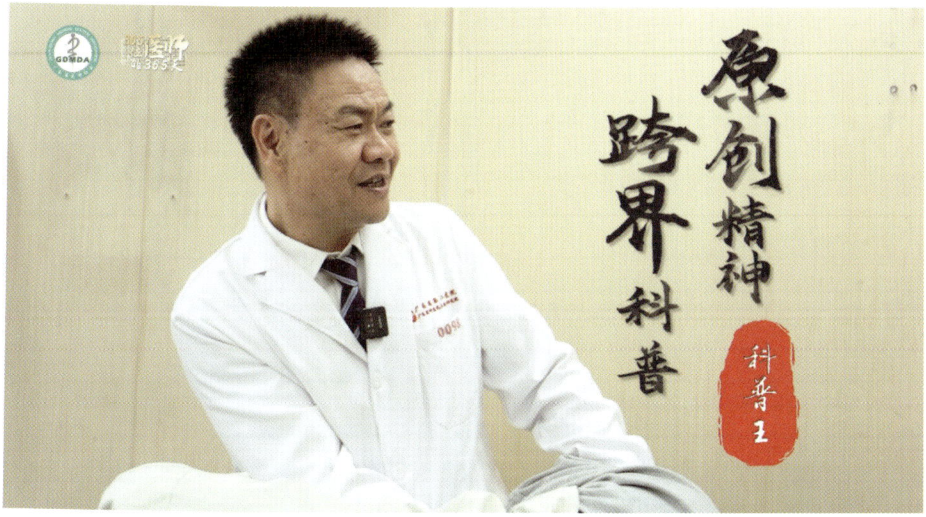

肌骨同治，创立和推广新理念

随着人口老龄化，慢患者群日益增多。除了大家熟知的高血压、糖尿病等疾病，慢性肌肉骨骼疼痛也逐渐成为高发的慢性老年疾病。这种病的核心机理是人体衰老，肌肉流失、萎缩，导致肌肉减少症发生。肌肉包裹着骨骼，发挥支撑、保护的作用，肌肉流失就意味着骨骼失去了保护，骨骼关节很容易出现问题。基于这一概念，许学猛从20多年前就建立了“肌骨同治”学术流派，把“肌骨同治疗法”理念应用到临床治疗上，把关口前移，更强调康复和预防，提高和保护人体肌肉组织能力，从而干预、治疗骨骼疼痛疾病。

许学猛深谙中医的整体观念，他提出的肌骨同治理念，正是基于这一观念的创新与发展。他认为，骨骼与肌肉是一个相互依存、相互影响的整体，治疗骨伤时不能孤立地看待骨骼问题，而应综合考虑肌肉、韧带等软组织的状况。因此，他在临床治疗中，始终坚持“肌骨同治”的原则，通过中医特色疗法，如针灸、推拿、中药内服外用等，全面调理患者的肌骨系统，取得了显著的疗效。2022年，“肌骨同治疗法”被评为广东省第八批省级非物质文化遗产代表性项目，这为其推广提供了有力的政策支持和文化认同，也让许学猛增强了信心。

跨界科普，创新为民

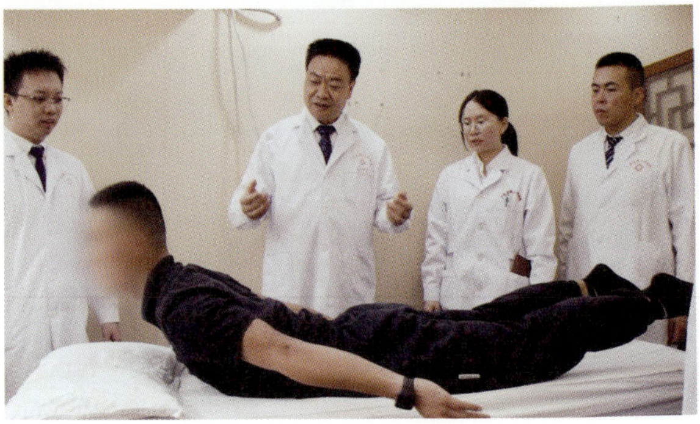

在许学猛教授看来，预防永远重于治疗。为了让老百姓晚得病、不得病，他将科普纳入主要工作，致力于提高大众的健康素养。他深知，好的科普作品不仅老百姓喜闻乐见，更能通过“接地气”的内容让健康生活的理念深入人心。然而，做好科普并不容易，尤其是让患者容易理解并愿意操作的科普更是难上加难。因此，许学猛教授强调科普的原创性和内容形式的多元化。在互联网时代，信息鱼龙混杂，老百姓需要专业、正确的医学科普。但专业的医学内容，老百姓不一定能看懂，这就需要通过好玩有趣、老百姓喜闻乐见的形式展示出来。许学猛教授通过“唱”“练”“演”“看”等多种方式，全方位、多角度地开展科普教育活动。他创作了科普歌曲、练功操、舞台剧，并出版了科普图书。这些作品不仅让老百姓能看懂，还愿意跟着做，真正达到了科普教育的目的。他的科普工作不仅获得了患者的认可，更获得了专业领域的高度评价。2023年，他的“肌骨健康科普创新与转化/应用”项目荣获广东省科学技术奖科技进步奖一等奖，这不仅是对他的科普工作的肯定，更是对他的创新精神的认可。

坚持不懈，科普之路越走越宽

许学猛教授对科普工作的“痴迷”让他在科普领域获奖累累。他的科普作品不仅让患者受益，更为中医骨伤科的发展注入了新的活力和动力。他的肌骨同治理念和科普教育，不仅提高了临床治疗效果，还降低了疾病的发病率和致残率，为人们的健康带来了福音。

更重要的是，许学猛教授通过自己的努力和坚持，让更多人了解并信任中医，为中医的传承和发展做出了重要贡献。他的科普之光，不仅照亮了人们的健康之路，更为中医骨伤科的未来发展指明了方向。在未来，他将继续发挥自己的科普优势，将肌骨同治理念和更多的医学知识传递给公众，让科普之光照亮更多人的健康之路。

“肌骨健康科普创新与转化/应用”作为一个健康科普项目，获得2023年度广东省科学技术奖科技进步奖一等奖，意义是什么？

“现代社会的快节奏工作和生活，使慢性肌肉骨骼疼痛人数越来越多，因此要开展科普工作，要做好科普工作的前提就是要创造出好的科普作品，要让老百姓听得懂、看得明、用得上，这样的科普作品才是好作品。我们要进行跨界整合，利用医生的先天优势，跟音乐、武术、美术、文学有机地整合，创作出多种类型的科普作品。首先，唱科普、练功操是老百姓最喜欢的视频类作品。其次是画科普，创作出‘骨兄’和‘肉宝’的动画形象人物来比喻骨肉亲兄弟的重要关系；通过正确科学锻炼提升肌骨功能，发挥替代保护作用。最后，重要的科普活动要做得好，一定要有团队，不能光靠个人单打独斗，通过团队扩大影响力，才能更好地服务大众健康。所以，基于多方面努力，我们的科普工作取得了比较好的成效，也得到各界的认可，并因此获得了很高的荣誉。”

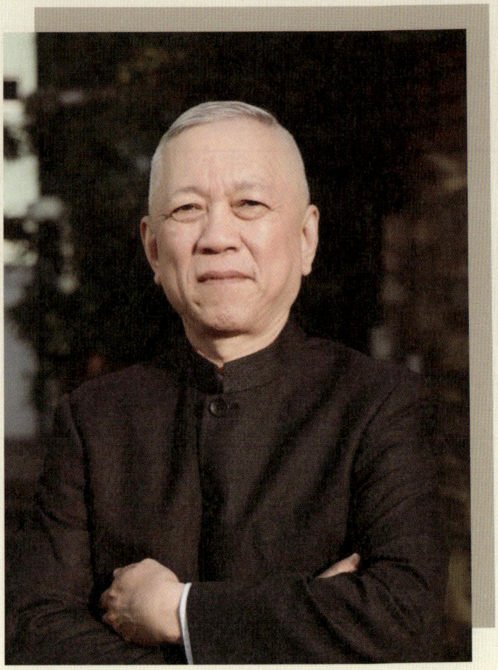

吴　山：让中医药文化为世界所认识为世界人民做贡献

广东省名中医

广东省中医院推拿科主任医师

广州中医药大学岭南林氏推拿研究所所长

岭南林氏正骨推拿流派传承工作室负责人

力道，用以正骨疗伤，发力要刚猛，施力要精准，用力大小更是有讲究。手法，融合传统武术精粹，一招一式，精准对症，快缓结合。吴山作为“岭南林氏正骨推拿流派”第二代继承人，他深知肩负传承发扬“岭南林氏正骨推拿流派”的重任。

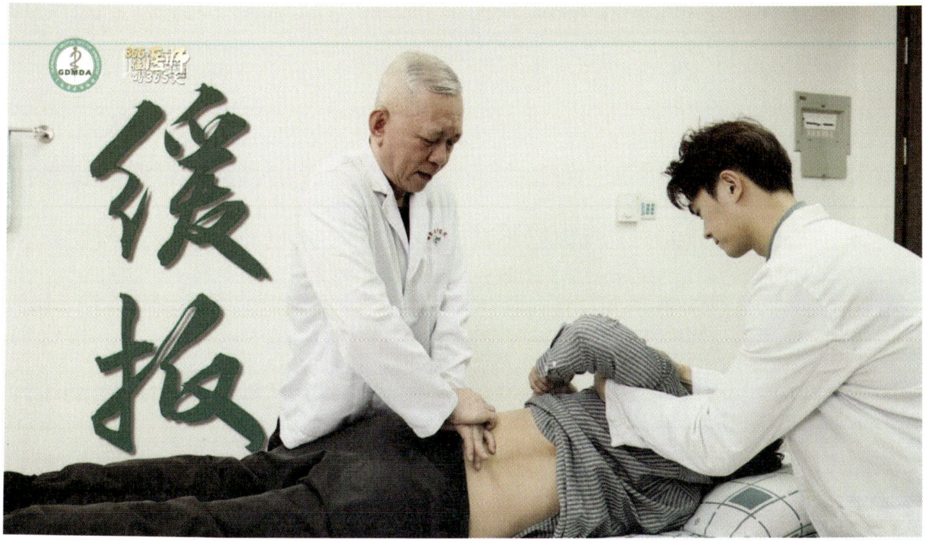

传承创新，改良手法

“岭南林氏正骨推拿流派”由林应强教授创立，确立了医武同源、手法力法并重、整体疗伤、筋骨平衡的学术思想。吴山作为第二代继承人，深刻领悟流派精髓，并在此基础上积极探索创新。

林应强教授的手法以爆发力为主，关节扳动类手法讲究快扳，刚猛有力。然而，考虑到不同医生的身体素质差异，吴山提出发力和手法运用应因人而异、对症运用。他根据筋喜柔而不喜刚的特点，对治疗手法进行改良。对于骨与骨错缝的患者，快扳技术疗效显著；而对于筋与骨力学失衡或者筋与筋力学失衡的患者，则适当改良，以缓扳技术为主，配以快扳。在用力方面，他认为下沉力结合爆发力的运用更符合力学特点。这种创新改良，既保留了传统手法的精髓，又使其更具实用性和适应性，让“岭南林氏正骨推拿”手法在临床应用中更加精准有效。

精准推拿，因人诊疗

除了在传统手法上的创新，吴山还融合精准医学和中医辨证论治原则，提出了“精准推拿”的概念，为正骨推拿领域带来了全新的视角。

“精准推拿”强调一个“准”字，讲究看得准、摸得准、治疗准、验证准。通过望、闻、问、切四诊合参，以筋骨作为辨证论治的目标进行手法操作及组方。吴山说：“对每一个患者，每一次就诊时的筋骨辨证和用药都是个体化的，这样才能达到最佳疗效。”这意味着在治疗过程中，需要因人、因时、因地灵活运用手法诊治，对每一个患者、每一次就诊时的筋骨辨证和用药都讲究对症施治，确保疗效。这一概念的提出，不仅提升了推拿治疗的科学性和精准性，也为患者带来了更优质、更个性化的医疗服务，推动了中医正骨推拿向更加精准化、科学化的方向发展。

桃李芬芳，传承致远

在教学领域，吴山教授展现出了高瞻远瞩的智慧与无私奉献的精神。他深知人才培养对于流派传承和发展的重要性，自上任之始，便精心绘制自己科室人才培养的宏伟蓝图。

对于正骨手法人才的培养模式，他制订了周全且系统的培养计划。一方面，对于已完成本科学业的专科研究生，他们此时具有扎实的理论基

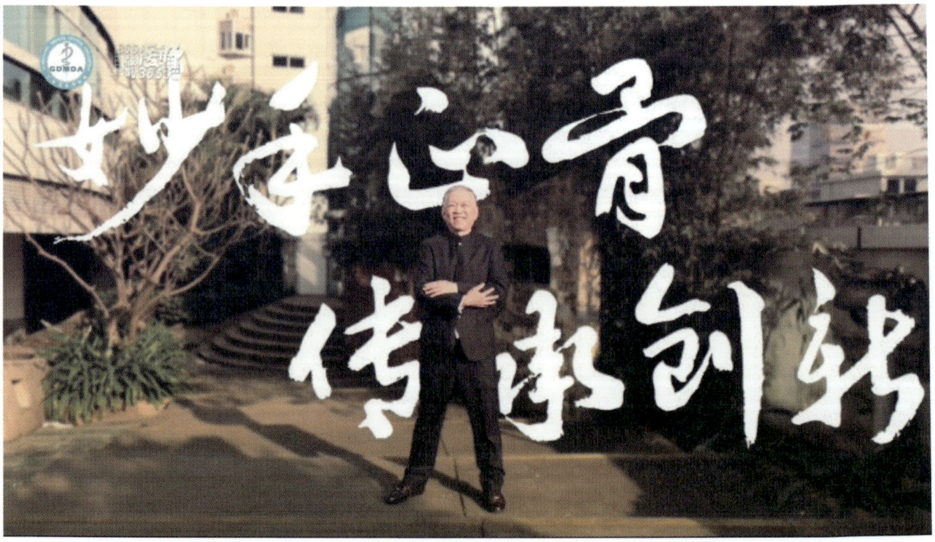

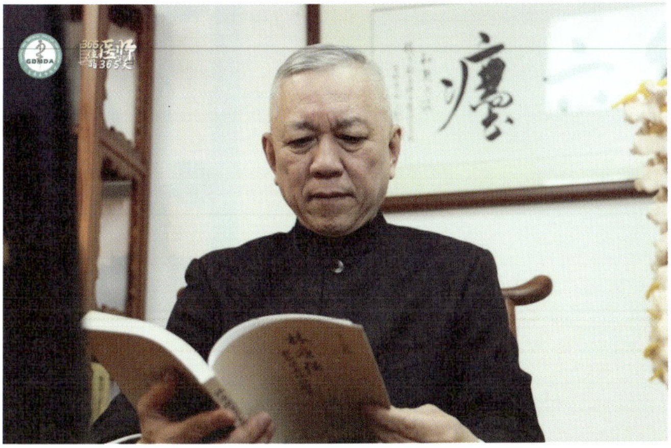

础，临床经验却接近空白，安排他们跟师出诊，在跟师过程中掌握“识危重”“懂专科”的临床诊疗思路，紧密结合广州中医药大学的教学计划，参照医院的培养要求，依托广州中医药大学硕博点开展“临床＋科研”双轨教育，为专科人才的长远发展筑牢根基，也为推拿学学科储备了一支极具学术潜力的人才队伍。

另一方面，他也高度重视进修医生的培养工作。随着流派服务辐射范围的扩大，全国各地正骨推拿爱好者纷纷慕名前来学习。如何在短时间内使学习者了解流派、学习流派手法以及返岗后直接应用流派手法，吴山与其他流派传承人一直在用心钻研。如今，在“一看二做三提升”的流派正骨手法培训下，进修医生不仅学得会、带得走，还能在自己的工作单位铺开运用，得到学习者的一致认可。

在日常教学中，吴山教授将林应强教授严谨的治学态度与高尚的医德风范毫无保留地传递给年轻一代医生。在他的悉心指导下，众多年轻医生茁壮成长，逐渐成为科室的中坚力量。此外，吴山教授自2003年拜师林应强教授后，致力于构建跨省传承网络，2014年起在海南、广东、湖南、山西等全国多省市设立名医工作室，流派特色手法在全国14个省市50余家单位及港澳台地区，亦在澳大利亚等10个国家得到推广应用。为推进教学标准化，他担任《推拿手法学》《推拿学》等教材副主编，主编行业专著《林氏正骨推拿指南》，更创新研发“正骨手法辅助装置”“手法教学系统”等，并获得发明专利，将传统师承经验转化为可视化教学范式，实现从口传心授到现代教育的跨越。

在中医药传承与创新的道路上，吴山教授以其坚定的信念、卓越的智慧和不懈的努力，为“岭南林氏正骨推拿流派”的发展撑起了一片广阔的天空。他不仅让古老的正骨推拿技艺在新时代焕发出新的生机与活力，更为中医药文化的传播和发展贡献了中国力量。

吴教授，在传承“岭南林氏正骨推拿流派”的过程中，您认为最大的挑战是什么？

“在传承过程中，最大的挑战是如何在保留传统精髓的基础上进行创新。传统的正骨推拿技艺有着深厚的文化底蕴和独特的疗效，但随着时代的发展和医学的进步，我们需要不断适应新的需求和挑战。比如，现代医学对治疗的精准性和科学性要求越来越高，我们就需要将传统手法与现代医学理念相结合，像提出‘精准推拿’概念，就是为了更好地满足患者的需求。同时，传统师承教育存在缺乏统一标准、学习周期长等问题，这也给传承带来了一定的困难。所以，我们通过量化和梳理手法操作，形成规范化、科学化的临床应用标准，以及创新教学模式等方式来应对这些挑战，确保流派能够更好地传承和发展下去。”

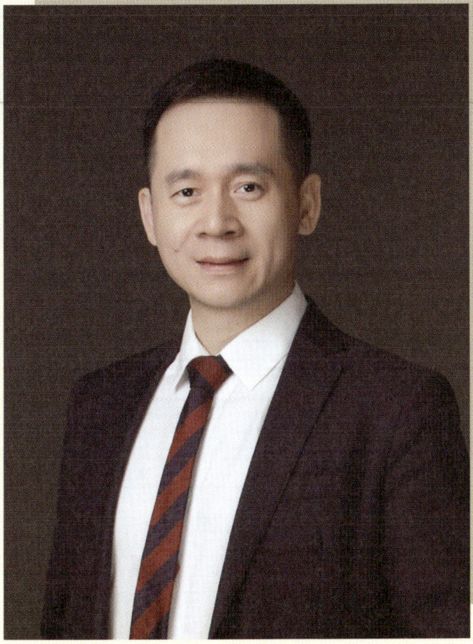

郑　磊：以创新检验锻造医学"火眼金睛"

南方医科大学南方医院党委委员、副院长、检验医学科主任
广东省医师协会检验医师分会主任委员

有人形象地将检验医学比喻为"医生的眼睛"，这一比喻恰如其分。它凭借着各种先进的检验检测指标和技术，深入人体的体液、组织、细胞等各类样本，探寻疾病的踪迹。郑磊教授认为，检验医学不仅是临床医学发展的有力助推器，更是大众健康的坚实守护者。他用22年的坚守与创新，在检验医学领域精耕细作，为临床医学发展提供了有力支持，更为大众健康筑牢了坚实防线。

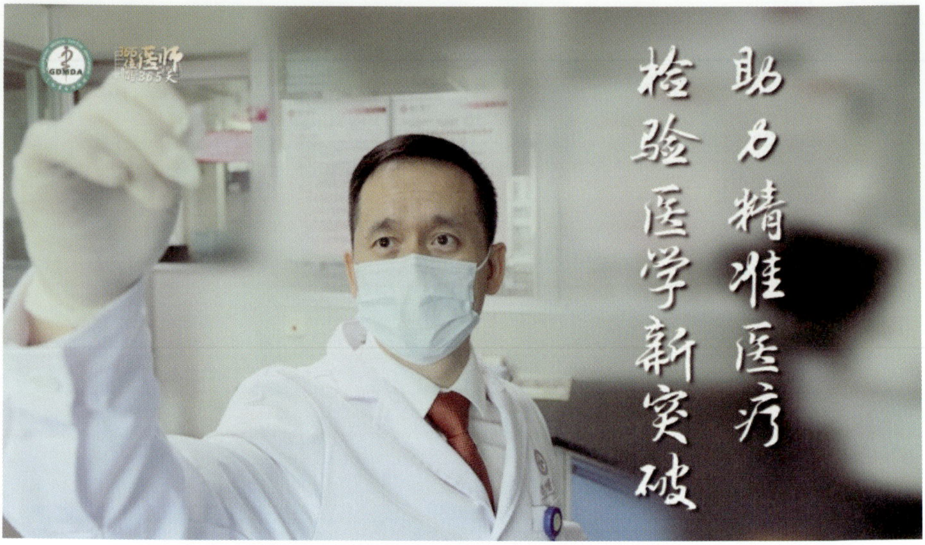

疾病“侦察兵”：提前预防、诊断和治疗

在疾病的隐秘战场上，很多时候疾病在悄然潜伏，毫无征兆，而一旦被察觉，往往已经对机体造成了实质性损害。此时，检验医学就如同一位敏锐的“侦察兵”，在疾病还未露出狰狞面目时，就能从分子与细胞的微观世界捕捉到细微而关键的“蛛丝马迹”。22年前，郑磊从第一军医大学临床医学专业硕士毕业，踏入了南方医科大学南方医院检验医学科的大门。作为一名共产党员，他始终践行“治人者必先自治、责人者必先自责、成人者必先自成”的理念，将自我精进与团队使命紧密相连。从青涩学子到学科带头人，他带领团队二十余年如一日扎根于检验医学前沿领域，刻苦钻研，针对临床痛点问题，展开了一场又一场艰苦卓绝的攻坚战。

在健康管理方面，检验医学发挥着不可替代的作用。通过各类检测，它能帮助大众及时了解自身的健康状况。例如，形态学检测可以精准查出病原虫。曾有一些患者从非洲回来后出现发热症状，经过血液检测，成功找到了致病的病原虫，为后续治疗提供了关键依据。再如，很多小孩会出现腺样体肥大的情况，表现为鼻塞、打鼾、张口呼吸、腺样体面容，严重的甚至会引发胸廓畸形、生长发育迟缓。过去，这种情况常被诊断为佝偻病、缺钙。但随着时代发展和研究深入，人们发现，由于小孩营养水平提升，饮食、空气中的过敏物质反复刺激腺样体是重要原因。通过食物不耐受检测能够发现，部分小孩对某些食物成分的不耐受，可引起免疫炎症反应，导致消化系统、呼吸系统、神经系统、皮肤异常等各种症状，累及腺样体时则可能导致鼻塞、打鼾、张口呼吸甚至生长发育迟缓等症状。基于此，郑磊建议，对于病史、体征可疑的患儿，应进行过敏原或血清特异性IgE检测，明确原因后进行正规抗过敏治疗，再评估手术适应证，这样既能大大减轻孩子的病痛，又能节约治疗成本。

在他的努力下，许多患儿在明确病因后，得以接受正规抗过敏治疗，之后再评估手术适应证，大大减轻了孩子的病痛，也节约了治疗成本。正是因为郑磊的坚持与付出，检验医学在检测食物不耐受方面的关键作用得以充分发挥，让检验医学这一"侦察兵"在守护儿童健康的战场上发挥出更大的价值。

创新与突破：肿瘤液体活检新纪元

恶性肿瘤，这个危害人类健康的重大杀手，一直是医学领域重点攻克的难题。传统上，手术或穿刺活检等侵入性手段是肿瘤诊断以及监控疾病进展变化的重要方式，但这些方法往往会给患者带来较大的痛苦和风险。

郑磊教授和他的团队看到了这一痛点，决心开辟新的道路。他们潜心钻研10余年，将目光聚焦在肿瘤液体活检领域。经过无数次的实验、失败与再尝试，他们终于取得了令人瞩目的成果和突破。如今，他们已经能够在复杂的体液、组织、细胞等标本中检测出微量的肿瘤成分，实现了多项技术转化。目

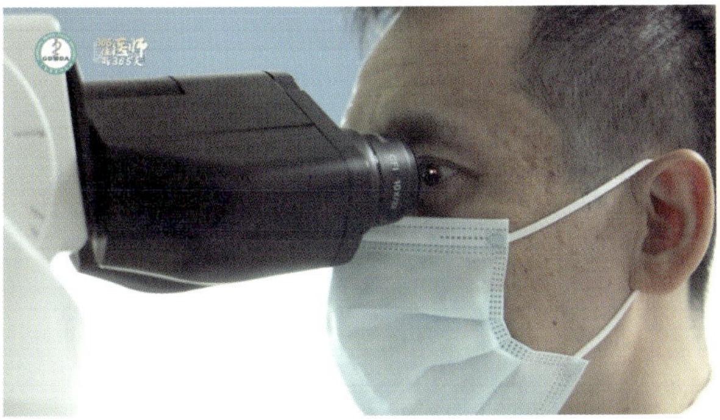

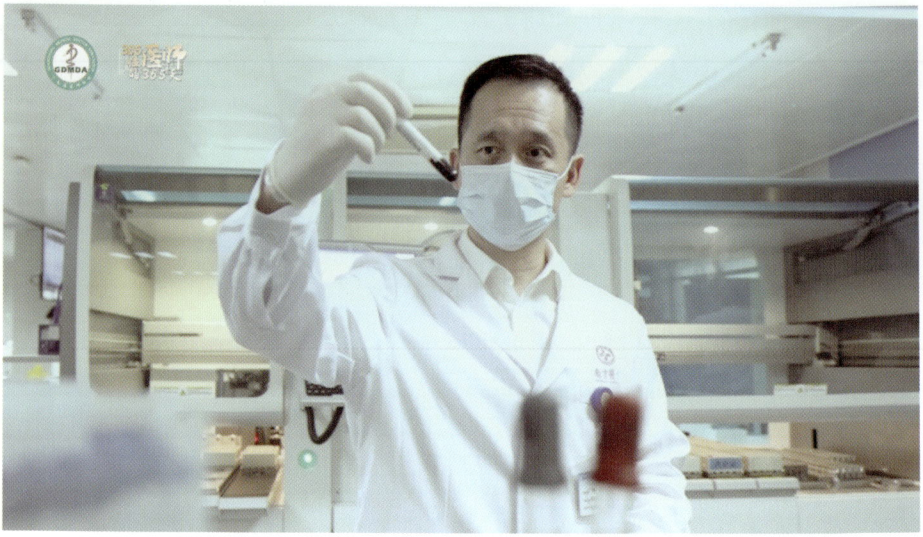

前，这些技术已广泛应用于肝癌、肺癌、乳腺癌、直肠癌等多种肿瘤的精准诊断和治疗监测。这一创新成果意义非凡。对于肿瘤患者来说，意味着有望减少有创组织活检或者CT等影像检查的次数。这不仅减轻了患者的经济负担，更大大减轻了患者在身体和心理上的痛楚。郑磊团队的这一系列技术创新，让肿瘤诊断和治疗监测变得更加精准、便捷、人性化，为肿瘤患者带来了新的希望。

凭借在肿瘤液体活检领域的卓越成就，郑磊教授的研究成果受到了国内外同行的广泛关注与高度认可。他多次受邀在国内外重要会议上分享经验，将自己团队的智慧结晶传播到更广阔的领域。他联合创建了中国首个细胞外囊泡研究学术组织，为该领域的学术交流与合作搭建了重要平台，并出版了EV临床应用研究首部专著《细胞外囊泡：基础研究与临床应用》，填补了行业空白。2020年，他荣获国家杰出青年科学基金项目资助，这是对他科研能力和学术成就的高度肯定。2019年他获得广东省科学技术奖科技进步奖二等奖，2021年获得广东省科学技术奖科技进步奖一等奖等诸多表彰，彰显了他在检验医学领域的深厚造诣和突出贡献。

郑教授，我们知道您创办了首部以学科交叉为主题的英文期刊*Interdisciplinary MEDICINE*，进一步推动了检验医学与其他学科的融合发展。您认为检验医学未来在精准医疗中还将有哪些新的发展方向？

“未来，检验医学在精准医疗中有着广阔的发展空间。一方面，随着交叉学科的不断融合，我们将进一步利用大数据分析技术，深度挖掘检验信息的临床价值。通过整合海量的检验数据和临床病例信息，建立更精准的疾病预测模型，实现疾病的早期预警和个性化治疗方案的制订。另一方面，检验医生将更加深入地参与到创新诊疗方案的制订中，针对不同专科专病，提供更具针对性的检验服务。比如，在罕见病领域，通过精准的基因检测和分析，为患者找到病因，助力罕见病的诊断和治疗。我们还将不断探索新的检验技术和标志物，提高疾病诊断的准确性和特异性，推动我国临床医学诊疗水平迈向新的高度，为大众健康提供更坚实的保障。”

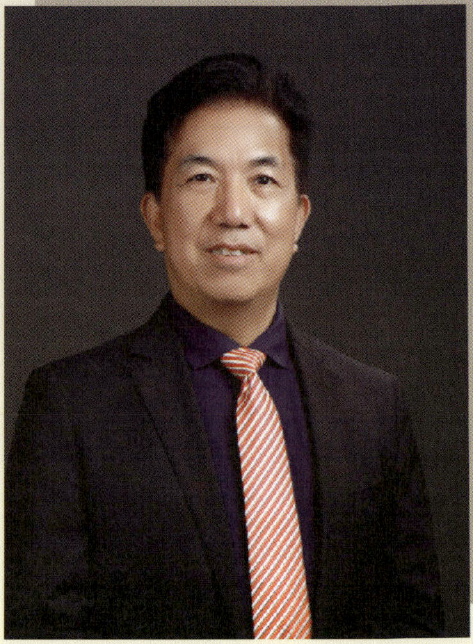

梁长虹：AI赋能医学影像引领临床决策的新篇章

广东省人民医院医学影像科主任
中国医师协会放射医师分会候任会长
广东省医师协会放射科医师分会名誉主任委员

梁长虹，一位医学影像诊断领域的大家，凭借深厚的专业知识和丰富的实践经验，为无数患者揭开了疾病的真相。他的工作不仅仅是简单的疾病诊断，更是一场与病魔赛跑的较量，通过准确的判断，显著提高了疾病的早期发现率和诊断准确率。他用敏锐的洞察力和深厚的专业知识，为无数患者揭开了疾病的真相，为临床医生治疗提供了可靠依据，也为医学影像的发展开辟了新的道路。

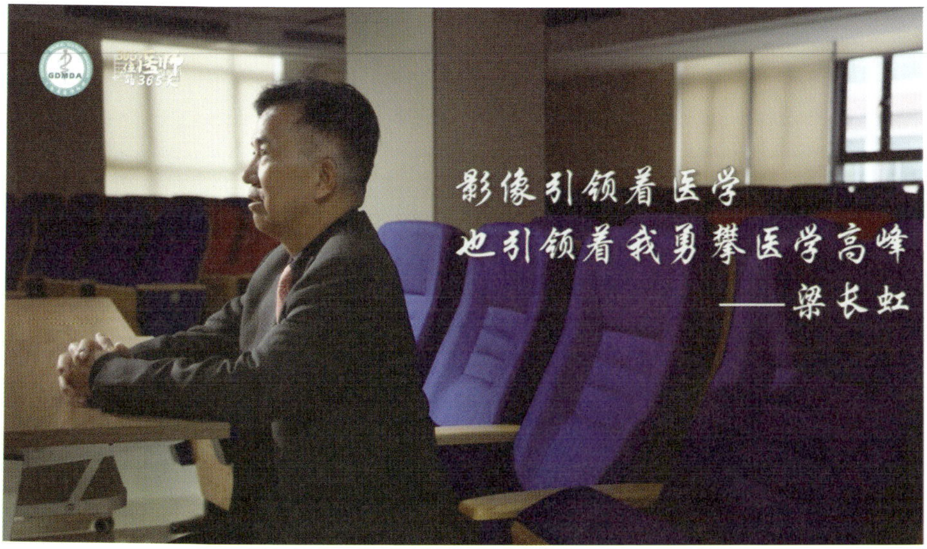
影像引领着医学
也引领着我勇攀医学高峰
——梁长虹

引入先进技术，推动影像管理革新

医学影像，作为现代医学的重要诊断工具，涵盖了放射影像诊断、超声、核医学和介入治疗等众多关键技术。这些技术就像是临床医生的“透视眼”，能够深入人体内部，为医生清晰地呈现出疾病的性质、范围和程度等信息，不仅为临床医生选择治疗方案提供了重要依据，决定了临床治疗方式方法（临床决策），还作为介入治疗的引导手段，极大地提高了治疗的精准度和安全性。

梁长虹深刻认识到医学影像的重要性，他始终站在技术革新的前沿，不仅率先将国际上最先进的概念磁共振对比剂增强血管造影引入中国，为国内医学影像领域带来了新的曙光；他还借助学会力量领衔主编了中国首部《对比剂安全使用指南》，他深谙放射影像的不同技术手段和特点，指导、训练和培养高水平放射影像诊断医生利用不同的设备和影像采集方法获取有用的信息，为不同的医疗场景提供准确、科学的信息。不仅如此，他还是国内医学影像数字化及信息化管理的领军人之一，带领团队率先建立了功能较为完善的信息化网络，而且提出了以岗位胜任力为导向的信息化管理模式和建立科室内部学术支持网络，为医学影像的现代化管理与运营奠定了坚实基础。在他的努力下，医学影像的管理更加科学、高效，为临床医生提供了更精准、更快速的支持。

借AI之力，重塑医学影像诊断格局

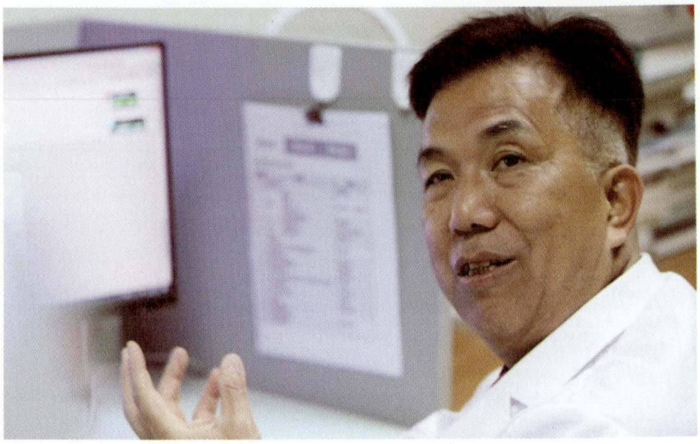

随着现代科技的飞速发展，特别是人工智能技术的应用，医学影像的发展道路被大大拓宽。梁长虹敏锐地捕捉到这一趋势，他坚信人工智能将成为医学影像发展的强大助力，他指出：“人工智能技术融合大家已经非常熟悉的影像组学方法和深度学习等技术方法，对影像数据进行挖掘，从中获得人类肉眼不能发现的、蕴含着生物信息的影像特征。它与临床实验室信息等相结合，构建一个数学模型，能精准评估病变、指导治疗方案的制订。”这种数学模型可以对病变进行精准评估，预测疾病的发展趋势，为医生制订个性化的治疗方案提供科学指导。这一技术的应用，大大提高了诊断的准确性和效率，以前需要医生花费大量时间和精力去分析的影像，现在人工智能系统可以在短时间内给出初步诊断结果，让医生能够更快速地作出决策，推动了医学影像学科的飞速发展。

为此，梁长虹带领团队积极探索医学影像发展前沿，引入了人工智能技术来识别医学图像，为医生提供辅助诊断支持。他还不断尝试优化与革新医院及医生的管理和治疗流程，使人工智能技术成为医生的得力助手，从而极大地提升了医生诊断疾病的便捷性、敏捷性和精确度，为患者提供了更高质量的服务。同时，他们依托广东省医学影像智能分析与应用重点实验室这一华南地区最具优势的医工交叉科研平台，深度整合人工智能技术于医学影像分析领域。他们采纳尖端的图像重建技术、图像处理手段及图像解析策略，深入挖掘医学影像大数据内含的珍贵资讯，进而打造出一个智能化的医学影像大数据应用平台。此平台为临床医学界提供了精确且高效的辅助诊疗手段，显著提高了诊断的精确度，提高了作业效率。

学科建设与团队培养，铸就医学影像未来

在梁长虹看来，做好学科建设的关键离不开“人”。一支优秀的医学影像团队，既需要像灯塔一样的标志性的人才，引领学科发展的方向，也需要众多业务能力强的骨干人才，作为团队的中流砥柱。为了打造这样一支团队，他在人才培养和引进方面付出了巨大的努力。他带领团队成员积极开展学术交流与合作，不断提升团队的科研能力和临床水平。同时，他还注重年轻人才的培养和引进，为科室年轻人搭建交流学习平台，鼓励他们积极参与科研项目和临床实践，为医学影像学科的发展注入了新的活力。

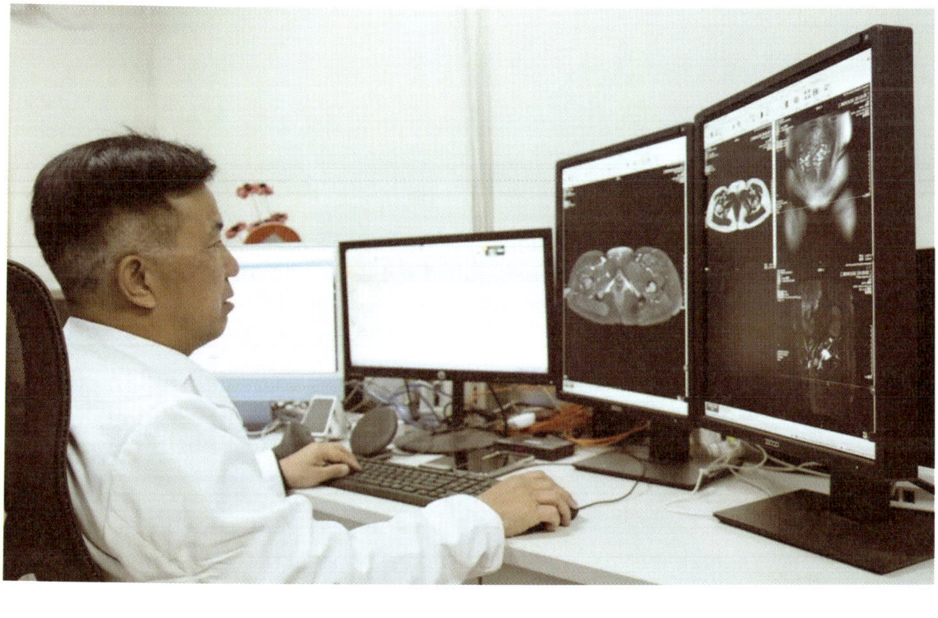

此外，他也注重团队的技术特色和科室文化建设，以广东省人民医院在心血管专科的建设为契机，做强心血管影像，并开展基于人工智能的影像数据挖掘研究，形成了自己独特的技术优势。他带领的团队在复旦大学医学专科排行榜中连续多年稳居全国放射专科前十名，位列华南地区第一名，还被列为国家临床重点专科。这些成绩的取得，离不开梁长虹教授对学科建设的精心规划和不懈努力。梁长虹用他的智慧和远见，为医学影像学科的发展筑就了坚实的基础。他不仅提升了医学影像的临床决策水平，更为医学影像的未来发展描绘了宏伟蓝图。

您认为应该如何做好学科建设?

“学科建设离不开人，主要包括3个方面。首先是人才培养，这涵盖了培养标志性的人才和业务能力强的骨干人才。其次，学科建设应打造自身的技术特色。例如，我们广东省人民医院在心血管和肿瘤领域有突出表现，因此我们强化了这些领域的临床应用，并借助医院平台探索人工智能在影像数据挖掘中的应用。此外，科室文化建设也不容忽视。一个积极、协作的文化氛围能够激发团队的创造力和凝聚力。最后，团队的整体建设是关键，培养人才、引进人才、留住人才，才能真正做好学科建设。”

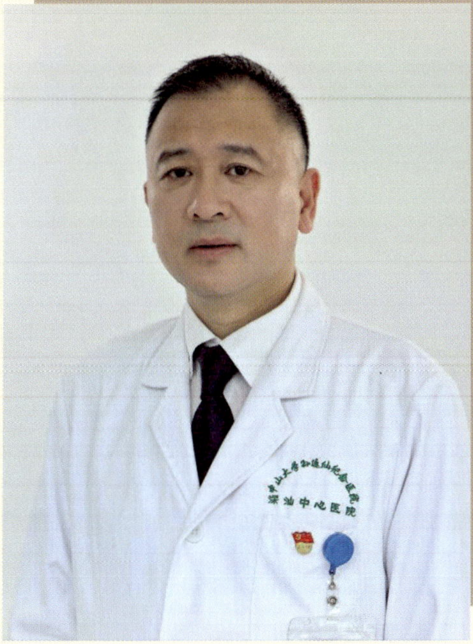

曹铭辉：
医心医意　馈之以民

中山大学孙逸仙纪念医院麻醉科主任、深汕中心医院副院长
广东省医师协会麻醉科医师分会主任委员

麻醉科医生、医院管理者、学科带头人——在这三重身份的切换中，曹铭辉始终以躬身笃行的姿态，诠释着新时代医者的“多维担当”。他用30多年医者生涯证明：医学的终极价值，在于以专业为炬照亮更多生命。

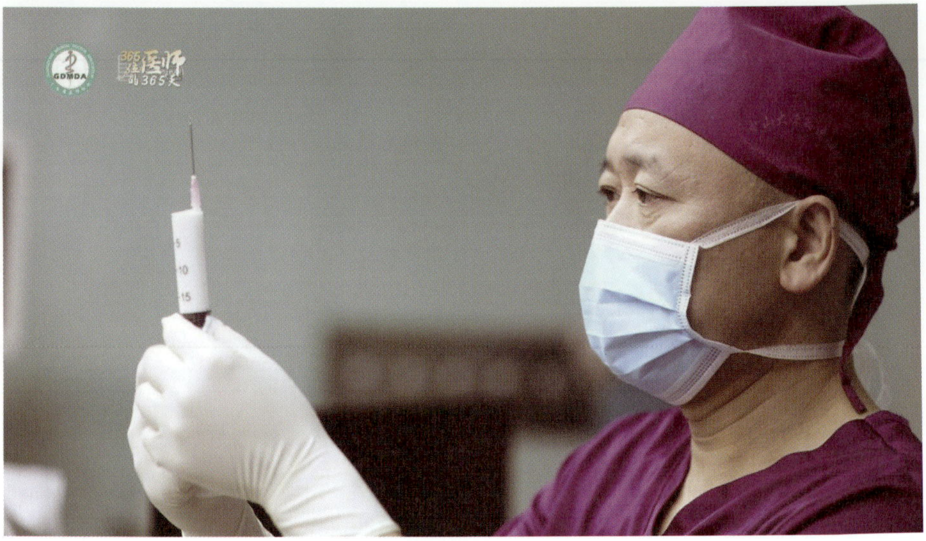

临床妙手：30年铸就麻醉传奇

每周三的清晨，中山大学孙逸仙纪念医院深汕中心医院里，曹铭辉总是早早地出现在术前讨论会现场。作为麻醉科主任，他是手术台前的幕后英雄，凭借着30多年的丰富经验，累计为超过30 000例手术患者进行麻醉，这一数字背后，是无数生命在手术中平稳过渡的保障。

在他的职业生涯中，处理过不计其数的复杂麻醉情况，为超高龄患者进行麻醉更是展现出他的卓越医术。曾有一位90岁的髋关节骨折患者，急需进行髋关节置换手术。但这位患者身体状况极差，患有帕金森病、认知功能障碍、肺炎，还处于浅昏迷状态，气管插管全麻难以实施。面对如此棘手的情况，曹铭辉选择了椎管内麻醉。手术过程中，患者配合度低，大大增加了麻醉难度。然而，曹铭辉凭借着精湛的临床技术和丰富的经验，沉稳应对，每一个操作都精确无误，最终成功完成手术，让患者顺利渡过了这一难关，也让家属悬着的心落了地。这场手术不仅是他医术的见证，更是他对患者生命高度负责的体现。

管理先锋：推动医院与医改新发展

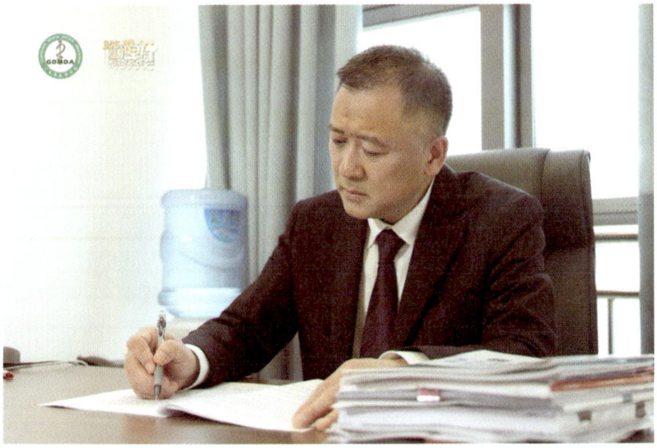

从临床麻醉科医生转型为医院管理者，曹铭辉经历了一段充满挑战的旅程。作为深汕院区副院长和日间手术中心执行主任，他全程参与了深汕中心医院从无到有的筹建过程，见证了医院在边设计、边开业、边完善中不断成长。回忆筹建医院的过程，曹铭辉表示："麻醉科作为平台科室，主要跟外科打交道，对内科科室的业务体系了解不多。转到医院管理岗位，需要重新去学习，去了解整个临床体系如何运作，去了解哪些地方需要管理协调。从前在麻醉科只需要深耕一个专业，现在在医院管理岗位是面对一个系统的运营管理。"在管理岗位上，他深刻认识到需要全面学习和了解整个临床体系的运作。其中，日间手术管理是他重点推进的工作之一。他敏锐地察觉到，日间手术作为一种高效的医疗模式，是提升汕尾地区诊疗水平和服务质量、推动医药卫生体制改革的关键切入点。为此，他带领团队通过优化流程、提高效率、降低成本等一系列举措，让日间手术在深汕中心医院蓬勃发展。

自2016年国家制定包含43种手术的日间手术目录以来，到2022年已扩充到708种。在这一发展过程中，曹铭辉带领团队紧跟步伐，不断完善医院的日间手术体系。如今，患者在中山大学孙逸仙纪念医院深汕中心医院的日间手术中心，能在24小时内完成就诊、手术、出院的全过程。这不仅为患者节省了高昂的住院费用，减轻了医保负担，还极大地提高了医院的运营效率和综合效益，为汕尾地区的医药卫生体制改革注入了强大动力。

社会责任担当：助力基层医疗发展

作为广东省医师协会麻醉科医师分会的主任委员，曹铭辉深知自己肩负着推动行业发展的重任。他充分发挥“传帮带”的领头羊作用，将工作重心放在基层帮扶、住院医师规范化培训体系建设、学科发展和人才培养上。在他的努力下，自2020年起连续3年，该分会获评协会“优秀分支机构”一等奖。

在大医改的背景下，为实现医疗高质量发展，促进分级诊疗落实，曹铭辉积极投身于提升基层医疗水平的工作中。他深入粤东、粤西、粤北等地调研，了解当地医疗存在的问题，思考如何加强学科建设。他希望通过提高基层医院的诊疗水平，让更多手术能在县级医院开展，让老百姓在家门口就能解决健康问题。中山大学孙逸仙纪念医院深汕中心医院从筹建起就备受当地百姓关注，承载着优质医疗下沉的希望。从最初的5个科室，到如今常规科室基本齐备，先进器械一应俱全，如第四代达芬奇手术机器人、PET-CT、256排CT等。医院招聘的90%应届生都会到院本部进行同质化培养，实现了垂直管理、技术平移、人才平移和人文平移。曹铭辉常年往返于广州和汕尾，每年不少于9个月待在汕尾，全身心投入医院的建设与发展中。

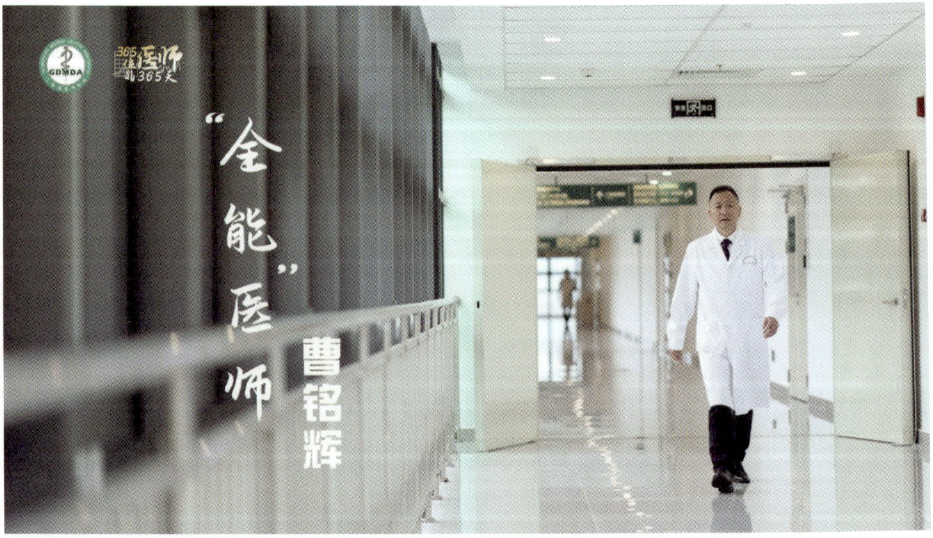

当医学突破技术维度的局限，与民生需求、国家战略同频共振时，必将迸发出推动社会进步的巨大能量。从临床到管理，从教学到社会责任，曹铭辉的每一次角色延伸，都是对“健康中国”战略的生动实践，以实际行动诠释了“全力以赴”这四个字的内涵。

在您看来，临床医生、医院管理者和协会主任委员这3个角色，最大的共通点是什么？

“我觉得这3个角色的最大共通点就是责任。作为临床医生，责任是保障患者手术中的安全与舒适，用精湛的医术为患者解除病痛；作为医院管理者，责任是推动医院的发展，优化医疗服务流程，为患者提供更好的就医体验；作为协会主任委员，责任是引领行业发展，提升整体医疗水平，尤其是推动基层医疗的进步。无论在哪个角色，我都始终牢记自己的责任，全力以赴做到最好，因为这一切都是为了让更多患者受益，让医疗事业不断向前发展。”

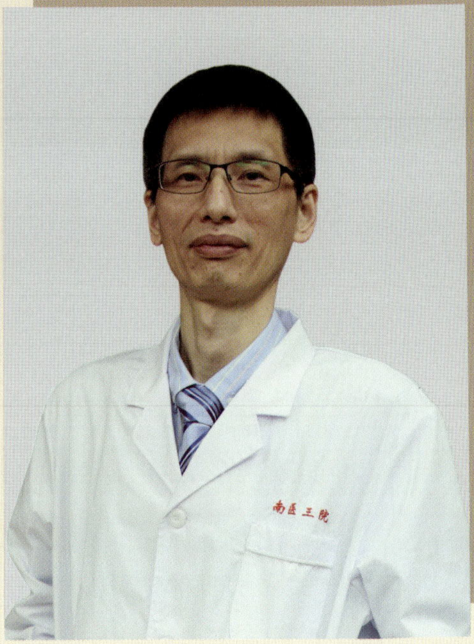

魏清柱：以“火眼金睛”精准破译骨肿瘤密码

南方医科大学第三附属医院病理科副主任
广东省医师协会病理科医师分会常务委员

病理科医生，无须直面患者，却通过显微镜下的方寸之地，为疾病的治疗指明方向。而对于骨肿瘤这类发病率低、诊断难度极高的疾病而言，病理诊断更是一场关乎生命的“生死裁决”。南方医科大学第三附属医院病理科副主任魏清柱，正是这样一位在显微镜下抽丝剥茧、以精准诊断改写患者命运的“生命侦探”，让无数患者免于误诊之痛，重获生的希望。

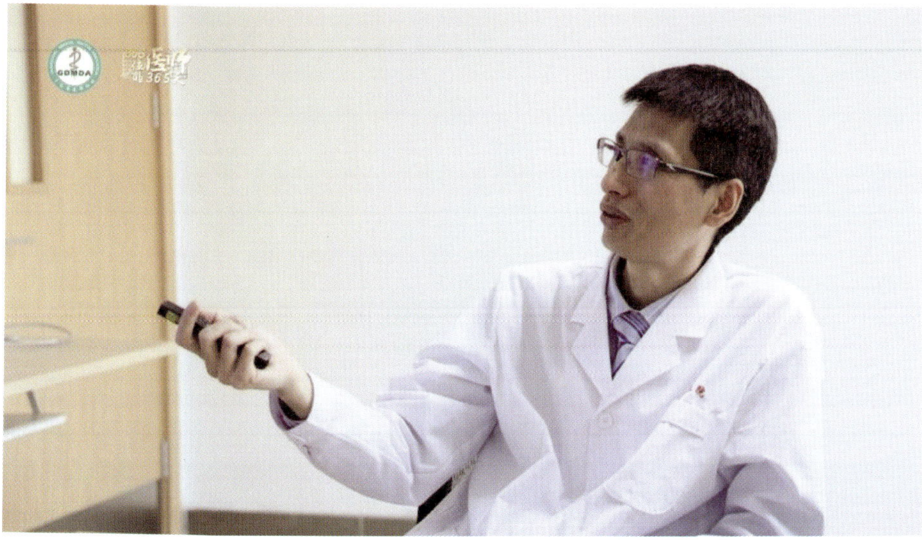

抽丝剥茧：骨肿瘤精准诊断的临床挑战

病理科，是医院里最不显眼却又至关重要的科室。这里没有手术刀的闪耀，也没有病房里的忙碌，但每一纸诊断书都可能决定患者的生死。对于骨肿瘤这类发病率极低的疾病，病理诊断更是一场关乎生命的"生死裁决"。当前，骨肿瘤发病率仅为0.2%，但种类却多达百余种，涵盖良性、恶性及交界性病变。许多病理医生可能一年都碰不到几个病例，很难通过大量病例积累诊断经验。

骨肿瘤病理诊断的复杂性在于：一是样本获取难。传统切开活检虽能提供充足组织，但创伤大且易引发肿瘤扩散；现代穿刺活检虽降低了风险，却将病理医生的判断依据从"几十块拼图"压缩至"一两块碎片"，稍有不慎便可能误判良恶，导致患者面临截肢或无效化疗的悲剧。二是经验积累难。由于病例罕见，许多医生终其职业生涯也难以积累足够经验，诊断如同"盲人摸象"，稍有不慎便可能误判。

魏清柱深知，一纸诊断书将决定患者是否面临截肢或大剂量化疗，甚至影响其人生轨迹。他曾诊断过一名因误诊面临截肢的青少年，最终通过精准分型为其实施保肢手术；也曾见证过因诊断延迟导致肿瘤转移的悲剧。这些经历让他始终恪守不放过一个疑点、不轻视一份样本、不延误一例诊断的原则。这种“盲人摸象”的困境，让病理医生肩负着近乎苛刻的责任——既要精准锁定病灶性质，又需在有限的信息条件下避免误判。

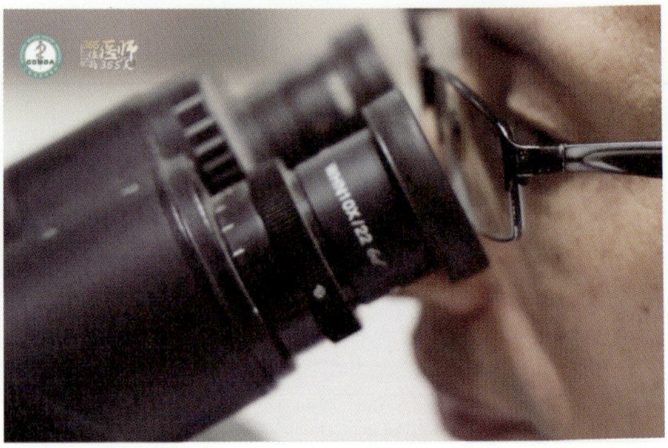

三维突破：构建精准诊断的“铁三角”体系

为破解诊断困局，魏清柱创新性地构建了“临床—影像—病理”三维诊断网络。他不仅精研显微镜下的微观细胞形态，更自学CT、MR影像特征，将肿瘤的宏观影像表现与微观病理特征交叉印证。同时，魏清柱深刻认识到与临床医生沟通协作的重要性。他主动与临床医生建立起紧密的联系，在与临床医生的深度沟通中，他详细了解患者的病史。一些看似无关紧要的细节，往往可能成为诊断的关键线索。

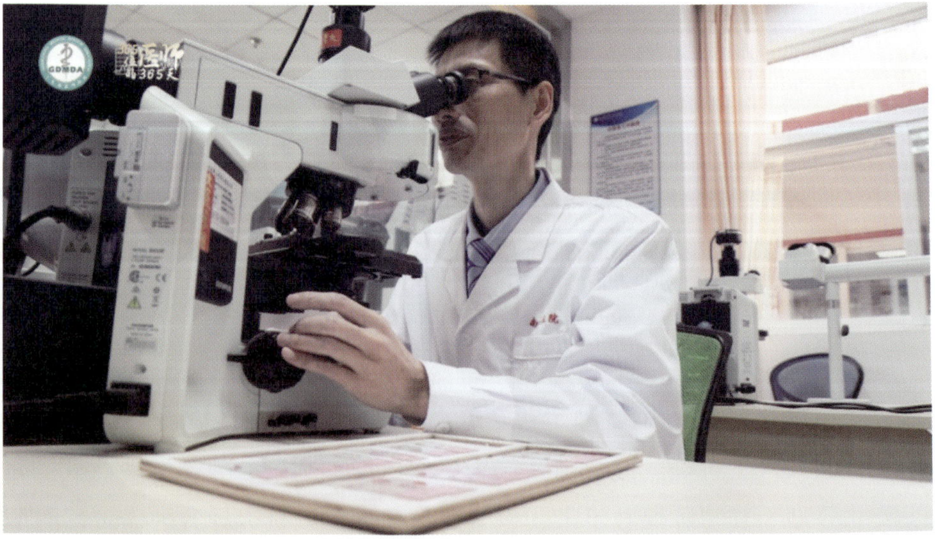

一双明辨骨肿瘤的火眼金睛并非一蹴而就。作为广东省骨科医院的病理专家，他借助丰富的罕见病例资源持续“刷题”精进，同时义务帮扶基层医院医生提升诊断水平。这种多维度知识的融合与经验的沉淀，让魏清柱在面对骨肿瘤诊断时，能够像经验丰富的刑侦专家一样，从蛛丝马迹中还原疾病的真相。他不放过任何一个可疑的线索，对每一个细节都进行深入分析。凭借着这种严谨的态度和高超的技艺，他为患者抢赢了宝贵的黄金治疗时间。魏清柱说道：“要做一个明明白白的病理医生，因为我们所做的工作是人命关天的事，要做好每一次病理诊断，为患者赢得宝贵的治疗时机。”

从青涩的医学生到病理科中坚力量，魏清柱用23年光阴诠释了“大医精诚”的真谛。他像一名永不停歇的侦探，在微观世界中追寻真相；又如一盏明灯，为迷失在疾病迷雾中的患者照亮前路。在骨肿瘤这片医学的“无人区”，他用自己的坚持与创新证明：精准诊断不仅是技术，更是一种对生命的敬畏；医学的温度，不仅体现在手术刀上，更凝结在每一份慎之又慎的病理报告中。

除了"临床—影像—病理"以外，你们对于提高骨肿瘤病理诊断率还做出了哪些探索？

"由于骨肿瘤的发病率低，病例分散，对于病理科医生而言，不仅是镜下诊断难度非常高，相比其他软组织肿瘤的取材，骨肿瘤取材的难度更高。而国内对于骨肿瘤的病理取材并没有明确的规范，即使是国外，针对骨肿瘤的病理标本取材也没有明确、细致的规范。骨肿瘤常常会穿破骨头，形成软组织肿块，如果只是单纯地从软组织肿块里面取材，这样的取材方法并不规范。不规范的取材往往会对最终的病理诊断结果造成极大的干扰，对于患者后续的治疗也可能产生很大的负面影响。因此，我们科室梳理了我院多年来众多骨肿瘤病例，发表了国内首个骨肿瘤取材和诊断规范，希望为骨肿瘤病理标本取材、诊断提供一定可借鉴的经验总结。另外，我们也一直在尝试运用其他检测指标来指导骨肿瘤的诊断。例如在免疫组化的辅助检测中，我们发现IMP3抗体这个指标对于骨肉瘤的特异性和敏感性非常好，能够为肿瘤良、恶性的鉴别提供较大的指导作用，因此对于临床的病理辅助诊断而言，具有很高的应用价值。目前我们也与基础科研的专家合作，试图找出IMP3这一抗体与骨肿瘤发生发展之间存在哪些联系，希望未来能为骨肿瘤的早期诊断、药物治疗提供新的方向。"